過食症：食べても食べても食べたくて

――回復の秘訣がつまった２週間回復プログラム付き――

著
リンジー・ホール　リー・コーン
訳
安田（山村）真佐枝

星和書店

Bulimia: A Guide to Recovery

25th Anniversary Edition

by

Lindsey Hall

Leigh Cohn

Translated

by

Masae Yamamura Yasuda

謝辞

Bulimia: A Guide to Recovery の初版では多くの人にお礼の言葉を書きました。私たち夫婦はお互いへの感謝を述べ、また、今は亡きそれぞれの両親、亡くなったリーの姉エレン、リンジーの弟ベン・ホール、ギュルツェ・ブックスと共に育った私たちの息子、ニールとチャーリーへの感謝の気持ちを表したのです。

今回は、摂食障害のコミュニティ全体に感謝の意を述べたいと思います。そのコミュニティとは、この障害で苦しんでいるご本人たち、患者さんを取り巻く家族や周囲の人たち、医療従事者、教育者、研究者であり、その皆さんが私たちにとっての教師となってくれました。文献に挙げた著者の大半は私たちの友人であり、そのうち何人かは親友とも言える人たちです。特に、ダイアン・ミックリーさん（医学博士）とキャスリン・ゼルベさん（医学博士）は、この原稿を書き始めた早い段階から、とても親切に、正確な知識と経験に基づく感想を私たちに伝えてくれました。

もくじ

序　章

はっと目が覚めて、すぐにベッドから起き上がる。昨夜、「やりたいことリスト」を新たに作ったのだ。夫は出勤するために、私の後を追うようにして洗面所に向かっている。たぶん気づかれずにこっそり体重計に乗れそうだ。私はすでに自分だけの世界に入り込んでいる。体重計が昨晩と同じ数値を示しているから大喜びで、ほんのちょっとお腹もすいたような気がする。「あれ」を今日こそはおしまいにしよう。おそらく今日、すべてを変えることができるはず。で、やりたいと思っていたことは何だったっけ？

私は夫と同じ朝食を食べる。トーストにバターは塗らないし、コーヒーにミルクは入れない（夫が出かけるまでは）。トーストをもう一枚、あるいはコーヒーをもう一杯、なんてことも絶対にしない。今日こそは絶対にうまくやる。つまり、あらかじめ自分が許しているもの、許している量以上には、一口も余計に食べないということ。夫より多く食べたりしないように、私は気を使っている。緊張が高まってくる。早く夫に出かけてほしいと思っている。早く「実行に移したい」から！

夫がドアを閉めて出かけたらすぐに、私は昨日書いておいた「やりたいこと」を一つ選んで、それを実際にやってみる。でも、嫌！　どれもしたくない！　ただただ穴にでも入ってしまいたい。何もしたくない。どうせなら食べるほうがいい。私なんて、ひとりぼっちで、いつもイライラしていて、ダメな人間で、いつもいつも失敗ばかりしているんだもの。自分をコントロールできないし、今日一日を生き延びられない……わかってる。ここのところずっとこんな状態だから。

もうすでに、前に食べたことのある炭水化物たっぷりのシリアルのことを思い出して不安になる。私は洗面所に戻って体重計に乗る。同じ数値だけど、同じでは嫌なのだ！　もっと痩せたいのだ！　私は鏡を見る。自分の太ももは醜くて、ひどい形だと思う。ぶよぶよして、不恰好で、洋梨体型のどうしようもない人間が鏡に映っている。こんな身体に閉じ込められていることに不満を感じながらも、それをどうしていいのかわからない。

冷蔵庫に何が入っているかを思い出しながら、私は冷蔵庫までふらふらと歩いていく。昨日の夜のブラウニーから始めよう。私はいつも甘いものから手をつけるのだ。最初はそのブラウニーが原型をとどめるように、私が食べたのだとわからないようにするのだけれど、私の食欲は果てしない。ほとんど食べてしまった分をつくろうために、またブラウニーを作ろうと決める。袋に半分残っているクッキーを昨日の夜、ごみ箱に捨てたので、それを掘り出して汚れを落とす。牛乳をたくさん飲む。大きなコップ一杯分をごくごく飲んだ後の満腹感が好き。パンを六枚取り出すと、片面をトーストしてひっくり返し、バターを塗ってまたトーストする。バターがグツグツと泡立ってくるまで。六枚すべてをお皿にのせて、テレビの前に置き、どんぶり一杯のシリアルとバナナを取りに戻る。最後のトーストを食べ終える前に、私は次の六枚をすでに用意している。新しくできたブラウニーを、一つか、あるいは五つくらい食べようかな。それにアイスクリームかヨーグルトかカッテージチーズを、大きなどんぶりに山盛り二杯ほど。私のお腹は肋骨の下まで大きなボールのように膨れ上がっている。すぐにトイレに行かないと、とはわかっているけれど、先延ばしにしたいのだ。私はネバーネバーランドにいる［訳注：ネバーランドはピーターパンの住む架空の国で、ネバーネバーランドは「禁断の世界」くらいの意味］。わざと待っていて、プレッシャーを感じて、部屋の中をウロウロして、廊下を行ったり来たりして、時間が過ぎていく。時間が過ぎていく。その時はもうすぐだ。

私はもう一度リビングルームとキッチンをたださまよい歩き、片づけをして、家中を整理して元の状態に戻す。最後に、私はトイレに行く。脚に力を入れて、髪は後ろにまとめて、前かがみになる。大量の食べ物が噴火のように出てくる。まだ消化中の食べ物がさらに流れ出す。すべての食べ物が吐けているか確認する。例のブラウニーが出てくると嬉しくなる。

だって、「とても高カロリー」だから。吐き終わると、私の頭は痛くなってくる。めまいを覚え、空っぽだ、力が出ないと感じつつ、私は立ち上がる。

　この「過食嘔吐」にかけた時間は、全部で一時間くらいだったかな。


　九年もの間、私は毎日、多いときには五回も過食をしては吐いていました。過食なしの日も数日はあったものの、いつもそのことを考えていて、夢にまで出てきていたのです。これは苦痛であり、恐ろしいことでした。過食症のことは誰にも言ってはいませんでした。表面上は、有能で、幸せなふりをして、平均体重を保って、完璧に隠していたからです。けれども、体調が悪くなり、結婚生活が破綻し始めたとき、一連の偶然が重なり、私は回復を意識し始め、徐々に食べ物にとりつかれた状態から自分自身を解放するため、一生懸命に回復に取り組み始めたのです。

　私は積極的にできるかぎりの努力をして、驚くべき変化を経験しました。過食症の思考と行動がおさまってくると、それが長年、私にとってどのように役立っていたのかを理解できるようになりました。それは他の方法を知らなかったために、生き延びるための道具として私には必要だったのです。過食症は私にとって、友人、恋人、隠れ家、内なる声であり、生きる意味と愛を感じる方法でした。関係が冷めきっていた家族との関係に目をつぶるため、また、恐ろしく、不確かで、どうしてよいのかわからないこの社会に対処するための、一つの方法だったのです。けれども、何気ないダイエットとして始まったものが過食嘔吐という怪物と化し、私の全人生を呑み込んでしまうほどの脅威となったのです。

私の回復は一晩で起こったのではありません。過食のたびにその意味と目的について考えながら、過食がだんだんと落ち着くまでには一年以上かかりました。その間、一歩一歩進むことによって、私は怖がらずに食べることを学びました。継続的に、自分が「安全」とした食べ物以外にも手を伸ばし、何でも食べられるのだと学び、しかも自分の身体の欲求に対して正直に食べられるようになりました。この回復の過程で、自分の身体との関係が表面化し、私は新たに身体を大切に思う気持ちと愛情をもって自分の身体に接することができるようになりました。どうせ私なんか、とか、ひとりぼっちだという感覚や思い込みは、安らぎ、つながり、ありのままを受け入れるという感覚へと変わっていきました。そのうち、私は他人の身体のことも——形や大きさがどうであれ——寛大に受け入れられるようになり、多様性の美を理解するようになりました。

回復の過程で私が気づいた最も意味のある発見、それは、私は過食症抜きで自分が何者なのか、どうなりたいのか、わかっていなかったということです。そこで、より深いレベルで自分自身を知るために、私は自分の外見の問題から内面の思考や感情へと、あえて意識しながら、焦点を変えていきました。瞑想をすること、日記や手紙を書くこと、長時間にわたって散歩すること、内容のある会話をすることなどを通して、それを実現していったのです。自分はちゃんとした人間であって、愛情深く、他のみんなと同じように人生の浮き沈みを経験するのだということがわかり、ひとたび内なる自己との結びつきができると、何もかもが変わり始めました。私は今ではもう三十年以上も健康で、幸せな生活を送っており、過食症からは完全に解放されました。

一九八〇年に夫のリー・コーンと私が *Eat Without Fear* というタイトルの小冊子で私の話を書いたとき、過食症だけについての出版物は他にはありませんでした。実際、当時「bulimia（過食症）」という用語はまだ認められておらず、ときどき「bulimarexia（多食拒食症）」と呼ばれていました。大反響がありました！　私たちのささやかな小冊子が、過食をやめようと努力していた他の多くの人たちに回復への希望を与えることができたのです。この過食嘔吐について私たちがより多くを学ぶと、まだまだたくさん伝えたいことがあると思えました。

次の数年間、私たちはアメリカ国内で多くの講演をし、私は全国放送のテレビ番組で自らの過食症体験を伝えた最初の人となりました。私たちは他にも数冊の本を出版し、この本だけでもこれまでにさまざまな形態で十五万部以上が販売されました。私たちはギュルツェ・ブックスという、摂食障害全般を扱う出版社も始めました。多くの有名な著者たちによる摂食障害についての本を専門としていて、長年、摂食障害関連領域ではリーダー格の出版社とみなされています。

Bulimia: A Guide to Recovery の二十五周年記念版である本書では、全面的な改訂を加え、

最新情報を組み込みました。私たちが三十年以上も前にこの活動を始めてから、摂食障害の分野はかなりの成長を遂げ、治療、予防、遺伝学、脳研究、教育の分野で新しい研究が次々と発表されてきました。この間、私たちはこのテーマの本をほぼすべて収集し、この二十五周年記念版のために、それらの文献から最新かつ最も信頼のおける情報を引用しました。私たちはまた、治療についての一章を新たに追加しています。

本書は大きく二部に分かれています。第Ⅰ部「過食症を理解する」では、過食と、過食からの回復についての「よくある質問」に回答し、私自身の物語、「怖がらずに何でも食べる」が含まれています。第Ⅱ部「過食症から回復する」では、回復への動機づけ、支援、励まし、回復のための具体的な方法、過食の代わりにすること、周囲の人にできる支援の方法について書きました。

第Ⅱ部には、「過食をやめるための二週間プログラム」を含めました。これはまさに文字通り、過食嘔吐の代わりに注意を向けるべき二週間分の活動、運動、実際に書き出してみる書記形式の課題です。これは即席の回復を意図するものではなく（それができればもちろん喜ばしいことですが）、自分の内面への気づきと自信というものを初めて体験してもらい、さらなる回復への動機を高めてもらうためのものです。私の体験を自由に書いていますので、内容はとても直接的で具体的であり、みなさん自身のやる気を引き起こすでしょう。回復期にある何千もの人たちが本書を利用して、成功してきました。

読者の方たちから、自らの回復の体験を伝えるために、また私たちへの感謝を示すために、たくさんの手紙やメールをいただき、本書の至るところでそれを引用しています。連絡をくださったみなさんの生活背景はさまざまですが、共通する唯一明らかなことは、直接その方たちが、ご自身の体験として過食症を経験し、理解を深めているということです。

本書の大半は「あなた」、つまり過食症を抱える読者のみなさんに話しかける形式をとっています。過去の版では女性代名詞を使用しましたが、摂食障害の男性が増えていますので、この版ではできるだけ性別による偏りをなくすようにしました。本書に出てくる情報と実践的な自助ツールは、女性にも男性にも等しく効果的なものとなっています。加えて、「私」が「語り手」とはいえ、夫のリーも、本書の著作、構成、出版に同じくらい貢献してくれており、本文中にはときとして「私たち」両者として語っている部分があります。

私が *Eat Without Fear* を初めて書いたとき、それは過食症からの回復に区切りをつける一つの段階でした。私はとても恵まれていて、繊細で知的な同僚に囲まれ、同時に多くの人たちを助けながら、私にとって興味のあるこの分野で夫と手に手を取って三十年以上も働いてこられたのです。そのすべてを私はとても光栄なことと感じ、深く感謝しています。

自分の経験を分かち合うことで、みなさんに影響を及ぼすことができるのだという理由で、この活動は今でも私の人生の中軸であり続けています。満ち足りて充実した状態と喜びを得ることに向かって、あなた自身がこれから旅をするために必要となる、励ましや動機づけを本書の中に見出していただければ幸いです。

第１部　過食症を理解する

第1章

過食症について最もよく聞かれる質問

過食症とは何なのでしょうか?

過食症とは、食べ物と体重のことで頭がいっぱいになる状態で、過食を繰り返し、それを帳消しにするための行動（自ら誘発する嘔吐や過度の運動）が一定期間続くことを特徴とします。本書では主として「過食症（bulimia）」という用語を用いますが、「神経性過食（大食）症（bulimia nervosa）」という、より正式な名称もあります。一九八〇年に初めて私が本を出版したときには、「多食拒食症（bulimarexia）」という語を使いましたが、これは今ではほとんど使われなくなりました。

一九八〇年にアメリカ精神医学会が『精神障害の診断と統計マニュアル（ＤＳＭ）』で「神経性過食症」を正式に認めました。ＤＳＭは何度も改訂されている出版物ですが、過食症の診断基準は後続版のＤＳＭでもわずかしか改訂されておらず、そこには次のような項目が含まれています。

Ａ．以下の⑴と⑵によって特徴づけられるようなエピソードを伴う、過食発作の反復。⑴通常は二時間以内の一区切りの時間内に、同程度の時間に類似の環境にある大半の人々が摂取するよりも大幅に多い量の食物を食べる。⑵過食をしている間は、食べることがやめられないというような、食に対する制御が欠如している感覚がある。

Ｂ．体重の増加を防ぐための反復的で不適切な代償行為をする。自己誘発性嘔吐、下剤、利尿剤、浣腸の乱用、絶食、過度の運動など。

Ｃ．これらの行動が少なくとも三カ月にわたって、少なくとも週に一回起きている。

Ｄ．体型や体重から過度に影響を受けている自己評価。

Ｅ．神経性食欲不振症（拒食症）とは別に、このような症状が起きている。

※本書の著作時にはＤＳＭの第四版（ＤＳＭ－Ⅳ－Ｒ）が使用されていましたが、改訂出版間近だった第五版（ＤＳＭ－５）も参照しました。

上記の診断基準は、臨床家がこの複雑な障害を診断して治療するために作られたもので、他にも類似の国際的に使用されている診断基準があります。また、基準のいくつかのみを満たす、「亜臨床的な（正式な診断には至らない）」過食症を抱える人たちも大勢います。厳密な意味で、このような人々が過食症であるにせよ、他の分類（次の、他の摂食障害に関する疑問を参照）に入るにせよ、そのような人々の行動も人生に悪影響を及ぼすものであり、深刻に受け止める必要があります。例えば、ある人の過食と代償行為の頻度が週一回より少なかったとしても、その人は、毎日この問題行動に悩まされている誰かとまったく同じだけの懸念を抱いているかもしれません。

過食症の明白な症状は、食行動と体重増加の恐怖を軸に回転しているように見えますが、過食症は実際には、個人的苦悩、感情的苦痛、化学物質（脳内物質）の不均衡に対処するための一つの方法です。摂食障害は、不安、恐怖、うつ、劣等感などの苦しい感情から一瞬気を逸らしてくれます。過食は、「セルフメディケーション（自己投薬）」の一つの形態である可能性が高く、欠乏している栄養素や神経化学物質への渇望を満たしているのです。また、代償行為は過食をしてしまったことによって失われたコントロールと、自分は安全なのだという感覚を取り戻して、恐れている体重増加を防ぐための効果的な方法です。

代償行為は、体重を落とすための一見手っ取り早い方法として始まるかもしれませんが、すぐに中毒化してしまいます。ダイエットは当然空腹につながり、それに食べること、罪悪感、過食、代償行為、安堵感が続き、その後、このサイクルが再び始まるのです。加えて、これらの行為全体に伴う身体的な「気分のよさ」が存在します。この悪循環が、他のあらゆる問題から自分の関心を逸らしてくれるというわけです。

過食症の人々の大半が過食症であることを恥じていて、その事実を隠しています。ときには大変な努力をしてでも、他の人たちと一緒にいるときには普通に食べているふりをして、体裁を保つのです。多くの患者さんが、自分の中には二人の人間がいるようだ、と言います。一人は過食症と縁を切って健康になりたいと願っているのに、もう一人が絶えず妨害するのです。嘘をついたり、隠れてこそこそと行動したりすることは、摂食障害の人たちによく見られる特徴です。特に切羽詰まった過食衝動があるときには、他の人のものであると知りながら、盗んで食べたり、ごみ箱をあさったりすることもある、と多くの人が言っています。

典型的な過食と言えば、莫大な量の食べ物を一気に食べることを意味しますが、過食は、それぞれの人によってとらえ方が異なります。「普通」の食事ですらも、太ることを恐れている人にとっては「多すぎ」と感じられるかもしれませんし、何か「悪い」と決めているものをほんの一口食べただけでも、食べすぎてしまったと思う人もいるのです。私はかつて、ダイエットコーラ一缶を飲んだだけでも、嘔吐しなければならないと強く感じていた女性と話をしたことがあります。

過食の引き金になるものはたくさんあります。体重計の示す受け入れがたい数値、普段は「禁止している」何かを食べたとき、「許可している」よりも一口多く食べてしまったとき、外傷体験（トラウマ）となるような出来事に遭遇したとき、あるいは食べ物について考えてしまうという、一見害のなさそうなことでさえ引き金になることがあるのです。多くの人たちが過食衝動のことを、何か強烈な感情から逃げてしまいたい、あるいは、何らかの感情を麻痺させてしまいたいという無意識の願望に駆り立てられていて、「完全に止めることは不可能」と表現しています。過食嘔吐衝動のあるとき、あるいは、その行動の最中には、嫌悪感、無価値感、絶望感、無力感などを経験することが多い一方で、過食嘔吐後には、満足感、羞恥心、安心感、自己嫌悪、気分のよさ、めまい、疲労、自分への約束などの入り混じったものが感じられるかもしれません。この一連の行動のどこかで、今度こそこれで最後にしよう！という意志を固めることもしばしばあるでしょう。

過食症の人はどのくらいいるのでしょうか？

それぞれの研究者がそれぞれに調査しているものの、過食症の患者数を明らかにすることは大変難しいことです。すでに書きましたが、過食症患者さんは通常、自分の行動を隠しますから、統計で出された総数は本当の数を反映していないかもしれません。実際、ある研究では次のような結果が出ました。研究対象の大学生は調査用紙に唾液を一塗りするようにと指示されたときのみ、より正直に質問用紙に答えたというのです。過食症なのかどうか判断するために、唾液の標本が化学分析にかけられるかもしれないと勝手に思っていたのです！　さらに、多様な研究において、統一された過食症の診断基準が使われていないという事実もあります。

多くの研究結果を踏まえて、摂食障害の有病率について検討した、ある程度信頼できる研究（Crowther, 2008）では、女子大学生の一・〇％から一・八％が過食症の厳密な臨床基準を満たし、二・六％から三・三％が亜臨床的な診断基準を満たしているとの報告がなされています。別の信頼性の高い調査研究（Hudson, 2007）によれば、成人女性の一・五％と成人男性の〇・五％が、一生のうちのどこかで過食症になるとのことです。しかし、さらに高い数値を示している研究もあります。例えば、女子高校生と女子大学生を対象としたある研究（Cavanaugh, 1999）では、異常に高い数字に思えますが、一五％が過食症の基準を満たしていました。八〇年代初期には、一時的に明らかに有病率が上がりました（Russell, 1997）。それは、一般の人々の過食症についての認識が高まった時期でした。それ以来、女性の間での有病率はあまり変わっていません。

これまでは、男性が症例の一〇％を占めるとされていましたが、近年この割合はかなり増加し、女性三人に対して男性一人となっています。実際の数字がどうであれ、男性も女性もどちらも、相当多くの人々がこの自己破壊的な行動をしていると認めざるを得ないのです。

過食症は他の摂食障害とどのように関係しているのでしょうか？

摂食障害は、その病状を一連のつながりとして概念化することが可能です。拒食症が一方の端にあり、過食非嘔吐がもう一方の端にあり、過食症はこの二つの間に位置します。場合によっては、長年食べることを制限した結果、過食をするようになるなど、この一連のつながりの上を移動する人もいます。一定期間拒食になり、その後過食になり、また逆転するという女性たちも私の知り合いの中にはいます。

最もよくある摂食障害は（ハドソンの研究による、成人女性での有病率によれば）、神経性食欲不振症（拒食症）（〇・九％）、神経性過食症（一・五％）、過食非嘔吐（三・五％）です。もう一つの診断基準、「特定不能の摂食障害（Eating Disorders Not Otherwise Specified、通常は略称のＥＤＮＯＳを使用する）」は亜臨床レベルの拒食症または過食症を指しています。しかしながら、これは未確立の研究分野であり、これらの区分はＤＳＭの改訂のたびに変化しています。例えば、過食非嘔吐は、はじめは「特定不能の摂食障害」に含まれ、過食症も拒食症行動の一つのタイプとみなされていました。明らかな理由で、過食症は過食非嘔吐と同じグループにされたこともあります。確かに、いずれのケースも、食べ物との関係が他の深刻な問題に代わって表面化しており、他にも多くの類似点が存在します。

これらの障害には重なる部分がとても多いので、一つの枠に当てはめることには限界があります。例えば、拒食症の人でもときどき過食や嘔吐、運動などの代償行為を行うかもしれません。しかし、摂食障害のタイプを明らかにすることは、治療への臨床アプローチには役立ち、アメリカでは保険会社と交渉するうえでも便利なのです。

●神経性食欲不振症（拒食症）

拒食症は、自らを飢餓状態に陥らせる行為によって特徴づけられます。拒食症のＤＳＭの診断基準はどんどん変化していますが、現在では以下のように定義されています。

A. 年齢、身長、その人の遺伝的体型による標準体重よりも、約一五%少ない体重を維持している。

B. たとえ低体重であっても、体重増加や肥満に対する強烈な恐怖心を抱いている。この体重増加への恐れは、低体重になればなるほど増大することがある。

C. 自分の身体のイメージを歪曲してとらえている。全体的に太っていると感じる人もいれば、痩せていることを認めつつ、特定の身体部位（特に腹部や大腿）が太すぎると信じ込んでいる人もいる。自己価値感が、体重や身体のサイズ、体型に影響されている。低体重でありながら、その深刻な事実を頑なに否定する。

拒食症の診断には、女性では少なくとも連続三周期の無月経を条件とするかどうかという議論がありましたが、無月経の項目は考慮に入れないというのが現在の診断基準です。なぜなら、拒食症の他のすべての条件を満たしながら、月経は止まらない女性もときどきいるからです。また、男性のことが考慮されていないと反論する専門家もいました。特に、多くの男性でテストステロン（男性ホルモン）レベルが低下しているからです。

拒食症には特定の二つのタイプがあります。「制限型」は、主として食事制限や絶食で食物摂取の全体量を減らすか、過度の運動をして、あるいはその両方を行って体重を落とす人たちを指します。「過食・代償行為型」は、ときどき過食（短時間での大量の食物摂取）をして、自己誘発性嘔吐、過度の運動、絶食、利尿剤、下剤、浣腸の乱用、またはこれらの手段を組み合わせて排出を行う人たちのことを指します。過食と代償行為の頻度以外には、このタイプの拒食症と過食症の間にはほとんど違いがないように見えます。

一般に、拒食症患者さんは極端に食べ物を制限して、低体重となり、自分の殻に閉じこもりますが、たいていは子ども時代か思春期に障害が始まっています。ただ、もっと遅い時期に拒食症を発症する成人女性もいます。対照的に、大多数の過食症患者さんは標準体重を維持し、十代後半か二十代早期に代償行為を始め（拒食症患者さんの多くが、年を重ねると過食症に移行することがあります）、より社交的です。

拒食症患者さんと過食症患者さんには、体重や体型、食べてしまったものと食べてはいけないもので頭がいっぱいになっていることなど、類似点もあります。両グループともに自分の中の空虚感が問題となっており、これは身体的、感情的、社会的、あるいはスピリチュアルな観点からとらえることができます。両者ともに、耐えられそうもないと感じるような強い否定的な感情に対処するため、また、対人関係での葛藤、否定されること、失敗することへの恐れを無意識的に回避するために、食べ物をコントロールするという方法を用いるのです。両者とも、食べ物を自己表現の一つとして使います。しかしながら、過食症の人が、過食や代償行為から世界に向き合う勇気をもらっている一方で、拒食症の人は、食事を制限することで、自分をコントロールできているという感覚を得ています。回復という点で重要なのは、健康的に自分自身を育めるようなやり方で（飢餓状態にも過度の詰め込み状態にもならずに）適量の食べ物を食べて、自分を大事にし、そのことに前向きになれるということです。

●過食非嘔吐

過食非嘔吐（ＢＥＤ：Binge Eating Disorder）の診断基準は過食症に準じますが、代償行為を伴わず、体重や体型に心が奪われることもありません。加えて、過食非嘔吐では過食のエピソードは以下のうち、必ずしも全部ではないけれども、いくつかを含むということで、よりはっきりと定義されています。それらは、「速く食べる」、「身体的に空腹でないときに食べるか、不快なほどに満腹になるまで食べ続ける」、「食べる量を恥じているせいで、一人で食べる」、「過食後の自己嫌悪、うつ、罪悪感」です。これらはすべて過食症と共通ですが、過食症の臨床診断には含まれません。同じように、過食非嘔吐の診断基準ではないのですが、過食を行う人たちのほとんどは自分の身体、体型を嫌っています。

この二つの摂食障害の主な違いは代償行為で、それ以外ではほとんど差異がありません。他の摂食障害よりもはるかによく見られる過食非嘔吐は、より高い比率の男性を含んでいて、ハドソンによれば、症例の五七％が男性です（Hudson, 2007）。また、過食非嘔吐には体重の基準はなく、肥満と混同しないようにしなければなりません。肥満は摂食障害ではなく医学的病状です。例えば、肥満は過食だけではなく、過度のコルチゾール（副腎皮質ホルモンである糖質コルチコイドの一種）やホルモン異常でも起こります。

実質的に本書で述べることはすべて、過食非嘔吐を抱えていたり、過食非嘔吐からの回復の途上にある人たちにも適用できます。

●他の摂食障害

特定不能の摂食障害（ＥＤＮＯＳ）は、特定の摂食障害の診断に必要な基準のすべては満たさない人たちのためにＤＳＭが設けている、包括的な診断名です。例えば、ある人は基準とされている「週一回、三カ月間」ほど頻繁には過食をしていないので、過食症や過食非嘔吐とは診断されないかもしれません。あるいは、一五％の低体重という要件以外は、拒食症のすべての症状を示す人もいるかもしれません。アメリカでは、それぞれの障害に対するこのような厳密な基準が、治療を受けるための保険適応の妨げとなってしまいました。そのため、特定不能の摂食障害という診断が定義された理由の一部は、あらゆる摂食障害症状を呈する人々に、適切な治療が提供され、それが保険の支払い対象となるようにすることでした。

その他のタイプの摂食障害や関連する問題には、夜食症候群、異食症、反芻性障害、幼児期摂食障害、オーソレキシア（「健康的」で「あるべき食事」に対する強迫観念）、身体醜形障害などがありますが、これらについては本書では言及しません。

また、減量を試みることは、それだけでは摂食障害とはみなされませんが、減量しようとして何度も失敗を繰り返している人たちは、ここに描写された人たちと多くの類似点があります。さらに、アメリカやヨーロッパでの現在の肥満の蔓延には、「特定不能の摂食障害」といくつか共通する側面があります。

なぜ過食症になってしまうのでしょうか？

この質問に対する簡単な答えはありません。過食症は多次元的な障害だからです。文化、家族、性格、遺伝、生物学的要因、外傷体験など、さまざまなものが組み合わさって発症するのですが、これらに限定されるわけでもありません。これらの要因のすべてが重要な役割を果たすと言われているものの、どれも単独では発症を予測することはできないのです。

●ダイエット文化

ミッチェル・レルヴィカは、著書の *The Religion of Thinness* の冒頭で、「私たちは痩せていることを崇拝する文化の中に生きている」と書いています（Lelwica, 2010）。彼女は社会の隅々に浸透するマスコミと年間六百億ドルのダイエット産業との相互関係を暴露しています。私たちはデジタル技術で美化されたモデルの画像から、痩せていることが自分たちに幸福、成功、人との親密さをもたらすのだと、常に洗脳を受けているようなものです。広告されている商品がダイヤモンドの指輪であれダイエット法であれ、「もっと痩せていれば、あなたの人生はもっとよくなる」とのメッセージが同じように伝えられているのです。

フィジー島での有名な研究によって、このことが具体的に説明されています。フィジー島では一九九五年にテレビが導入されるまでは、拒食症、過食症、体重についての懸念といった症例が報告されたことはありませんでした。しかし、テレビが導入され、アメリカとイギリスの番組が放送されるようになり、それから三年以内には、フィジー島の女子の三分の二以上が減量を試みていて、その四分の三が自分は「太りすぎ」と感じていました。痩せていることを理想とする考え方が彼女たちの生活に忍び込んできたのです。

減量を試みることは、アメリカではごく当たり前のこととして認識されていますが、しばしば摂食障害への「入口」になるとも言われています。過食症の人たちのほとんどが減量に失敗し、その結果として、食事制限や何らかの代償行為を始めているのです。しかし、減量の試みは九五％が失敗に終わると報告されていますから、どう見ても、このような人たちの全員が深刻な摂食障害を発症するわけではありません。つまり、ダイエットは誘発危険因子ですが、それだけが過食症を「引き起こす」わけではないのです。

三十年前には過食症は秘密の病でしたが、今ではアメリカ社会で認知され、ほとんど賛美されているかのような病態になっています。摂食障害の「ライフスタイル」を推奨するかのように、過食や代償行為の描写はウェブ上で容易に検索できます。ポップカルチャーの至るところで有名人の拒食症が衝撃的に報道され、知識のない十代の若者にも、摂食障害が何であるかということを「教えて」しまっているのです。アメリカの大学の寮で働く人たちは、嘔吐をする学生が多いせいで寮の水道管が壊れてしまうと不満を言っていますし、集団で過食と代償行為をする人たちもいます。私が自分の物語を伝え始めたとき、過食症について少しでも聞いたことがある人は本当に稀でしたが、今では何らかの摂食障害に苦しむ人を皆が知っています。悲しいことに、世間の意識はそれが死に至る病であるということよりも、症状に集中していて、数多くの人々が痩せる希望をもって過食症の実験を続けているのです。

●家　族

一九八〇年代、人々は過食症は主として、娘をコントロールするような母親のいる上流中産階級の白人女性がかかる病だと信じていました。しかし今や、摂食障害には人種、年齢、性別、社会経済的な階級による区別がなく、これは世界的な問題だと認識されるようになりました。あらゆるタイプの家族が影響を受けているので、親を非難する傾向もまた時代遅れとなりました。

そうは言っても、過食症は家族それぞれの感情的ニーズ、身体的ニーズ、あるいはスピリチュアルなニーズが満たされていない、愛着が希薄な家庭でしばしば発生しています。このような家庭では、感情が言語的に表現されず、コミュニケーション能力が欠如している場合があります。うつ、薬物乱用、摂食障害の家族歴があることもあり、現実の問題から逃避することは、適切で必要で、そうせざるを得ない、と子どもが無意識のうちに認識している可能性もあります。

多くの場合、親は問題に気づいていません。例えば、過食症を隠している少女は、表面上は適応しているように見え、（社交的で自信があり、独立している）「理想の」子どもと思われているかもしれません。周囲に見せていない内面では、不安な感情がブクブクと泡立っているというのに。その子は罪悪感にさいなまれ、愛されていないと感じている一方で、いちいち世話しなくても大丈夫、自分自身の面倒を見られる、成長が早いという理由で、周囲からの受けはいいかもしれません。過食症の症状は、言葉では直接言えないことを表現する一つの方法です。この場合は、「私も世話をされたい」、あるいは「真実を知ったとしても、私を愛してくれる?」のようなものでしょう。

ときとして、若者は大人になることを避けるために過食症を用い、親(特に子離れしたくない親)は自分が子どもの不安定さを強化していることに気づいていない可能性があります。いつも親からの承認を必要としている「完璧な少女」は、自分自身を信じて一人で外の世界に立ち向かうための準備が不十分なのかもしれません。これにより、初めて家を離れた大学生が最も過食症発症の危険にさらされる理由を説明できるでしょう。

体重や体型を重視する家族や、食べ物に関する厳密な規則がある家族も、摂食障害の発症を促しかねません。常に減量に取り組みながら、過剰に運動をする母親や父親を目にしながら成長する子どもは、同じことをする可能性が高いのです。親が批判的で、誰々さんが数キロ太ったようだと噂をするような場合、子どもは、体型はその人の評価の一部になるのだということを学習し、自分自身もそうして批判されているのだと思い込むでしょうし、自分の身体に対するとらえ方に歪みが生じやすくなるでしょう。

さらに、何事も隠さずにありのままに会話をすることのない親を持つと、子どもは対人関係技能が乏しくなります。また、父親が物理的かつ感情的に不在であると、娘たちは「父親飢餓感」

を経験し、これは自分の身体への認識、自尊心、食べ物にまつわる問題の原因になると言われています（Maine, 2004）。さらに、家族による感情的、身体的、性的虐待は、摂食障害を発症させる明らかな危険因子として知られています。

一般人口に比べて、摂食障害の既往のある親族がいる女性では、過食症のリスクが四・四倍になります（Crow, 2010）。これが先天的なものなのか、後天的な（環境による）ものなのかははっきりしていませんし、いずれにしても、家族は全体の問題のほんの一部にすぎないのです。

●性　格

その人の性格と摂食障害への陥りやすさとの複雑な関係は、長年にわたって研究者と臨床家にとっての関心事でした。いくつかの性格特性（完璧主義、繊細さ、強迫性、衝動性、非柔軟性）は、摂食障害発症のきっかけとなるように思われます。特性のうちのいくつかは、遺伝的に私たちの生物学的因子に生来備わっているものかもしれませんし、そのときの状況によるものかもしれません。また、個人の経験から形成されるものもあるでしょう。

一般に、過食症の人たちは居心地の悪い感情を避けようとしていますが、それはこれらの性格特性から引き起こされるのかもしれません。もともと繊細な人が愛されていないと感じ、不安になる、あるいは、完璧主義であるために物事が圧倒的に感じられる、といった具合です。最もっらいのは、「自分には価値がない」、「自分の人生には価値や目的がない」、「自分は決して完全にはなれない、幸せにはなれない」といった、自尊心の低さに関係する感情です。どこに起源があるにせよ、このような感情は摂食障害につながることが多いのです。

●遺伝と生物学

遺伝、ホルモン、生化学は、性格や行動に影響します。研究者たちは、うつ、不安、その他の精神障害に関わる遺伝子（あるいは遺伝子群）を発見しつつあります。二十年前には、その人の住む文化と機能不全な家庭が摂食障害の原因になるというのが一般的な考えでしたが、近年、遺伝がかなり重要な因子であることがわかってきました。摂食障害になる人の危険因子の五〇％から八〇％が、遺伝的素因によるものとする専門家たちもいるほどです（Bulik, 2007）。

摂食障害の遺伝研究はまだ始まったばかりですし、これまでのところ、拒食症の方に集中しています。しかし、正確なことはまだわかっていませんが、過食症にも遺伝的因子があることは認識されるようになりました。けれども、特定の過食症遺伝子が存在するのであれば、なぜ過食症は三十年前にようやく認識されるようになったのでしょう？　研究者たちはこの矛盾を、誰かが摂食障害の素因を持って生まれたとしても、文化的、環境的な背景（例：マスコミの流す情報、減量したいという心的傾向、食物が入手しやすくなったこと）が絡み合ってはじめて、障害とされる行動が発症する、と説明しています。

摂食障害領域の研究が進み、摂食障害と生化学の関係も明らかにされつつあります。例えば、脳内物質のセロトニン値異常が過食症の人ではよくみられます。また、生殖腺ホルモンの劇的な変化が、思春期でも青年期でも、摂食行動に大きく影響すると示唆する研究結果もあります（Crow, 2010）。この分野での研究は、生物学が以前に考えられていたよりも大きな役割を果たしている可能性を示唆しており、さらなる研究の必要性があるでしょう。

栄養不足の副作用については長く研究されてきており、摂食障害の有害な影響ははっきりと証明されています。食事制限や代償行為により栄養面で身体に負荷を与えれば、深刻な身体的、精神的影響が出るのです。過食症の医学的な合併症については本章の後部で説明しますが、ここでは、脳を飢餓状態にすると心理的問題（誤った方向に思考が導かれることも含まれる）の原因にもなると述べるに留めておきましょう。そもそも、そうでもなければ、減量中の人が過食や代償行為を試すことがよい考えであるなどと、どうして考えるでしょうか？

最後に、思春期の正常な発達段階として必要な体重増加は、往々にして否定的に解釈されがちです。この時期は男子にとっても女子にとっても、自分のボディイメージがとても重要になるからです。特に今日の社会では、「肥満の蔓延」が大いに強調されているので、十代の子どもたちは痩せなければ、という無言の圧力を感じています。大柄な子はしばしば大きいとからかわれたり、親が子どものために、という善意から減量を勧めたりします。そのせいで、このような子どもたちはそれからの一生、自分の身体との関係がうまくいかなくなってしまうかもしれないのです。

●外傷体験（トラウマ）

過食症に悩む人の多くは、長期にわたって、食べ物や減量のことで頭がいっぱいになっているかもしれませんが、過食‐代償行為が繰り返されるのは、外傷体験（虐待、事故、極度のストレス）や重大なライフイベント（人生の中で起こり得る出来事）がきっかけとなっているのかもしれません。家族からの自立、大学入学、卒業、転職、失恋、友人からの拒絶、結婚、愛する人との死別などがライフイベントの例です（過食症と性的虐待の関連については46～50ページで取り上げました）。

外傷体験が過食症の引き金になる理由の一つは、深刻な、または長期的なストレスが、脳内伝達物質レベルやコルチゾールの生産異常など、脳と神経内分泌系に変容をもたらすためだと考えられています。これは非常に重要な生理学的機能を妨害することになり、共に摂食障害を引き起こす危険因子である、うつや倦怠感などの原因ともなります（Woolsey, 2002）。

●要　約

過食症の人たちは自分が病気になった原因としてさまざまなものを挙げることがあります。最初に過食した具体的な理由も、その過食が結果としてどのように役立ったのかも覚えているという人が大勢います。やめられなくなるかもしれないと考えた人はほとんどいませんでした。いったん過食‐代償行為の悪循環が始まってしまうと、そもそもの原因と、摂食障害行動に伴う罪悪感や羞恥心、秘密にしなければという思い、身体的副作用、苦痛な感情から逃げたいという気持ちなどがごちゃ混ぜになってしまうのです。

根本にある理由とは無関係に、過食症はさまざまな点で「役に立ち」ます。過食は即時の安堵感を与えてくれますし、他のあらゆる活動、思考、感情の代わりとなってくれるのです。心は食べ物のことと、どの食べ物をどのように食べようかということにしか向かわなくなります。感情は一時保留状態に置かれ、嘔吐でさえも、自分の身体との親密な関わりを感じられる心地よいものとなります。過食‐嘔吐の一連の行為が終了すると、短時間ですが、過食症の人はコントロールを取り戻したように感じます。あれだけ多く食べたという罪悪感はもはやなくなり、出すものを出しきって、リラックスして、気分も高揚してくるのです。しかし、すぐにこれらの感情は否定的なものへと移行し、この、苦痛で、衰弱、疲労の原因となる一連の行動が繰り返されるのです。

人はそれぞれ異なっていますので、過食症を発症する理由もそれぞれに特有です。以下に、実際の患者さんの言葉を引用します。

十五歳のときに男子に拒絶されたのが始まりでした。自分の一番の問題点は体重だと思ったのです。

大学での初めての期末試験の前の晩に摂食障害になりました。その一カ月前に父が亡くなって、試験のことと、家に帰っても父がいないことで不安になっていたのです。

自分の身体の変化に対応できなくて、妊娠四カ月のときに嘔吐を始めました。それから、食事で食べる量を減らすことができなくなったのです。

中学生のときに友達の一人がやり方を教えてくれたのです。今から思えば、彼女がしてくれたことは決して親切とは言えませんけど！

どうして過食症患者は主に女性なのでしょうか？

単純に言えば、多くの女性にとって根本的に納得のいかない社会に私たちは住んでいるのです。女性の「女性性」は軽視され、知的であれば嫌がられ、安全は脅かされ、役割はしばしば限定され、混乱を極めています。ダイエット、ファッション、化粧品、アンチ・エイジングなどの業界から女性は常に攻撃を受けているようなもので、それに従いさえすれば「よりよい自分」になれるという謳い文句に振り回されているのです。このような表面的な価値観を重視する社会の風潮は耐えがたいと感じる人がほとんどです。この現代社会は、ときに女性には多くの制限があり、混乱や恐怖をもたらし、実力を本当に発揮してはいけないような社会であり、その中で期待される役割意識から、非常に多くの女性たちが、安全でかつ感情を麻痺させてくれる食べ物の問題へと追い立てられてしまうのです。

以下に、女性が特に摂食障害になりやすい主な理由をいくつか挙げてみます。

●女性は摂食障害になりやすい社会で生活している

成長する過程で、私たち女性は、この社会の中で女性らしく振る舞い、順応するようにと教え込まれます。女性は、さらに幼い年齢から、自分の身体とは、周囲からジロジロ見られ、評価されるものなのだと思い知らされます。そして私たち女性は、いわゆる一般化された「女性らしさ」を過剰に意識させられています。女性とは、清潔で、従順で、自分勝手ではなく、礼儀正しく、人を誘惑しないもの、などという固定観念が存在するのです。思春期になって、性的興味が出てくる頃までには、大半の少女たちは、自分の身体は男の子の興味を引くことができ、性的な力を持つ道具であるということにも、女性としてふさわしい行動とふさわしくない行動があるということにもすでに気づいています。

また、少女たちは思春期になると、不思議なことを体験します。それまでの確かな自己意識、物事への強い意見、堂々とした人間関係は、自分の外見から生じる無力感や自信喪失、疑いの念に取って代わられてしまうのです。もはや可愛い少女ではなく、男性にとっての性的な関心の的となり、自分も性的な関心を持った人間へと移行するのです。女性の立場からすると、これは男性に対しては弱い立場に、他の女性との間では競争関係に置かれるということです。そして、自己価値観が確立していくなかで、一般社会が女性に期待するように自分の身体を変えることが、皆と同じになれる最も手っ取り早い方法であるかのように思い込んでしまうのです。若い女性の多くが、最初にダイエットを試みて失敗し、決して「理想の」女性にはなれないのだという絶望感に直面したときに摂食障害を発症するのではないかと言われています。

ずいぶんと変わりつつあるものの、いまだに昔からの考え方が浸透している部分もあります。女性は自分のことよりも人が必要としていることをまずは優先すべきである、自分の中から湧き起こる自発性やリーダーとしての資質を認めるべきではない、女性の身体とは勝手に他人から評価されるもので、中身は関係なく、性的な興味の対象になり得る、といったことです。このような古くから浸透している考え方は、女性に、自分には社会的、文化的な「限界」があるのだと思い込ませます。女性は自由に自己主張することを恐れるようになり、自分だけに必要なもの、自分の長所、意見、自分の本来の美しさを否定するようになるのです。過食症とは、自分の身体や魂との結びつきを失ってしまったと感じることへの反応であり、そこから気を紛らわせるためのものなのです。

●この社会で、女性らしい身体つきをしているということは恐ろしい経験になりかねない

女性への性的虐待や性的暴力の統計数の多さには愕然とさせられます。この世の中で、女性はしばしば脅威、危険を感じています。摂食障害とは、この脆弱性に対処するための一方法とも言

えるのです。

性的虐待の場合、摂食障害は自分を傷つける一つの方法となります。つまり、性的に虐待されたことを無意識のうちに自分を傷つけることで再現していたり、性的暴力に対して「責任がある（原因となった）」自分の身体を罰する一方法となっていたりするのです。また、自分の内面を身体という物体から遠ざけて、虐待にまつわる感情を麻痺させ、自分にはコントロールできなかったという事実を認めないための方法である可能性もあります。「私の身体は私自身のものだ。そこに入れる、食べるものと出すものは私が自分でコントロールする」というわけです。結局、摂食障害は心の痛みや恐怖から逃れられる安全地帯なのです。

●この社会では、女性の身体にはさまざまな形、機能があるということが否定されている

世の中にはあらゆる体型とあらゆるサイズの女性がいるのですが、この社会では身体の自然な多様性を受け入れて大切にするということがなく、細さばかりに重点が置かれています。現代の西洋文化の中で「女性になること」は多くの人を困惑させ、自意識が嫌でも高まる出来事であり、毎日、自分をチェックすることが求められます。もともと痩せている方がよいという文化的な圧力があるうえに、大半の女性が脚や脇の剃毛をし、月経を隠し、体臭を管理し、加齢の兆候を消し去るようにと期待されているのです。出産という奇跡を経験した女性たちでさえも、まる

でそんな出来事などなかったかのように、産後にはすぐにお腹を引き締めなければと感じてしまうのです。摂食障害は「完璧な」身体を得るための心得違いの努力です。完璧な身体など幻想であり、達成不可能な目標だとは、なかなかわからないものなのです。

加えて、思春期に伴う正常な体重増加への心構えができている若い女性は稀です。この時期、出産への準備として、女性は成人期の体重の三分の一に相当するほどの体重が増えるのです。この奇跡的な体重増加を祝福するのではなく、私たちの社会はそれを非難するのです。

●女性は、自分の感情をコントロールするように期待されている

過食症の女性の多くは、抑え込まれた自分の感情の激しさを恐れています。ほとんどの人は、自分の中に渦巻く感情、あるいは、性欲、食欲を感じたり、また有意義な人生を切望したりすることがありません。女性は怒りを抑えて、恐怖を否定するように、さらにはしゃべり「すぎない」ように（！）と期待されているのです。一つの感情を別の感情と区別できないところまでいってしまったと言う人もいます。彼女たちにとって感情を外に出すことは、感情に呑み込まれることと、あるいは感情が他人を呑み込んでしまうことを意味するのかもしれません。身体をコントロールすること、特に食物の摂取をコントロールすることは、この内面の不安定さをコントロールできていると感じるための一つの具体的な方法なのです。

●女性は職場で欲求不満に感じている

女性の権利を拡大する運動によって、少数の幸運な女性たちは現在チャンスを与えられているものの、市場の上層部や政界には女性はいまだに進出できていません。関心や専門知識のある分野で仕事に就けた女性たちも男性より給料が少ないことが多く、成果を上げるようにという甚大なプレッシャーにさらされています。そのうえ、私たちの社会の組織、会社、システムには家父長制や階層構造がたくさん残っています。この種の環境は自立と競争をよしとしますが、協力的で相互依存的な場において実力を発揮する傾向がある人にとっては満足できません。過食症は、意味、創造性、やりがいのある仕事が欠如している場合に顔を出してくることもあるでしょう。それはまた、欲求不満を晴らすことに役立つ場合もあり、危険や失敗を回避するための自分を守るひとつの手段となる場合もあります。

●マスコミとお金の流れが現状を反映している

私たちの誰もがマスコミからさまざまな影響を受けていることは疑いようもありません。自分に自信のない女性（そして男性）のためといって、何十億ドル単位のビジネスが存在しており、不可能と思えるほど痩せたほうがよい、あるいは性的な魅力とはこういうもの、といったイメージを作り上げて、そのビジネスを成功させているのです。

雑誌の表紙を飾る女性の写真や、化粧品を宣伝する写真だけでは、過食を引き起こす原因にはならないものの、より痩せている方がよいと常に言い聞かされていると、食べ物と自分に対して歪んだ価値観が作られていきます。周囲が「外見が一番大事」と言うのであれば、どうして内面に自信を持っていられるでしょうか？　振り返るたびに、痩せている方がよいと言われるのであれば、自分の自然なサイズや体型をどうして受け入れることができるでしょうか？　皮肉にも、その「容姿」と痩せた身体であることによって莫大な報酬を受け取っている女優やモデルたちの多くが、売れっ子でい続けるために自ら摂食障害と闘っているのです。

男性も過食症になるのでしょうか？

摂食障害の男性の実数はわかっておらず、女性より少ないことは確実ですが、八〇年代早期、あるいはほんの数年前に考えられていたよりも多くの男性が過食症を抱えていると言われています。長年にわたり、女性の過食症患者数がほぼ一定であるのに対し、男性の摂食障害は顕著に増加しています。以前は、摂食障害患者さんの約一割が男性であると言われていましたが、最近の研究では、その割合はおよそ三三％とされています（Hudson, 2007）。また、女性とは違い、より大柄に、より筋肉質になることにとりつかれる男性もいます。これは「逆拒食症」あるいは「身体醜形障害」などと呼ばれる状態で、やはり依存性があります。

摂食障害とは「女性の病気」であるという偏見のせいで、多くの男性は専門家の治療を受けようとはしません。これが、男性の有病率に関する統計が大雑把なものになっている一因です。また、男性は自分が摂食障害にかかっていると認識しないことが多く、近くにいる家族や友人たちにもそのような認識がないとのことです。さらに、男性の多くが代償行為として過度な運動を選んでおり、摂食障害行動というより、健康的な気晴らしであると思い込んでいるのです。ちなみに、過食をして嘔吐をする男性も存在します。

過食症の男女を比較してみると、相違点よりも類似点の方がはるかに多いものです。性別には関係なく、男性も同様に、文化、家族、遺伝などに影響され、診断や行動も同じですから、治療へのアプローチも同じということになります。男性は強く、コントロールすることがうまく、自立しているものという期待がありますし、そのせいで、私たちの社会での男性の役割には、女性の場合と同様に、制限もあれば不利な点もあるのです。多くの男性は感情表現に苦労し、感情的に親密な関係を持った経験がほとんどありません。大半の男性が、責任を果たせる人間になれ、金銭面での負担を引き受けろ、一家の大黒柱になれと、無言のプレッシャーを感じています。男性で、容姿のことで頭がいっぱいだと思われたい人は、ほとんどいません。このような理由で、男性も過食症を対処方法として取り入れやすくなってしまうばかりか、治療を求めることを極度にためらうことになるのです。

男女の摂食障害の臨床質問紙の結果を比較すると、痩せたい気持ち、身体への不満、完璧主義、大人になることへの不安という領域で、スコアが類似していました。ただし、女性の方がやや得点が高い傾向にありました。人生のどの時期においても、女性の八〇％は体重を落としたがっていて、同じように男性の八〇％も体重を変えたいと思っています。けれども、ここでの決定的な違いは、体重を変えたい男性の半数のみが痩せたがっており、残りの半数は、たとえそれが五百グラム太ることを意味していても、より筋骨たくましい身体になりたがっているのです（Andersen, 2000）。

一部の領域においては、男性は女性以上に影響を受けていると言っていいでしょう。マスコミから、現実離れした筋骨隆々の体型や、性的能力の改善、お腹回りの贅肉落とし、脱毛や増毛の広告が押し寄せてくるのですから。男性はまた、責任ある父親として健康改善するために摂食障害を発症しやすくなり、エクササイズに関しても、過度にしなければならないと思い込んでしまいます。さらに、過食行動そのものが――女性にとってはひどく受け入れがたいことですが――しばしば「典型的な野郎どもの振る舞い」と好意的に見られることもあるのです。

競馬騎手や体操選手のような男性の運動選手の中には、体重の維持や減量のために過食症を用いてやめられなくなってしまう人もいます。多くの女性運動選手の場合と同じなのです。レスラーの間での代償行為があまりに当たり前になってしまったので、全米体育協会は、嘔吐や、利尿剤の使用、サウナでの運動のような過激な減量法を禁じる方針を立てました。

同性愛者の男性は——異性愛者と比較して——摂食障害を発症する危険性が特に高くなっています。その理由としては、自分の身体への不満の強さ、うつレベルの高さ、自尊心の低さ、性的志向をめぐる不安などがありますし、痩せ型で筋肉質な外見を好むということもあります。とはいえ、摂食障害は同性愛者のコミュニティに限られるわけではなく、（一般人口では、異性愛者の数の方がはるかに多いので）同性愛者の男性よりも数的には多くの異性愛者の男性が摂食障害を抱えている可能性があります。

これまでにもお伝えしたように、この本では主として女性に話しかける形になっていますが、根本にあるメッセージや提案する活動は男性にとっても同様に意味があります。さらに言えば、知り合いの男性なり、愛している男性が摂食障害なのではないかと疑っている人たちのために、私はこの問題への意識を高めたいのです。ひょっとしたら、あなたのお父さんや息子さん、恋人が摂食障害で苦しんでいるかもしれないのです。

過食症はどのように性的虐待と関係しているのでしょうか？

性的な虐待を受けていた摂食障害患者さんの数については臨床研究に一貫性がなく、この件に関してはさまざまな論争があります。性的虐待という過去がある過食症患者さんの割合は、驚くべきことに七％とも七〇％とも言われているのです。正確な数値はわからなくても、このような虐待を受けた経験のある過食症患者さんは数多く認識されており、そのような人たちの摂食障害の発症と治療には、この虐待が深く関わってきます。

虐待の経験への対処は非常に慎重になされるべきで、自助本だけでは、このような問題を扱って治療するのに十分ではありません。被害者は、摂食障害と性的虐待の両方に苦しんでいる人たちを治療した経験がある精神科の専門家にかかる必要があるということを踏まえて、ここではこのテーマの概略をお話しします。また、女性代名詞を使ってはいますが、近親相姦や性的虐待は男性にも恐ろしく高い割合で発生していて、その影響は類似しています。

性的な虐待を受けること、特に、「信頼していた」大人、親やきょうだいからの虐待は、どんな人にとっても恐ろしく、混乱を招き、ぞっとするような体験です。あまりにも激しい暴力であり、裏切りの行為なので、思い出すだけでもひどい心の痛みをもたらします。虐待そのものを生き延びるためだけではなく、その記憶を乗り越えるために、被害者は、その出来事やそのときの自分自身からも解離するかもしれません。虐待された人物は自分自身とは別人であるとさえ考えるようになるかもしれません。あまりにもそこから生じる苦痛が耐えがたいからです。その出来事自体やそれにまつわる感情を思い出さないことによって、どうにか感情的にも身体的にも生き延びようとしているのです。

このような感情や記憶を抑圧したり、なかったことにしたり、焦点の矛先を変えたり、麻痺させたり、曖昧にしたりと、摂食障害は、これらの苦痛から保護してくれる役割を担ってくれます。当然のことながら、性的虐待に対して虐待者を非難することは、子どもにとっては到底不可能ですが、大人でさえも、そのような虐待を受けた自分自身を責めがちで、自分の身体を汚らわしい嫌悪の対象、コントロールの焦点としてしまうのです。食べ物を押し込めば、怒りも押し込められて、「私にこんなことをしないで!」という叫び声がかき消されます。過食を計画したり、実行したりすることは、不安を麻痺させ、空腹感や愛情への飢えなどの身体的な欲求をわからないようにするのです。身体に入るものと入らないもの、つまり食事を管理することは、虐待を受けたときに失われたコントロールを象徴的に取り戻す、一つの方法なのです。

食べ物との関係のせいで、他人と存分に関係を持つことが難しくなるので、再び裏切られるリスクは減ります。人それぞれ方法は異なりますが、極端に太ったり、痩せたりすること、あるいは自分自身を太りすぎている、痩せすぎていると認識することで、潜在的に虐待者になる可能性のある人間を遠ざけておくことができるのです。最後に、痛みを伴い、暴力的でもある嘔吐という行為は、自分の中の怒りや自己嫌悪の感情を表現し、それらを外に押しやる一つの方法でもあります。

ここでは、性的虐待をより極端な行動として定義していますが、事実上すべての女性には、何らかの性的な辱めを受けた経験があるはずです。「たまたま」胸を触られたり、処女かどうかについて男性の間で噂の種にされたり、赤の他人に嫌がらせの口笛を吹かれたり、冷やかされたり、といったことです。

性的な虐待は、患者さんが安全と感じられ、信頼できる環境で治療される必要があります。その感情が抑圧されていてもいなくても、性的虐待という経験をそのまま受け入れ、それでも無条件に自分は愛される、受け入れられる価値があるのだと、その人が実感できるようにすることは大変な作業です。治療者も患者さんも同様に、少しずつ理解していくことと忍耐力が必要とされます。健全な対処技能（コーピングスキル）を学ぶ前に、過食や代償行為を除去しようとすれば、再度それが外傷体験になり得ることを忘れてはなりません。過食症という表に出た症状の下に隠れている恐ろしい体験や感情と何らかの折り合いをつける作業は、専門家として訓練された経験豊富な治療者の指導があってこそ、最もうまく達成できるのです（Schwartz, 1996）。

私の家族についての真実や、私が近親相姦の被害者であったという事実に取り組んでそれを明らかにしていくと、何もかもが意味を成したのです。自分がいかに傷ついているのかを理解し、義務感からどれほどの痛みや怒りを否定しようとしていたのかを理解しました。

性的虐待についてのブログを読んだ後、私は自分の過食症が虐待を秘密にしておくための手段になっていると気づきました。私は自分の家族をかばおうとしていたのです。

私が十二歳のとき、兄が私への性的虐待を始めました。私は混乱し、圧倒されてしまって、太れば兄が手を出さなくなると信じたのです。三カ月で約一六キロも太ったのは、言葉に出さずに「聞いて、ここで何かおかしなことが起こってる！」と訴える私なりのやり方でもあったのです。

私への身体的虐待と性的虐待は、私がまだ幼い頃に始まりました。虐待の多くは食事、食べ物に関するものでした。父は食後のデザートとして私に虐待を加えていました。お皿に食べ物を残しても許される日もありましたが、許されない日もありました。食が私にとって永遠の敵になってしまったのです。

オーラルセックスを強要されたので、飲み込みがうまくできなくなりました。食べ物のすべてを、飲み物まで、吐き出してしまうのです。医師は私の喉に何か問題があると考えたので、文献に載っていたあらゆる医学的な検査を行いました。治療を四年間受けて、その問題はとうとう解消しましたが、ストレスが高まったときや記憶が表面化してしまうときには、戻ってきてしまいます。

親、治療者、医師、一般社会が、性的虐待を受けた女性たちはとても苦しんでいると理解することが重要だと思います。摂食障害はすべての感情——怒り、憤慨、秘密、恐怖、裏切り、無力感、その他多数——に対処するための一つの方法なのです。感情への対処を助けているので、摂食障害は感情障害なのです。

過食症が私の人間関係にどう影響するのでしょうか？

過食症はときとして「関係障害」と言われます。健全な他者との関係を断絶させてしまうからです。過食症の人は社会的な交流から徐々に退いてしまい、ついには食べ物で頭がいっぱいになり、それが何よりも優先されるような日課になってしまいます。

人間関係は、私たちが自分のことを重要だと感じたり、能力があると感じたり、愛されていると感じたりするための基盤となります。健全な愛着を育めていない子どもは、愛されている、または安全であると感じることが難しく、振る舞い方のヒントを自分自身の外部に求めます。結果として、その人の人間関係は「他者主導」となり、恐怖や低い自尊心のもとに築き上げられてしまうのです。

過食症は、痩せてそれによって他人を喜ばせたい、人々の注意を惹きたいという間違った試みとしてしばしば始まりますが、それが他者主導の行動の一例です。過食症の人は自分の気持ちに従っているのではなく、外的な環境に反応しているのです。過食症は偽りの外見を維持することでその人を保護しているように思われる一方で、人々を身近に寄せつけません。過食症の人は、おなじみの繰り返しの行動へといつでも逃げ込んでいけると知りつつ、他人と関わっているのです。会話に参加しているように見えるときでさえも、その人の頭の中は前回の、または次回の過食のことでいっぱいで、はるか彼方にあるかもしれません。

誠実で実りある人間関係を築こうとするときには、過食症自体が大きな障害になります。心の内では不安を感じ、落ち込んでいるのに、外見では明らかに幸せで有能な様子を見せることは、とても大変で疲れることです。過食や嘔吐などの代償行為は通常隠れて行われ、罪悪感や恥辱の感覚に包まれています。気分に波があること、嘘をつくこともよくあることです。痩せることを意識し始めると、女性の間では協力よりも競争が助長され、男性との関係では愛情や尊敬ではなく、性的なことが強調されてしまいます。やがて、過食症患者さんの中では、食べ物との関係だけが他のすべてに取って代わってしまうのです。

過食症とは、自分のことを批判せず、判断せず、比較も拒絶もしない親友であると考えている人もいますが、過食症は本当にそうした役割を果たしているのです。しかし、繰り返し過食嘔吐をし、（そして回復した）人ならば誰もが証言するでしょうが、過食症は最も深い内面レベルでは私たちを育んでくれることはなく、支えてくれることも満足させてくれることもないのです。『私はこうして摂食障害（拒食・過食）から回復した』（星和書店）の著者であるジェニー・シェーファーさんは、自らの摂食障害を、独自の考えと人格を持つ、自分とは別の存在として概念化しました。「摂食障害は虐待的で、すべてをコントロールしたがり、摂食障害の部分が考えていること、私が間違ったことをしていること、代わりに私が何をすればいいのかということを、まるで躊躇することなく伝えてきました」。エド（ED：Eating Disorder ＝摂食障害の頭文字でもある）と離婚して、「私が本当の自分でいられる心の空間を生み出す」必要が彼女にはあったのです（Schaefer, 2004）。

他人と親密になった経験がほとんどない人にとって、過食症行動を手放すのは非常に恐ろしいことです。しかし、いったん手放してみると、人間関係での誠実さ、信頼、楽しさ、親密さ、愛情を体験できることは明らかです。助けを求めるということに関しては、本書でも述べているように、自分をすべてさらけだし、たった一人とでも信頼し合える関係が築ければ、回復の過程で決定的に重要な要素になり得るのです。多くの人たちがこの信頼関係を、何らかの治療やカウンセリングの中で見出します。親、恋人、配偶者、友人との間で築ける人もいます。

どのくらい食べたか、何を食べなかったか、運動をしたか、嘔吐したかについて、常に嘘をついているとしたら、どのようにありのままの誠実な関係を誰か他の人と築けるでしょうか？

人間関係が希薄なときや、人との関わりがないときには、飢えたように感じます。食べ物は不安を減らして、その感情を覆い隠してくれます。誰かと親密な関係を結ぼうとすることだけが、このパターンを止めてくれます。私にとっては、親しい人間関係を築くことが回復にとって必須なのです。

基本的に、私の人生は嘘だらけになっていました。過食と嘔吐をするためなら、どんな嘘でもつきましたし、人をだますこともしました。それまでは、正直であることはとても大事なことだと思っていたのに！

私が多くの嘘をついていたとバレてしまったので、家族との関係が悪化しました。家族のみんなが私の言うことをほとんど信じてくれなくなったのです。私ときたら、姉が、私が嘔吐しないようにと家じゅう追いかけまわしてくるのは、私の方が痩せたのでやきもちを焼いているからだと本気で信じていたのです！

友人と外食しているとき、そこでの会話や状況にはまったく意識が行かず、私のしていることと言えば、吐くためにどのくらい急いで洗面所に行く必要があるかと思いめぐらすことだけでした。周りの人に対して、本当の意味での関心はありませんでした。しかし、治療を受けて、今、それがすべて変わっていっています。

留守電をオンにして、お気に入りの過食用の食べ物を載せたお皿の前に座り、友人がメッセージを残すのを聞きながら、半狂乱状態で一気に食べたことが何度もあったのを覚えています。友人より食べ物の方が大事になっていました。食べ物が「一番の」友人でした。

自分自身に対する気持ちが改善すると、人生が多くの面で変化するのがわかりました。今では本当に私のことを好きな人たちに囲まれていると思えます。そのうえ、彼らは愉快な人たちで、昔の友人たちのように惨めでうつっぽくないのです。

回復期に、私は人々に「嫌、ダメ」と言うことを学び、そのことをとても尊重してもらえました。誰かに反対したり、自分の望むことが他人と違っていたりしたらどんなことになるのか、私はいつも恐れていたのです。今では、自分には意見を持つだけの価値があるのだと感じています。

典型的な過食とはどのようなものでしょうか？

「典型的」が意味することは人それぞれです。ＤＳＭによれば、過食は「一区切りの時間内（例：任意の二時間以内）に、同じような環境にある大半の人々が摂取するよりも大幅に多い量の食物を食べること」と、「食べている間に、自分では止められないという感覚」として定義されます。

私は、過食症を経験した大勢の人から話を聞き、過食といっても、代償行為のタイプや、その頻度、食べている時間、量は、人それぞれなのだということに気づきました。実際、過食というのは、その人の罪悪感の原因となるあらゆるものであり、「禁じられた」食べ物をほんの少量食べただけでも、食べすぎとなり得るのです。多くの過食症患者さんは、典型的な過食について、同様の言葉で表現します。過食行動を駆り立てるのは圧倒的な耐えがたい感情で、特に自尊心の低さ、不安、人間関係での断絶感、恐怖、絶望などです。そして、食べることの中へと「解き放たれる」ことで、そのような苦痛な感情から気を紛らわせることができるのです。食べるペースはたいてい非常に速く、過食の中に自分を埋没させることで、何かしらの安心感がもたらされます。過食とは、多くの人にとって、安全で、なじみのある、感情を感じなくさせる場なのです。最終的には、何であれ食べたものは何らかの代償行為で排出され、その人は精神的、身体的、感情的に枯渇した状態になります。これもまた安堵感をもたらしますし、ときには「気分のよい」状態と呼ばれます。

この一連の流れが自傷の一形態であるという事実には、あまり注目されていません。というのも、本人たちには生き延びるための行為のように感じられるからです。身体に苦痛を課すことで、魂の苦しみを緩和しているのです――その感情が再浮上するまでは。そして、次の一連の流れがまた繰り返されるのです。

私のかつての過食行動の例を序章で紹介しましたが、過食症患者さんの多くが、私のかつてのこの行動に共感できると言っています。たいてい私は、「よい」または「安全」だと考えているものを食べている途中で過食が始まっていたのです。例えば、サラダバーに行って、自分が食べてもよいと思うほどほどの量を、注意深くまずは食べます。食べながら、かけてしまったドレッシングのカロリーや食べてしまったクルトンのことを考え始め、後悔、罪の意識を感じ始めます。食事をしている途中で私は、ほんの少しであっても多く食べすぎてしまったと思い込んでしまうのです。食べるのをそこでやめる代わりに、私はこう思います。「どうせ同じことだわ。すでに食べすぎているのだから。もっと食べちゃおう。どうせ吐いてしまうんだから、カロリーは全然問題じゃないわ」。こんなふうに考えていて、過食へと駆り立てられる背景には何らかの「問題」があり、すごい勢いで過食をしたくなることには、まさか私が、過食と過食の間に食べ物を制限している、食べないようにしているという事実が関係しているのかもしれないとは、夢にも思いませんでした。

私は、選択肢のあるときには、甘いものや精製された炭水化物を好んで食べていました。一度の過食で、アイスクリーム一リットル弱、クッキー一袋、二回に分けて焼くほどの量のブラウニー、ドーナツ十二個、チョコレートバー数本です。もうどうでもいいやと思っていたときには、何でも食べました。オートミール、カッテージチーズ、ニンジン、ごみ箱に一度は捨てた古いパンなどです。ごみ箱には、最後の最後の過食になるはずだった前回過食したときの食べ残しが捨ててあるのです（回復して三十年も経つと、こんなに食べられたことが信じがたいです！）。

満腹を感じるまで私は猛烈な勢いで動き、ときどき、あちらこちらで上の空のまま家事をしたものでした。お腹があまりにも膨らんで、妊婦のように見えていましたが、三十分ほどはその満腹感に浸って吐かないでいるのが常でした。それから、最後の最後まで残らず吐き出すことを自分自身に強要したのです。一度の過食、嘔吐には、およそ一時間かかり、その後はぐったりしてめまいがするのでした。

このような例は、九年間私が過食症に苦しんでいたときのほんの一部の出来事です。他には、例えばレストランで食事をしていて、嘔吐するために、友達や家族にバレないような離れた場所にある洗面所を見つけようとしたこともありました。あるいは、大学の寮で朝食をとって、授業に行く途中の公衆トイレで嘔吐したこともありました。嘔吐できる機会はたくさんあり、私はあらゆるそうした機会を利用していました。私は生きていくために必要な対処方法をあまり身につけておらず、脳内化学物質の不均衡という家族歴があって、親密な関係を築けていない、怯えた若い女性にすぎませんでした。どういうわけか、過食症はそんな私が毎日をこなしていくことを助けてくれていたのです。

周囲の家族や友人たちは、過食後の嘔吐は、病的に起こる嘔吐とは同じではないと理解する必要があります。過食症の人が吐き気を催すことはなく、むしろ自暴自棄的に、そうするよう駆り立てられているかのように感じるのです。過食嘔吐は薬物と同じように一時的にストレスを取り除いてくれます。嘔吐によってすべてを出しきった後には、上半身を倒してすべてを出しきろうとした身体的な反応として、「気分がよい」という感覚もあります。きれいに帳消しにした、あるいは新たに再開できるという思い、過食嘔吐が終わったことによる脱力、放心、感情麻痺といった感覚もよく経験します。密かな興奮、完全な没頭、満腹感、嘔吐するために身体を動かすこと、そしてすべてを出しきることによって、性的な満足感も得られるのかもしれません。

医学的にはどのような危険があるのでしょうか?

過食症は生命に関わる病気です。摂食障害の致死率は研究ごとに大幅に異なり、神経性食欲不振症（拒食症）による死亡率を〇・三％としている文献もあれば、一〇％としているものもあります。かなり新しい研究では、摂食障害に特化されたクリニックで治療を受けた人の記録を全米死亡統計と比較したものがあり、その結果、拒食症が直接の原因での致死率は四％、過食症では三・九％、特定不能の摂食障害（ＥＤＮＯＳ）では五・二％でした（Crow, 2009）。

過食症による突然死の原因として最も多いのは、過度の嘔吐による電解質の不均衡の結果として生じる、心停止や呼吸停止です。電解質というのは血中のミネラルのことで、カリウム、塩化物、ナトリウムなどが含まれますが、正常な心臓の拍動の維持に役立つとともに、心臓がポンプとして動いたり、肺が呼吸したりするために必要な筋肉の働きを正常に保つことにも影響しています。嘔吐のせいで、このような電解質が不足してしまうと（しばしば低体重や過度の水分摂取のせいでより悪化します）、不整脈が発生する可能性があります。これは突然死につながりかねないので、血液検査で電解質の数値を確認することも大事ですし、もし異常が見つかれば、医学的治療を受けることが重要です。栄養をきちんととれるようになり、健康状態が回復してくれば、このような危険性は解消します。

過食症による死亡の原因として、もう少し頻度が低いものには、窒息、食道や胃の破裂、自殺があります。これらとは別に、長期のカリウム不足の影響として、腎不全が生命を脅かす可能性もあります（Mehler, 2010）。

たび重なる嘔吐や下剤乱用の結果として胃腸症状が生じることもあります。激しい胃酸の逆流が食道の炎症や胸やけの原因になり、嘔吐による胃腸症状では自然発生的な胃内容物の逆流や胸の痛みが最もよく起こります。下剤の乱用からは便秘や下痢（あるいは両方）、ガスの発生、腹部膨満感、胃けいれん、脱水、血尿が起こります。また、腸の下部が筋肉の緊張を失い、柔弱となり、収縮しなくなってしまうかもしれません。

嘔吐のせいで、口内や歯のトラブルも頻繁に起こります。これらには歯のエナメル質の酸蝕やその結果としての虫歯や歯の喪失、歯茎の炎症、喉の痛み、口の渇き、嚥下（飲み込み）障害などがあります。

過食症の人はまた、手足が冷たいという経験や、嘔吐を誘発するために手を使うことで、手の甲にたこ（一九七九年に初めて神経性過食症についての記事を書いた英国の精神科医にちなみ、「ラッセルのサイン」と呼ばれています）ができるという経験をするかもしれません。他に起こり得る深刻な合併症としては、内出血、膵炎、月経不順や無月経、不妊傾向、骨粗鬆症につながる骨の喪失、筋肉の喪失、脳の変化もあります。

嘔吐を誘発するために、吐根シロップなどを使う過食症患者さんもいますが、こういったものは極めて危険です。吐根シロップはおぞましい味のする液体ですが、毒の被害にあった人たちの治療に使われていて、乱用の結果として筋肉の衰弱も心停止もあり得ます（Mickley, 1999; Mitchell, 1997）。

いくつかの身体疾患が摂食障害のリスク因子として文献に挙げられています。ただし、その発症理由についてはまだわからないことがたくさんあります。これらには、糖尿病、嚢胞性繊維症、クローン病のような炎症性の腸の病気、単核球症があります。やや余談ですが、Ⅰ型糖尿病の十代から二十代の女性では、三人に一人が減量のためにインスリンの量を意図的に操作していて、これがインターネットで伝播し、「ダイアブリミア（diabulimia、糖尿病性摂食障害）」と呼ばれています。これは血糖値を正常範囲内に保つことに反しており、そうなればわずか数年で失明や腎不全のような糖尿病の合併症が引き起こされてしまうのです（Bock, 1999; Yager, 2007a; Zerbe, 1995）。

どの過食症患者さんがこれらの命を脅かし得る状態になりやすいのかを特定することは、不可能ではないとしても困難なことです。確かに、過食症が長く継続すればするほど、身体への負担は蓄積し、こうした状態に陥る危険性は高くなります。けれども、嘔吐を始めたばかりの人でさえ、死をも含む、深刻な身体的影響を受ける危険性に直面しているのです。

●妊娠と出産後の問題

過食症患者さんの多くは妊娠について心配しています。嘔吐が胎児に悪影響を与えるのではないか、あるいは胎児が太りすぎてしまうのではないかと恐れている人もいます。妊娠と摂食障害の関係についての情報は限られていますが、以下のことは間違いなくわかっています。

- ◆ホルモンの乱れ、性的な機能不全、性欲の欠如、関連する多嚢胞性卵巣症候群、子どもを持つことについての迷いなどが、摂食障害に苦しむ女性の妊娠に影響する場合があります。
- ◆摂食障害は妊娠中に始まったり、悪化したりする人もいるかもしれませんが、赤ちゃんのおかげで一時的に完全に症状がなくなる人もいます。
- ◆摂食障害に苦しむ女性には低体重の子どもを出産する危険性があり、先天性な障害、帝王切開、流産の増加も統計的に有意差が認められています。
- ◆妊婦には胎児とは別の消化システムがあり、妊娠中の嘔吐は必ずしも子どもを傷つけるものではありません。とはいえ、栄養不足、拒食、母親の否定的な心境は親にとっても子どもにとっても健康的とは言えません。

◆摂食障害からの回復期にある妊婦に対しては一部の抗うつ薬が使えますが，他の薬剤は回避すべきです。いずれにしても，服薬についてはかかりつけ医に相談した方がよいでしょう。

◆出産直後の母親は，特に体重増加に直面すると，過食症症状がぶり返してくることがよくあります。産後うつや不安焦燥感に襲われる危険性も高くなります。

◆子どもが生まれることにより，母子関係，育児，結婚生活，自分の性について悩んだり，子どもとの分離不安，赤ちゃんの栄養状態，外見がひどく気になったりするなど，広範囲の問題に対する自分の中の感情が揺さぶられる可能性があります。

明らかに，母子両方の心と身体の健康にとって，摂食障害からの回復が重要になります（Yager, 2007b: Zerbe, 2008）。

過食症に関連する思考や感情にはどのようなものがあるでしょうか？

これは厄介な質問です。過食症に関わる思考パターンと感情は，その一部が身体内の化学物質の不均衡によるものかもしれないからです。過食症患者さんの多くが同時にうつを体験しますが、うつ状態になると、何もかもが否定的に感じられます。そのように感じること自体は、本人にとっては本当の体験で、尊重されるべきですが、同時にその状態は、ある薬や、栄養素の欠陥によって引き起こされているかもしれません。そして、否定的な感情、うつ状態が、摂食障害の原因となったのか、それとも結果として生じているのか、それを見極めることは容易ではないのです。

これを踏まえてお伝えしたいのは、過食症をめぐる自分なりの厳しいルールやお決まりの行動とは、対処できない、圧倒的で、ただただ怖いと思われる感情と自分との間に距離を置くための一つの具体策であるという点で、摂食障害は「感情の障害」としても解釈できるということです。これは悪夢のような恐ろしい虐待の記憶や、愛されていない、重要に思われていないと感じる密かな心の痛みまでと幅広く、さらには過去の出来事から呼び起こされるものであったり、現時点で起きているまさに生々しい体験だったりします。過食をして気を紛らわせることで、孤独感、恐怖感、罪悪感、羞恥心、その他の多くの気持ちを感じることを避けることができるのです。

逆説的にも、早期の段階では、この社会が理想とする細い体型になれたことで、ある人には成功の感覚がもたらされ、摂食障害は自尊心や自己肯定感を「高める」うえで役に立ちます。しかしながら、ひとたび過食嘔吐行動を繰り返すようになると、結果として代謝不全や、常に逃避したくなる気持ちがますます強くなり、最終的には過食嘔吐を始めたときよりもさらに自己価値観は低くなってしまうのです。

　やがて過食症の人にとっては、過食嘔吐することがあらゆる感情を処理するためのお気に入りの方法となります。そして無気力となり、他の選択肢がなくなってしまいます。さらに悪いことに、この病気は原点にある問題を覆い隠し、増幅させてしまう、新たな複数の合併症を引き起こすのです。例えば、他人を恐れている人は、恥ずかしい思いや過食嘔吐を隠すことによって、摂食障害を使って人との間に距離を置くかもしれません。また、自分には価値がないと感じている人は、他のことにはほとんど興味を示さず、完璧に嘔吐ができるようになることを目指すかもしれません。このようにして、過食嘔吐を引き起こした原因は事実上ウヤムヤにされ、ゆくゆくは過食嘔吐から生じる生々しい新たな恥辱と罪悪感の下に埋め込まれてしまうのです。

　過食症に苦しむ人たちの大半は、自分の感情を特定して、それについて語ることにさえ苦労することが多く、あえて自分自身を振り返ってみることが必要だと思っています。多くの場合、これはあらゆる感情、特に「否定的な」感情（怒り、失望、あるいは家族間の葛藤）を表現する方法がわかっていなかったり、感情表出を認めていなかったりした家庭で育ったせいなのです。どの感情は表現してもよく、どの表現形態が許されるかについて、「不文律」を作っている家庭もあります。最終的には、家族それぞれが自分に起こっていることを注意深く観察し、自分のことを守るようになり、多くの状況において、実際に起きていることは全面的に否定されてしまうのです。

過食症患者さんの中には、自分が何を感じているのかさえわからなかったり、自分の感情は悪いものだと考えて、そのような感情を持っているから自分も悪いのだと思い込んだりする人もいます。また、他人の感情を恐れて、決して誰も動揺させないようにと一生懸命になることもあります。身体に「感じられた」感覚の経験から自分自身を切り離してしまって、空腹感や満腹感のような身体的経験にはもはやなじめなくなってしまうかもしれません。人生における自分自身の喜びや目的とつながっていないせいで、自分の魂に栄養を与えてくれるものが何であるのかさえわからなくなってしまうかもしれません。身体的であれ、感情的であれ、スピリチュアルなものであれ、自己の感覚から切り離されてしまっているので、碇《いかり》を持たずに漂流しているかのように感じられるのです。

一般に、過食症の人たちはほとんどの時間、抑うつ、虚しさ、やる気のなさ、無力さを感じていると言います。それにより過食嘔吐へと行動に駆り立てられてしまうのです。過食嘔吐をしている間は、無価値感（低い自尊心）から無力感（私は自分の人生をコントロールできない）、自分への自信（私はこれらの感情を取り除ける）、（嘔吐することによる）「気持ちのよい」感じ、

（この過食が最後だという）希望、そして最終的には無価値感に戻るというように、感情も循環することがあります。

過食症は、患者さんが有害な思考パターンにとらわれてしまっているという点で「思考障害」とも言われます。一例は、白か黒かという思考で、万事が極端に分類されます。食べ物は「よい」か「悪い」かのどちらかであり、身体は「太っている」か「痩せている」かのどちらかであり、あまりコントロールが効いていないということは完全にコントロール不能という意味になってしまいます。他の例では、問題を肥大させてしまうこと、魔法を使えるかのような、極端な考え方、自己と他者を常に比較してしまうこと、他人からのコメントや今ある状況を過度に個人的に受け止めてしまうことなどがあります。過食症患者さんの中には、人生に対して全般的に否定的な態度をとる人たちもいるように思われ、これは人としての経験のあらゆる側面に影響します。ほとんどの患者さんは、自分には価値がなく、愛されていないと考えていて、身体のサイズがその証拠になっていると思い込んでいるのです。

過食症患者さんの多くは、害のある結論を導くような思い込みを根深く抱えており、例えば、太っていることは悪いことであるという信念は、食べ物は悪であるという意味になり、身体が大きいことは失敗の印になり、好き勝手に食べることは弱さの印になるのです。「私は悪い人である」という信念は、過食症患者さんの多くが真実であると考えていますが、「自分自身を大事にすする理由などない」、「誰も私のことなど愛せない」のような思考を可能にしてしまいます。これが価値と理想の全システムを構成してしまい、過食症患者さんはそれに基づいて自分自身やときには他人を常に観察し、判断するようになるのです。患者さんの心の中では「スピニング」と呼ばれていること、つまり同じ否定的な思考を何度も何度も繰り返す行為が起こっているのです。心の中にあるこれらの際限なく自動的に繰り返される思考のせいで、過食症の人は他に何も聞こえなくなり、ましてや内なる知恵の声など聞こえなくなってしまうのです。

回復期には、これらの否定的な感情と考え方の傾向に気づき、面と向かって対処する必要があります。これはときに、恐怖の気持ちを呼び起こしたり、子どものときに戻ったり、希望が持てたり、疲れきったり、自分のためになったりする経験なので、メンタルヘルスの専門家の指導の下に行うことが最善です。

治療を受け始める前は、過食願望を自分の感情と関連づけることなどありませんでした。大量の食べ物に対するコントロール不能な願望なのだと常に感じていたのです。今では、自分自身に何も感じさせないために過食をしているのだと理解しています。

悲しみ、困難、パニック、怒り、孤独などを感じるとき、びっくり箱から人形が飛び出してくるかのように、この病気が私に向かって飛び出してくるのです。無力でコントロール不能であると感じてもいるので、恐ろしくもあります。その後、精神的な「麻痺」が再びすべての感情を遮断してくれて、問題を忘れさせてくれるのです。けれども、これは無意味なのです。

過食症患者さんたちには他にどのような行動が共通しているのでしょうか？

摂食障害の人たちは強迫的な人格の持ち主であり、摂食障害行動として作り上げた儀式は親しみのある安全な居場所となっています。多くの摂食障害行動は食べ物とボディイメージを中心にしたものです。例えば、お皿の上に食べ物を並べたり、過度の運動をしたり、自分の決めた規則に従った食べ方をしたり、鏡を見たり、とりつかれたようにカロリー計算をしたりします。食べ物に関係していない行動もあります。一番近い洗面所を常に把握している、人々を避ける、嘘をつく、秘密を持つ、盗む、強迫的に買い物をする、などです。

ほとんどの過食症患者さんは症状を隠すために徹底的な対策を講じます。私の最初の結婚での五年間、当時の夫は私の秘密の過食嘔吐に全く気づきませんでした。誰も知らなかったのです！　過食嘔吐の痕跡を消すことが私の日課でした。食べ物についての嘘は第二の天性となっていました。例えば、過食のための大量の食品を買うために同じお店に二日連続で行ったとすると、レジ係の人には、自分は幼稚園の保育士をしていて、子どもたちのための間食を買っているの、と話すのです。私の摂食障害行動には、体重を量ること、鏡を見ること、洋服がきつくなっていないか確かめることも含まれました。体重が増えていないことを確認するため、過食の前後に体重を量っていたこともあります（回復のある時点で、私は体重計を金槌で壊しました！）。鏡の前を通るたびに、あらゆる些細な「出っぱり」がないかどうか、髪が乱れていないかどうかを気にしていました。

　過食症の人の中には、気分障害（うつ、双極性障害）、不安障害（強迫性障害、パニック障害、社会不安障害）、物質関連の障害（薬物またはアルコールの乱用）、境界性人格障害（自傷、過食、奔放な性的関係を持つことなどを含む衝動的な行動）、注意欠陥多動性障害など、他の精神疾患を抱える人もいます。残念ながら、摂食障害と併存症の診断についての研究には矛盾もみられ、有病率についての一般化は役に立ちません。専門家たちは、過食症患者さんにおいては不安障害とうつのどちらがよく併発し得るのかについてさえ、意見が一致していないのです。併存症についての研究は増えつつありますし、より多く行われる必要があるでしょう（Crow, 2010; Yager, 2008）。

過食症から回復する過程で、こうした他のいくつかの症状にも対処するという負担を抱える人もいます。このような理由から、より複雑な状況では、専門家を受診することを強くお勧めします。多くの場合、どんな症状が表面化しているにせよ、同じ問題に取り組むことになりますから、専門家による治療を受けるというのが通常は最善なのです。

初めて過食症行動をやめようとしたとき、私はより多くのアルコールを飲みだしてしまいました。一つの逃避を別の逃避で代用していたのです。飲酒が理由でひどく落ち込んでしまい、最終的には過食をしてしまうのでした。今では私はアルコール依存症者のためのサポートグループに入会して、五カ月間禁酒していますし、過食症をより上手に管理できるようになっています。飲酒をやめるまでは、以前から続いていた過食症行動を繰り返していました。

鶏肉を自分のカバンにそっと入れて捕まってからは、盗むのをやめました！

過食症なのかどうか、どうしたらわかるのでしょうか？

ここまで説明してきたことは、あなた自身と重なる部分があるでしょうか？　過食症という名前がつけられる前のことでしたが、私は自分に問題があると考えずに、九年間も毎日過食をしては吐き出していました。「多食拒食症（bulimarexia）」がまさに初めて雑誌で取り上げられたとき、私はその記事に出合い、自分と同じ食行動をしている人たちが他にもいることを知り、とてもショックを受けました。記事の中では、そのような食行動を、ダイエットの失敗ではなく対処方法とみなしていたので、私も治療を受けなければならないと痛感しました。

毎日、またはときどき過食嘔吐をしているにせよ、過食をして強迫的に運動をしているにせよ、あるいはヨーヨーダイエットに陥っているだけだとしても、あなたは自分の身体を過食症という形で虐待しているのです。体重、痩せること、食べ物などをめぐる問題についてのみ強迫的である場合でも、なお問題があると言えます。たとえ、摂食障害の臨床診断基準を満たさないとしてもです。

ほとんどの人が、ときにはお腹を満たす以上の食事（祝日の贅沢！）を楽しみますが、強迫的な思考というのは、逃避でもあります。もしも、食べ物や身体についての否定的な考えにとりつかれているのであれば、臨床的な診断基準には関係なく、問題を抱えているということになり、それに正面から向き合ってみることを強くお勧めします。

回復にはどのくらいの時間がかかるのでしょうか？

過食嘔吐行動をやめるためにかかる時間は人によってさまざまです。きっぱりと即座にやめられた人の話も聞いていますし、何カ月、何年もの期間をかけてゆっくりと過食の回数を減らした人の話も聞いています。とはいえ、どのような場合でも、この行動をやめるということは、一度開ければあらゆる他の問題が飛び出してくるというパンドラの箱を開けるようなところがあります。箱の中には、過食症が始まって長く続いてしまった理由や、過食症が新たに生み出した問題なども入っていて、そのすべてが解決を必要としているのです。

思い出していただきたいのは、過食症には目的があるということです。つまり、何らかの点でその人の役に立ってくれている、たぶん、不安への対処や恐ろしい記憶の抑制を助けているということです。このような対処方法を取り上げて、回復へと向かうことを強要するのは、溺れかけた人に救命胴衣を脱いで岸まで泳ぐことを期待するようなものでしょう。ほとんどの人は、治療の中で人生に対処するための新しい方法を学ぶことで、過食症を全面的に手放すための準備がより整うのです。

私はよく、回復までにどのくらいかかったのかと質問されます。私はこの質問が好きなのです。というのも、そもそもこれが「回復とは何か?」という疑問を提起するからです。過去二十五年間、回復に関する症例研究（病気にかかっていた期間の測定、症状の回復、他の摂食障害への移行など）は何百件も実施されてきました。結果としてわかったことは雑多すぎて有意差があるものではありませんが、二つのことを一般化することができます。第一に、回復には何らかの治療が必要です。第二に、大半の研究で、多様な治療アプローチが過食嘔吐行動の改善に役立つという結果が出ています。専門家が行う自助グループや、自力で取り組む自助本などの活用に関する研究でも肯定的な結果が示されています（Richards, 2000; Sánchez-Ortiz, 2010; Yager, 2010）。

回復が意味することは人それぞれです。私は回復を、過食嘔吐行動をやめる努力を始め、根本にある精神的、感情的問題、スピリチュアルな問題の検討を行い、自分に対して正直になり、他者とつながっている感覚を得て、人生での目的に気づいていく過程としてとらえたいと思います。しかしここで最初に必要なのは、動機づけと変化への準備です。

回復への道を歩み始めたころ、私はそれが何を伝えようとしているのかを探り出すため、自分の毎回の過食行動を丹念に振り返ってみました。私は二度と再び誰にも嘘をつかないと誓いました。ゆっくりと私の「安心毛布」〔訳注：漫画「スヌーピー」の登場人物ライナス少年がいつも持っている毛布のように、安心感を与えてくれるもの〕を手放す過程で、私は自分自身を大切にするため、過食嘔吐以外の他の対処方法について学びました。過食症という刑務所から自分自身を釈放するため、思いつくことはすべてやりました。およそ一年半後、私は完全に過食嘔吐行動をやめられ、そもそも私を過食症にさせた問題に向き合い始めました。

次の数年間、私は親との関係、友人を増やすこと、葛藤や矛盾に対処する能力、自分の感情的な欲求の理解とその明確な言語化など、自分の人生のさまざまな分野を改善する努力を続けました。そうです、私はもっと痩せたいと思っていましたが、その考えに気づくだけで、それに従った行動はしないでいられるようになりました。私はどのような大きさでも形でも、自分を包んでいる身体を愛せるようになりたかったので、また、他人の身体をすぐに批判したり、比べたりすることもやめたかったので、自分のボディイメージについても改善すべく努力をしました。これができるようになったと思えるまでには、数年かかりました。最も驚くべきことは、本来否定的な人間だった私が、日常の幸せを感じられる人間へと本質的に変わったことです。その時点で、私は完全に自由だと感じました。自分は全面的に回復したと言えるようになり、それから二十五年たった今でも、これは揺らいでいません。

●「回復した」と「回復期にある」

摂食障害からの完全な回復が可能であると皆の意見が一致しているわけではありません。過食症は嗜癖（依存症）であり、ある種の食べ物と行動に対する「断絶アプローチ」は将来の再発を防ぐために一生続くと信じている人もいます。彼らは「依存性物質」の入っていない食事を頑なに守ることを重視し、過食症からの回復者の支援を受けながら、多様な回復「ステップ」を介して進んでいくことを強調します。過食症は常に人生の苦痛に対処するための一選択肢であり続けるため、アルコール依存症患者さんの場合と同じように、過食症の人にとっては完全な治癒は可能ではないというわけです。このような考えの人たちは、最後に過食嘔吐をしたのがいつであれ、過食症経験者に言及する際には「回復期にある」や「回復中の」という用語を使うでしょう。

この断絶アプローチは多くの人々に有効であり、特に回復を目指し始めたばかりの人にとっては、安心感やしっかりとした構造を提供してくれるので役立ちます。けれども、私の場合、個人的に食べたいと思えるものは何でも自由に食べられるように、食べ物のことばかり考えることを減らしたかったのです。そこで私は回復へと向かう際に、「すべての食べ物をバランスよく」というアプローチを中心に据えました。このアプローチを重視する人たちは、ある食品を制限する代わりに、身体の空腹感と感情の空腹感とを区別して、両方を適切に満たすことを強調します。食べ物に「よい」または「悪い」とレッテルを貼るのではなく、身体が望み、必要としているものを食べて満足を得ることを強調するのです。この考えの人たちは、「完全な回復」や「回復した」のような用語を使う傾向にあります。

私はよく、完全な回復を信じているかどうかと尋ねられますが、そのたびに信じていると答えています。この言葉が自分にとっては正しいと思えるからです。私は三十年以上も過食をしていませんし、二度とすることはないと思っています。これは完全に回復できるという保証でしょうか？　いいえ、そうではありません。それに、断絶アプローチを実践した人なら、同じ成果を上げたとしても、なお「回復中」と自称することでしょう。これは単なる言葉上の違いです。ある人が心の底から「私は食べ物と和解した」、「自分の身体を愛していて大切に思っている」と信じていて、どのような方法であれ、とりつかれた状態から、苦労の末、「解放」を勝ち取って快適であるならば、望むがままに自分の状態を描写できるのです！

個人的には、断絶アプローチであれ、「すべての食べ物をバランスよく」というアプローチであれ、それを用いる治療者と施設のどちらをも推薦します。本書の情報はこの点でのスタンスに関わりなく、回復に関心を寄せる過食症患者さんなら誰にでも適用可能です。私は何ら特定の治療様式を擁護するつもりはありません。あなたにとって効果のあるものであれば、何であれ、それを実行してみてください！

服薬は回復期の助けになるでしょうか？

薬物療法を最も強く支持している専門家たちでさえも、薬だけの治療を推奨することはありません。過食症行動の根本にある、感情的問題やスピリチュアルな問題を完全に解決できる「魔法の薬」はないのです。治療薬は複数の分野にわたる治療アプローチの一部であるべきだと考えます。とはいえ、抗うつ薬、特にフルオキセチン（商品名：プロザック）は一部の過食症患者さんの治療ではよく使用されています。

これらの薬物は「抗うつ薬」と言われていますが、うつではない過食症患者さんにとっても同じように有効です。薬を飲むことで、患者さんは他の治療法からの恩恵をさらに受けられるかもしれません。例えば、薬を飲むことと認知行動療法（CBT：Cognitive Behavioral Therapy）は相互に補強し合うのです。これらの薬を服用したものの、過食症に必要とされる適量ではなかった人たちが、誤って薬は役に立たないと感じてしまうことは注目に値します。

現在のところ、フルオキセチンは過食症治療用としてアメリカ食品医薬品局（ＦＤＡ）が認可している唯一の薬ですが、定番として処方されているものはこれだけではありません。フルオキセチンは選択的セロトニン再取り込み阻害薬（ＳＳＲＩ）に分類されていて、脳内のセロトニンレベルを上昇させます。フルオキセチンの副作用は、他の抗うつ薬、抗てんかん薬、モノアミン酸化酵素阻害薬（ＭＡＯ）に比べるとかなり弱いものです。通常、薬物療法はフルオキセチンから始まり、患者さんが他の精神疾患の症状を同時に示していたり、フルオキセチンへの反応が芳しくないときには、他の治療薬が考慮されます（Broft, 2010）。主として摂食障害の知識もある、精神科医（米国の一部の管轄区では修士号を持つ専門看護師）がこれらの薬を処方すべきです。

多くの過食症患者さんは、薬物療法なしでの他の治療によい反応を示します。実際、過食症治療に関するアメリカ精神医学会のガイドラインは、セラピー・アプローチ（特に認知行動療法）が効果的かどうかを確認するために、薬物療法の開始を遅らせるように勧めています（APA, 2006）。しかし、患者さんが薬物による治療を望むときには、個人精神療法と同時に開始することも妥当なやり方です。最初に薬物を含める他の理由としては、重症の過食症症状や重大な併存症の存在が考えられるでしょう。例えば、うつ、不安、強迫性が強すぎて、個人精神療法から十分な効果が得られない場合などです。

薬物療法への反応がよく、何週間かのうちに過食への衝動が減ってくる患者さんもいます。過食症行動を繰り返すことにとらわれていることも確かにうつの原因になり得ますが、そもそものような人々の多くにはうつの既往があるのです。過食症患者さんの中には、投薬による身体内の化学的な変化によって空腹と満腹を感じる能力が増すために、薬物から恩恵を受ける人もいます。私は、薬物療法のおかげで過食衝動が減り、過食嘔吐の燃料源になっていた問題が表面化して、その解決が可能になったと話す多くの女性たちに出会いました。

治療チームの管理栄養士は、食べ物が薬である、過食症患者さんの身体には重要な栄養素が欠けていると説明し、バランスのよいメニューを食べるように勧めてくれるでしょうし、医師の中には、栄養補助剤やアミノ酸を薦める人もいるでしょう。一部には栄養補助剤への反応がよい人もいますが、これは有効性が臨床試験で証明されていないという意味で、「エビデンス（証拠）に基づいた」治療法ではありません。

私が出会ってきた多くの精神科医のうち、二人は生化学的なアプローチをとり、彼らは自らの経験に基づいて、一般的なその薬物の使用法ではないとしても、効果が出るまで、異なる服用量や薬を試し続けました。

プロザックを使い始めたところ、私にとっては本当に効果がありました。事実上一夜にして、過食衝動が弱まったように感じました。おかげで、治療への心構えがより強まったと思えたのです。

ゾロフト（抗うつ薬）で治療を始めましたが、「これで人生が変わりました。「正常な」気分になれて、過食衝動からも解放されました。もちろん、投薬を組み合わせた心理療法が理想的ですし、それも一緒に試しています。片方だけではうまくいかないのではないかと思います。

普通の食べ方をどのように身につけるのでしょうか？

回復への道が一つではないのと同様に、食べ方にもいろいろな方法があります。身体は一人ひとり異なっており、あなたの身体にとって、どの食べ物、どのくらいの量の食べ物が適正であるのかは個人的な問題なのです。とはいえ、回復の早期段階では感情が高まり、思考が急旋回しているときですから、食べ物について決断することは極めて難しく、ときには身動きができなくなることもあるでしょう。新しい食べ方を学ぶときには、安心できる予定を立てておくと役に立ちます。もし可能なら、あなたの治療者と連携している、資格を持った管理栄養士、あるいは訓練を受けた栄養の専門家の助けを借りるとよいでしょう（第6章「健康的な体重、食事、運動」を参照）。

カレン・コーエンは、著書の *The Rules of "Normal" Eating* の中で、「普通の」食べ方をしている人たちが従っている四つの基本的なルールを示しています。それは、「空腹のときに食べる」、「満足を与える食べ物を食べる」、「気づきと喜びをもって食べる」、「満足したらやめる」です（Koenig, 2005）。摂食障害から回復途中の人にとっては、これは敵と平和条約を結ぶようなものです。記念すべき、極めて価値のある一大行為なのです。

先ほど示したように、過食症からの回復期においては、主として二つの食べ物へのアプローチの仕方があります。断絶アプローチは、バランスがとれていて、栄養のある食事法を勧めますが、精白小麦や砂糖など、いくつかの過食の引き金になる食べ物を排除するような食計画を提唱しています。これで体重増加についての恐怖を減らし、過食のきっかけとなる食べ物を食べないようにするのです。よくある一つの実践法は、毎日三食、構造化された食事と最多三回までの健康的な間食をするというものです。正式な断絶アプローチ・プログラムの中には、スポンサーと言われる、新メンバーに対するメンター（精神的指導者）役を据えるものもあります。

「すべての食べ物をバランスよく」のアプローチは、身体的に空腹のときには、一回分として適切な量ならば何でも望むものを食べてもよいが，満腹になったらやめるようにと促します。これはより自主的なアプローチであり，そのため，回復し始めたばかりの人には極めて難しいかもしれません。空腹の合図に気づくことが必要になりますし，以前は「悪い」とみなしていた食べ物を，罪悪感や意志の弱さを感じずに食べる練習をするのです。ほとんどの治療者が，最初はよりしっかりとした枠組みのある食事計画に従い，空腹感，満腹感に気づけるようになってから，徐々にそれに従って食べるようにすることを勧めています。

食物は身体と脳にとっての燃料になります。燃料の入っていない身体にはエネルギーがなく，免疫機能は損なわれますし，栄養不良の脳では明晰な思考，よい判断ができず，幸せなことを考えることもできなくなります。過食症から回復するうえでは，複合糖質（炭水化物），タンパク質，脂肪，ビタミン，ミネラルをバランスよく含む健康的な食事の基本を理解する必要があるでしょう。この点については第6章でも説明しています。

普通に食べるということは，自分が食べているものを楽しむという意味です。それはまた，自分自身を十分に大切にして，自分の身体に必要な，健康的な栄養を与えるという意味でもあります。

普通の食べ方をしている人にとっては、食べ物は単なる食べ物です。人生の中で欠けているものの代用品ではなく、感情を満たすための方法でもありません。

もはや「よい」食べ物も「悪い」食べ物もないのです。私は身体が空腹を感じたときに食べて、心地よい満腹を感じたときには食べるのをやめます。ほどよく空腹になったときには、いつでも気に入っている食べ物を食べられますし、味や歯ごたえをより意識しています。無理に食べ物を制限して、欠乏感から過食をするようなことはなくなりました。

もう過食嘔吐はしていませんが、どのくらいの量を食べているかには注意していますし、小麦、小麦粉でできたもの、固いチーズ、ポテトチップや煎餅のようなパリパリしてしょっぱいものなど、過食のきっかけになるような食べ物は控えています。

普通に食べるということは、誰とであれ一緒に食べたいと思う人と、節度をもって、何でも望むものを食べられるということです。今では、夫や友人と外食をすることを楽しんでいます。

嘔吐をやめると体重が増えるのでしょうか？

明らかに、この問題は過食症の人のほとんどにとっての懸案事項ですが、皆にとっての正解はありません。回復期には体重が増加することがあるかもしれない一方で、全員がそうなるとは限らないのです。なぜなら多くの場合、過食嘔吐をしたときの方が、普通に食べたときよりも多くのカロリーを吸収しているからです。ですから、実際には体重が落ちるかもしれません。しかしながら、普通の食べ方を再開する過食症患者さんの多く（特に下剤乱用者）では、代謝が新しい食パターンに順応し、細胞に再び水分が行き渡るまでは、体重が確かに増えます。よって、嘔吐や下剤乱用をやめることで体重が増える人もいれば、体重が減る人も、変わらない人もいるのです。

実のところ、「母なる自然」は私たち全員を同じように設計しているわけではありません。身体にはあらゆる形と大きさがあって、ある人にとって健康的であるものが、別の人にとってはそうではないこともあるのです。誰にでも、どの年齢においても、その人にとって最も健康的である「自然な」体重（あるいは体重の幅）があります。これはその人にとって最も気持ちがよく、食べすぎることも食べる量が少なすぎることもなく、定期的に適度な運動をしていて、バランスのとれた代謝が行われているときの体重です。遺伝を考慮に入れると、この「理想」体重は、標準化された表に見られるものとはかなり異なる可能性があります。

真実に目を向けてみましょう。あなたの家族の体型が、あなたの体型にとっては大きな影響力を持っていて、遺伝に関してあなたにできることはあまりありません。健康であるかどうか、そして有意義で、満足を与えてくれる人間関係や物事への関心、目的があって、充実した人生を送れているかどうかということの方が、体重が増えるか減るかよりもよほど重要です。これは革命的な考え方であり、あなたは革命家になる必要があるのです！（第６章「健康的な体重、食事、運動」を参照）。

そこで、「どのような体型でも、自分の身体を愛せるか？」という問題になります。そして、答えはイエスなのです。自分の達成目標を、「痩せていること」から「健康であること」に変更するためには懸命な努力が必要ですが、自分の身体でいることが快適で、素晴らしく感じられ、自分らしい体重に落ち着いたと感じている人々のことを、ここではお話ししているのです。

かつては、少なくとも一日に二十五回は体重を量っていました。今はもう、二年以上も体重計に乗っていません。大切なのは、体重計の示す数字ではなくて、どう感じるかということなのです。体重測定の習慣をやめることは大変ですが、私から皆さんへお伝えしたいことは、「体重を量るのは全面的にやめましょう!」ということです。

私は自分自身に満足していて、もはやガリガリに痩せている必要はないとわかっています。「モデルのような細さ」といったイメージよりも、健康の方が私にとっては大事なのです。

「太ってる」と言われるほど、私を傷つける言葉はありませんでした。回復に向かって着実に進めるようになった今になってはじめて、人間関係の問題、孤独や内気さという本当の問題から逃れるために、食べ物と体重の問題に執着していたのだと理解できました。

私の体重は二〜三キロの幅の中で安定しています。あと二〜三キロくらい痩せたいと思うこともありますが、「痩せている」ことよりも、過食症をやめることの方がずっと大事だと考えています。

毎日の嘔吐をやめた直後に約三・五キロ体重が増えましたが、それ以来ずっとその体重を維持しています。

摂食障害を治療してくれる専門家はどのように選べばよいのでしょうか？

ほとんどの場合、過食症患者さんは専門的な治療を受けることを考慮すべきです。何よりもまず、摂食障害を専門としている人を探してください。摂食障害というのは複雑で多次元的な問題で、特別な知識と経験が必要とされます。すべての専門家がこの分野での訓練を受けているわけではありません。地元の保健担当部署でも、あなたがお住まいの地域の人を紹介してくれるでしょう。

私が「摂食障害を治療してくれる専門家」という語を使うときには、精神科医、心理士、夫婦問題を扱うカウンセラー、家族問題を扱うカウンセラー、資格を持った臨床ソーシャルワーカー、そしてその他の専門家で、認知行動療法、動機づけ療法、家族療法、力動的心理療法などを統合した個人精神療法を行うための訓練と経験を経ている人たちを指しています。また、認定看護師、聖職者、ライフコーチ、鍼灸師、カイロプラクティックの施術者、治療的に身体に触れる方法を実践している人たちなども治療の補佐役として役に立ってくれます。学際的なアプローチでは、治療チームとして数種類の専門家を組み合わせていて、管理栄養士や栄養の専門家も必須の構成員になっています。薬物療法も考慮されているのであれば，薬物の処方資格がある専門家もチームの中に入っていなければなりません。

あなたにぴったりの治療者を見つけるために，時間と努力を惜しまないでください。電話をしてみて，初回診察の予約を取ってもよいでしょう。質問リストを作って準備して，治療者側の反応に好感が持て，お互いにうまく会話ができたと感じた場合は，よい兆候です。自分に最適な治療者を選ぶためには，以下の項目を考慮に入れましょう。

《摂食障害を治療してくれる専門家を選ぶための質問》

◆摂食障害の治療経験がどのくらいあるのか？
◆どのような臨床アプローチを使うのか？（第4章参照）
◆思考パターンの変容や感情表現を重視するか？
◆患者が次の診察までにできるような宿題を出すか？
◆治療チームとして，他の専門家たちと一緒に仕事をしているか？
◆チームのメンバーはどのように仕事を分担し協力し合っているのか，そしてリーダーまたは質問の受付窓口は誰になるのか？
◆薬が必要な場合にはどうなるのか？

◆診察の頻度は？
◆サポートグループは存在するのか？
◆その専門家はどのくらいの期間で結果が出ると期待しているのか？
◆治療にどのくらいの時間がかかるのか？
◆治療費はどのくらいで、あなたの保険は適用されるのか？
◆診察室は居心地がよいか？
◆その専門家は親切で、一方的な価値判断をしないように見えるか？
◆その専門家はあなたに率直に話し、あなたに自己表現を勧めるか？

誰かと実際に話してみたり、会ってみたりしたからといって、他に選択肢もあるのならば、その人の治療を受けなければならないということではありません。とはいえ、ひとたび決断をしたのなら、少なくとも数回の診察を試してみてください。回復の過程をどのくらいの期間として見積もるのか、一緒に決めることもできるかもしれません。治療が成功するように、自分なりに努力をしてみましょう。それでも最初の選択では満足のいく効果が得られないとわかれば、他の誰かを見つけましょう！

あなたにはより濃密なケアが必要かもしれませんが、その場合にも同じ質問が適用できます。

摂食障害を専門とする治療プログラムは多数あって、一般向けに無料で行っているグループもありますし、入院、二十四時間滞在型プログラム、外来、デイプログラムなどが提供されています。

過食症の人を支援するために私に何ができるでしょうか？

摂食障害を患う人々にとって、配偶者、親、きょうだい、友人たちからの理解、支援はとても重要です。私の場合、夫のリーが私の中のいろいろな考えを整理するのを手伝い、話を聞き、サンドバッグの役割までしてくれましたし、私を無条件に愛してくれました。私にとって、この支えには無限大の意味がありました。

もし、あなたの近くにいる人が過食症であるならば、あなたも力になってあげられますが、問題を抱えているのは「その人」であることを忘れないでください。周囲の人たちは、治療の選択肢を調べたり、適切な本を読んだり、講演を聞いたり、専門家に話したり、親身になって話を聞いたりできますが、本当に病気と闘えるのは過食症の本人だけなのです。

あなたとその人がどんな関係であるかによって、あなたにできることは変わってくるでしょう。本人が大人の場合と子どもの場合とでは、必要としているものも異なります。いずれにしても、最初の一歩として、あなたが心配していて、どうにか力になりたいと思っていることを本人に伝えてください。過食症の症状とは、心の痛みに対する保護装置であることを覚えておいてください。過食症行動をやめることが簡単なのであれば、その人はすでにそうしているでしょう。食べ物を対処方法（コーピング・メカニズム）として使用する人は、理解されること、共感されることを必要としています。過食症という現実はあなたにとってショックかもしれませんし、嫌悪感を抱かせるものかもしれませんが、その個人と過食嘔吐行動とを切り離す必要があります。その人には過食症とは離れたところで、ありのままの姿で愛され、大切にされるだけの価値がありますし、その人を過食症へと駆り立てた苦痛に対する共感が必要なのです。愛する人、大切な人が障害を抱えたり、傷を負ったりしても、あなたはその人の傍を離れないでしょう。過食症もまた障害であり、生命を脅かすものなのです。

同時に、過食症だからといって、その人の言いなりになったり、嘘をつかせたりしないでください。見て見ぬふりをしたり、問題が深刻でないふりをしたりして、過食嘔吐行動を強化しないでください。食べ物で冷蔵庫を満たしても、それらがただ消えていくだけならば、正直に、あなた自身の必要とすることを主張してください。過食症患者さんに、あなたの信頼を脅かすことやお金の浪費を許すべきではないのです。過食症だからといって、愛する人へのひどい仕打ちが正当化されるわけではありません。また、食事自体を闘いの場にしないでください。食べ物は問題の中核ではないのです。

特に過食症患者さんの親御さんは、自分たちにできることには限界があると認識する必要があります。例えば、子どもが同居していない場合や親の助けを望まない場合には、強引にことを進めることはできません。同居の場合は、家族を基盤とする治療が、健康的な食行動をしているかどうか観察することや励ましの点で特に効果的です。また、家族療法は治療の中でも有意義なものと言われています。家族間のコミュニケーションの改善、自己認識を深めること、過去に生じたことを双方で受け入れることにより、親と子が現在において回復という重要な課題に集中できるのです。

親であれ、人生のパートナーであれ、すべての支援者は患者さんだけではなく、自分自身のケアをする必要もあります。これは問題から離れる時間をとることや、専門家の助言を求めることを意味するでしょう。支援者は、あらかじめ体重や痩せていることについての考えなど、自らの価値観を振り返ってみる必要がありますし、コミュニケーションのとり方、食べ物に関する家族の決まり、感情表現の仕方、親の役割、家族の意思決定過程などについて進んで見直すことが必要になってくるでしょう。

過食症行動が生命を脅かし、本人がそれに直面したがらないというような深刻な状況では、何らかの介入が必要でしょう。これは率直な一対一での話し合いや家族会議という形になるかもしれませんし、他の家族メンバー、友人、さらにはスクールカウンセラーや医療者のような専門家をも含めた会話という形になるかもしれません。最も差し迫った状況では、本人の意思に反してでも合法的に入院治療を受けさせることも可能ですが、このアプローチがとられることは本当に稀です。

結局のところ、回復のプロセスはその人自身が直面する個別で内的な事柄ですが、同時に周囲からの支援はとても重要なものとなるのです。

摂食障害の予防のために何ができますか?

過食症について初めての本を出版して（Hall, 1980）、摂食障害についての啓蒙活動を始めて以来、この三十年間に私は、この話題に関する何百冊もの本に出合ってきました。無数の新聞、雑誌、インターネットの記事を読み、テレビ番組、映画、ラジオのトークショー、講演を聴いたりしました。無数の摂食障害に関連する組織や治療センターが設立されたり、消滅したりして、情報提供をしてくれる会合やワークショップも開かれるようになりましたし、医療従事者にとっては、全く新しい専門分野が開かれたのです。私や私以外の著者、講演者、組織運営者、医療従事者、行政の責任者、教育者の努力が実在の人々を助けてきました。また、一般の意識が高まり、摂食障害を抱える人たちも、今ではより容易に治療を受けることができ、問題を抱えたまま孤立しなくてもよいのだと理解するようになりました。

悲しいことに、今でも摂食障害に苦しむ人は何百万人もいて、それ以外にも、体重や身体への不満で頭がいっぱいの人が無数に存在しています。実際、初めて一般の人々が意識したせいかもしれませんが、八〇年代早期に過食症の症例が短期間で増減した後、この摂食障害の有病率は私たちの努力にもかかわらず、減っていないのです。問題をさらに悪化させているのは、摂食障害行動を助長するような、有害なさまざまなウェブサイトです。多様な効果のある治療プログラムを私たちが開発してきたとはいえ、私たちの長期目標がこれらの摂食障害の全面的な予防であるべきだということは明らかです。

健全な食と、ダイエットの危険性については、日々の小中高等学校のカリキュラムの中で教えられるべきです。私たちは、早期発見と早期介入を考慮しつつ、親、親になる可能性がある人、教員、医療コミュニティ、フィットネス・インストラクター、体育教師、聖職者、メディア全般、そしてこれら以外でも若者と関わり、摂食障害の発症に影響を与え得るすべての人たちをよりいっそう教育すべきです。しかしながら、これらを達成するための予防プログラムとして、基本情報を提示するだけでは十分とは言えないでしょう。これだけではほとんど効果がないということが示されているのです（Piran, 1998）。私たちの意図とは裏腹に、例えば、過食症についての一時間の講演は、過食症になるための方法を聞き手に教えるだけかもしれません！

本当に予防するためには、参加型の方法で、系統的に、一貫して教育していかなければなりません。一番成功しているプログラムは、マスコミから流される情報をむやみに信じないこと、また、リスク因子としての性別といじめ、肯定的なボディイメージ、肯定的な人間関係を強調しています（Piran, 2000）。担当の教師、親、仲間も教育しなければ、生徒だけに摂食障害の危険性について教えても効果はありません。保健の指導者が健康的な食事法とダイエットの無益さについての授業をしたとしても、生徒はダイエット中の教員による別の授業に出席することもあり、それから人参やセロリしか食べない友人と昼食をとって、体重に関して偏見のある家族のもとに帰り、痩せることについて嘘の情報を提供するマスコミにさらされるだけ、といった状況があまりに頻繁に見受けられるのです。予防を実現するには、メッセージが一個人の生活のすべてに浸透しなければならず、私たちの文化のあらゆる領域で統合されなければならないのです。

摂食障害のない完璧な世の中であれば、すべての人々が、愛と自尊心は体型や体重とは無関係で、天賦の権利であると正しく理解していることでしょう。摂食障害の怖さを認識している家族は、常に正しい情報を示し、対話と共感の場を提供してくれるでしょう。女性は家庭、職場、社会、マスコミの中でも、安全だと感じられるでしょう。年齢、人種、体型に関わりなく、内面の美しさと能力が認識され、報われるでしょう。食べ物は乱用の道具ではなく、生命の象徴となるでしょう。言い換えれば、人々は社会からの制限に従って、きつい縛りのある「役割」に合わせるのではなく、自分自身でいられるようになるでしょう。

あまりに多くの異なる要因が摂食障害につながりかねないので、文化的、社会的、生物学的、家族的、感情的、性的、その他のものもすべて、取り組みが必要となります。これは極めて困難な目標であり、今現在の考え方を大幅に変えることが必要です。けれども、摂食障害から回復しようとする人々、回復を試みる人々、痩せる努力をしないと決めた人々のすべてが、このような考え方を変えていくのに一役買っているのです。そして、これらの人々の努力は、果てしなく広がっていくことでしょう。

明らかに先は長いですが、私たち一人ひとりの正しい行動にすべてがかかっています。広範囲にわたるゴールを目指して努力し、はるか彼方にあるような目標に到達するためには、まず、私たちが自分自身の体重についての偏見を直視しなければならず、それぞれに異なっているとしても、ありのままの自分自身と他人を受け入れることを学ばなければなりません。個人で、そしてこの社会において、私たちが摂食障害の予防活動を行うためには、相互的な愛情と、お互いに敬意を示すことのできる環境が必要になるのです。

第2章

怖がらずに何でも食べる
――過食症から回復した私個人の物語

私は一九八〇年の三十一歳の誕生日に、過食症と過食症からの回復についての私個人の物語を書き終えました。三十二ページの小冊子を百部印刷して、*Eat Without Fear*というタイトルをつけ、とうとう過食症から完全に解放されたと感じました。紙の上にすべてを書き出すことが、私にとっては最後の排出となりました。そのうえ、当時は過食症だけについての本が他に存在しなかったので、私は何か他人を助けられることを成し遂げたのだと感じていました。

過食と嘔吐の日々が終わったとはいえ、「専門分野」としての摂食障害との関わりは始まったばかりでした。すべてを家族に配ったわけでもないというのに、最初の百冊はすぐになくなりました！　この小冊子は十四回も重版され、摂食障害についての情報や教育が必要であることが明白になりました。*Eat Without Fear* の共著者でもある夫、リー・コーンとパートナー関係を結び、私は摂食障害からの回復についての著作と講演活動を始め、それ以来、夫婦でずっとこの活動に従事してきました。

この章、「怖がらずに何でも食べる」は、そのもともとの小冊子と同じ内容です。小冊子はさまざまな形で、今までに十五万部以上が出版されました。私は、この話に励まされたと何千人もの人たちから言われてきました。この話は最初に書いた三十年前と同じように、今も私にとって非常に重要なものなのです。あなたの心にも届きますように。

はじまり

私は裕福な家庭に育ち、ニューヨーク市から北一時間のところにある三階建てのコロニアル様式の家に住んでいました。投資銀行家だった父はマンハッタンに勤務していて、母が家事を担当していました。三人の兄と姉がいましたが、かなり年が離れていて、私には無関心でした。その

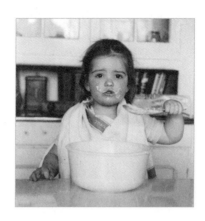

キッチンにて（3歳のとき）

うちの一人だけ、無慈悲にも私のことをからかっていましたが。それぞれが十四歳くらいで全寮制の学校に送り出され、その後は主に長期休暇のときに会っていました。五人目の子どもが生まれたときに私は七歳で、両親は私と弟の面倒を見させるために、住み込みのオランダ人夫婦、マーガレットとジャックを雇いました。

私が子ども時代について覚えている全般的な印象と言えば、家族の所有する十四エーカー（約五万六千七百平方メートル）という広い敷地をさまよっているときも、夕食の食卓に座っているときも、ひとりぼっちだったということです。何か悪いことをしてしまったのだと、しばしば怯えていたことを思い出します。問題を起こす気などなく、それどころか私は、常に完璧な少女でいようとしていました。それにもかかわらず、私は四六時中しくじってばかりという感覚にさいなまれていました。一つの例としては、姉の陶器でできた動物の置物を誰かに見せようとして、枕カバーの中に入れてしまったことです。その置物はとても繊細にできていて、粉々に割れてしまうなどとは思ってもみなかったのです。五十年経った今でも、父が本気で激怒して、私のお尻を叩いていたことを思い出すと、恐怖を感じます。母は書斎の扉の影から見ていて、やめてと懇願していましたが、父は叩くことをやめませんでした。

私のしてしまった大失敗の一つは、母がニューヨーク市に出かけたときに、誤って母のクローゼットから出られなくなり、自分の足元にある靴が蛇であるかのように感じられて、怯えて泣きながら一日中そこにいたことです。誰も私の叫び声に気づかず、母が午後の遅い時間になって帰宅するまで見つけてもらえませんでした。我が家の生活は、私なしでも誰も気づかずに普段どおりに続いていくのだと感じました。私は一番賢い子でもなければ一番かわいい子でもなく、年長でも末っ子でもなく、男の子でもなかったのです。このどれかであれば、私も一家の中で重要になれるのにと信じていました。

私はまた、家の雰囲気が恐怖と不安に満ちていたこともはっきりと覚えています。父は怒りっぽくて、私たちは全員が父の魔の手から逃れられるように最善を尽くしていました。夕食の席では、父が職場での一日の話をしたり、マンハッタンで出会った人たちについての冗談を言ったりするのを聞いて、父はどうして私たちと離れているときの方がずっと幸せそうなのか、不思議に思っていました。父はときどき、父の仕事に十分関心を持っていないとか、父の仕事を理解できるほど頭がよくないという理由で、母を責めました。大きくなるにつれて、私はこの言動に怒りを覚えるようになり、父の言葉による母への攻撃を逸らすために、両親の間に割って入ることが増えました。

私の母はカトリックの大家族の出身で、穏やかに話す、教養ある人でした。環境保護活動をしていて、毎週テニスの試合に出て、アマチュアの写真家でもありました。母は家の地下に現像のための暗室をつくり、私は化学薬品の入ったきつい匂いのトレイの中から、像が浮き出てくるのを見ながら、薄暗い灯りの中で母と過ごしたことを思い出します。母が父に歯向かうのを一度でも見た記憶はなく、私の周囲で何らかの問題について話し合いが行われることはほとんどありませんでした。マーガレットとジャックが雇われて以来、両親と過ごす時間はどんどん減っていきました。

私はたいていは自分の部屋、屋根裏の遊び場、外の納屋に逃げ込んでいました。近所に住む数人の友達がいましたが、彼らの親が怖くて友達の家に行くのは避けていました。友達の母親の一人は、私が食べたがらないと、そんな私を笑ったり、怒鳴ったりもしたのです。別の友達の母親は、食卓で昼食を全部食べられないなら、木製のスプーンで叩くと私を脅しました。私は無理やりトマトを食べなくてはいけなくて、またそこに行くことを恐れていました！

十歳で年に一度の定期身体検査を受けたとき，私は，医師が母に私の体重が重すぎると伝えるのをたまたま聞いてしまいました。二人が私に直接何か言うことはありませんでしたが，その後，私は自分の不完全なサイズを意識するようになりました。母と私がダンススクール用の服を買いに行っていた洋服屋さんの女性店員は，いつも私の「体型問題」に同情して，「Aライン」のスカートを薦めました。小学校のときには「カミナリ太もも」というあだ名をつけられていましたが，実際は不細工でも不格好でもなく，十三歳になる頃には，私は活動的でスポーツ好きで，標準的な体型だったのです。

十四歳になる直前に，私は東海岸の有名な全寮制の学校に送り出されました。地元の公立学校は「下流」とみなされていたので，私と同じ小学校に通っていた他のみんなも私立学校に行くことになりました。自分がいかに怯えているのかさえわからず，未来への不安を伝える方法もわからないまま，私は泣く泣く家を出ました。それから何カ月も，私は些細なことがきっかけで泣いていました。親とは感情的な問題を分かち合った経験が全くなく，友人に相談したこともありませんでした。本当のところ，自分を悩ませているものが何であるのかさえわかっていませんでした。わかっていることといえば，自分がどうしようもなくみじめであり，ひどく寂しく感じていることだけでした。

同じ学校の他の女の子たちは，全員が近寄りがたい感じでしたが，とても美人でした。長い

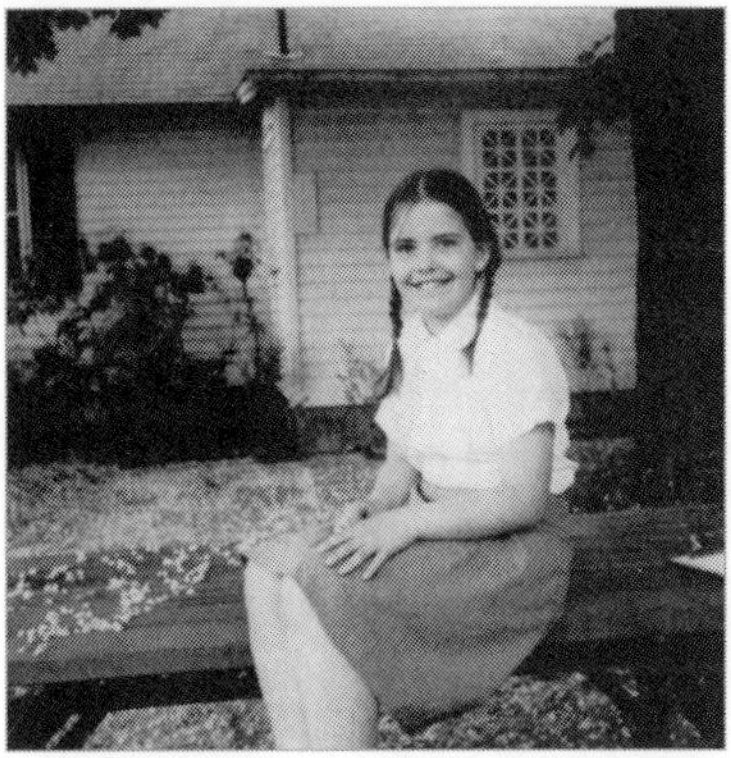

制服を着て、裏庭にて（12歳のとき）

爪、上品な服、カールした髪、そして痩せた身体。入学当初から、「痩せていることが友達になる条件」だということがはっきりしていました。洋梨型の体型であることは、誰もそのことに触れなくても、私の中では道徳上の罪だったのです。私は脚が太く、これは私にとっては「ぽっちゃり」の中でも最悪に思えることで、胸は小さくて、これもまた悩みの種でした。そのとき以来、私は自分が幸せに感じられないのは身体のせいと思い始め、食べること自体、自分ではコントロールできない、わがままな意地汚い行為とみなして、日々自分自身への嫌悪感を強めていったのです。

他にも数人、食べ物に関する問題を抱えていそうな子たちがいました。決して口には出しませんでしたが。隣の部屋の子はいつも大量のアイスクリームを買ってきては、部屋に閉じこもっていました。それから二日間の絶食ダイエットを始めた、と誇らしげに宣言するのです。別の子は、あまりに体重が減ったので約一七八センチの骨格を筋肉が支えきれなくなり、背中を丸め、バランスをとるために痩せ衰えた骨盤を前方に突き出すようにして歩いていました。噂によると、彼女は痩せるために嘔吐していたそうで、学校をやめさせられました。これらのことから、私は強引に嘔吐をしている人がいることを初めて知りました。同じ学校に入っていた近所の幼少時からの友達までもが、数カ月間、オレンジ以外はほとんど何も食べないという「狂気の」行動に出ました。彼女はあまりに低体重となったので、血糖値検査のために病院に連れて行かれ、私は彼女に面会に行きましたが、何と言ってよいのかわかりませんでした。私はひそかに彼女の意志の強さや突き出た肋骨を羨ましく思っていて、友情が薄れていっていることが感じられました。

最高学年になった頃には、私は公の場で泣くことはなくなり、表向きにはもはや不幸そうには見えなかったと思います。スポーツをし、聖歌隊で歌い、仲のよい友達が一人いました。彼女は私が自分のことを醜いと思っていることを知っていて、ことあるごとに、外見は大事ではないと話して安心させてくれましたが、正直なところ私は、彼女は私に調子を合わせてくれているのだと考えていました。私は自分がダメ人間だと感じられる状況は避けていました。難しい数学のクラスから抜けさせてくれと懇願し、どの生徒会組織のメンバーに選ばれることも拒み、ダンスには稀にしか行かず、クラスで発言することを恐れていました。月に一度、生理痛で安全な保健室に行けることを喜んでいました。他の友人を探し求めようとはせず、一人で過ごすか、生物実験室の動物の世話をして過ごしていました。私は寮の冷蔵庫に食べ物を常に補充し始め、ときどきは夕食時にクローゼットの中に隠れて、こっそり隠しておいたコーヒーヨーグルトを楽しんでいました。二キロ以上もあるピーナッツバターの缶を隠しておき、誰もいないときにこっそりスプーンですくって舐めていました。まだ過食や嘔吐はしていませんでしたが、食べ物についての強迫的な考えがしばしば私にとりついていたのです。

服がゆるくなったかきつくなったかを確認するため、私は全身が映る鏡の前で繰り返し脱ぎ着をしていました。自分の身体を雑誌に載っているモデルやダイエット中の学校の子たちと比べていました。十分な細さにはなれないことを恐れてもいました。誰がこんな私を望ましく思うでしょうか？　私は一人のときに煙草を吸い始めました。心の中では悪いと思っていたのですが、食べるよりはましでした。多い日には一日に五パックもガムを噛みました。このすべてを通じて、私の体重は安定して保たれていました。

最終学年の終わりに休暇で家に帰ったときに、小学校時代の友人が、医者にダイエットをさせられて、おかげで一週間で数キロ痩せたと私に言いました。必死の思いで、私は母に頼んでその医者のところに連れて行ってもらいました。医師は私にダイエットの概要を示すパンフレットをくれて、私は自分の人生が本当に変わるのだと考えながら全寮制の学校へと戻りました。余分なお肉を落とすことで、幸福になれるのだと信じて。痩せて、新しい私になって、自信満々、愛される人になって、大学に行くであろう、と。けれども、このダイエットは悲惨な結果に終わりました。

私は毎日、朝食と夕食の前に大さじ二杯の植物油を飲み、高タンパク食のみを食べ、約二リットルの水を飲むように指示されたのです。一週間で少し痩せましたが、むくみがあり、ピリピリして、落ち込んでしまいました。衰弱して、体調が悪くなり、私はダイエットをやめてしまい、女性にとって非常に重要であると考えていたこと——細身の外見——を決して達成できないのだと確信し、失敗したと感じました。当時、私には近隣の学校に通う「彼氏」がいましたが、ダイエットに失敗したとき、交際をやめました。私は六十センチ大の文字で「ＣＨＡＮＧＥ（変化）」と書いたものを切り抜いて部屋の壁に貼っていましたが、変化が起こることをもはや期待していませんでした。

私は他の子の部屋に立ち入り、彼女たちの所持品を盗み始めました。私は洋服用にお小遣いをあまりもらっていなかったので、必需品しか買えませんでした。私はときどき服を「盗んで」、新しさがうすれるまで、数日か数週間か密かにしまっておき、それから気づかれないようにそっとその人のところへ返していました。しばしば、何かが盗まれたという報告があり、盗んだ人はどれほど下劣な人間であろうかと大騒ぎになりましたから、私は被害者が単になくなったものを

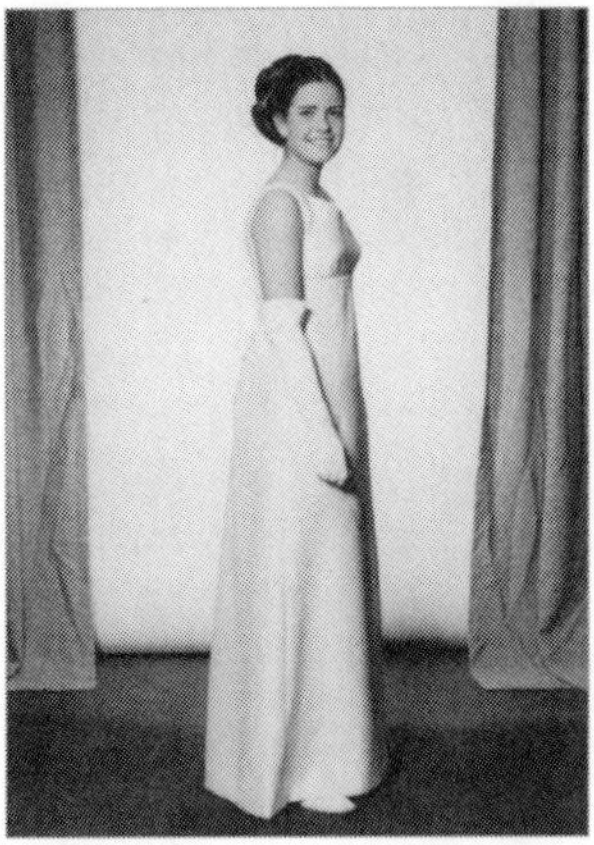

過食症以前の「社交界デビュー」とき（18歳）

置き間違えたかのように見せかけるため、状況を操作していました。泥棒だと思われたくはなかったのです。ただ、短時間であっても、皆と同じようになりたかっただけなのです。

とはいえ、私の気持ちの中でも最悪だったのは、他の子たちは食べても太らないのに、自分はそうではない、ということでした。一番痩せていて、とても華麗な子の行動を観察してみると、毎朝トーストにブラウンシュガーとバターを塗っていて、それでも決して太らないし、食べていること自体に罪悪感を持っているようにさえ見えないのでした！　あのような世界、自分が醜いと思わなくていい世界に住むというのは、どのような感じなのでしょう？　私は人と距離を置き始め、自分より痩せているすべての人をうらやましく思い始めました。

初めて吐くことについて考え始めたのは、高校を卒業する最後の週で、ある子が顔を真っ赤にし、目を腫らして洗面所から出てくるところを見た後のことでした。彼女の身体はとても均整がとれていましたが、いつも自分の体重について話していて、ダイエットをするべきだと言っていました。私は彼女がその直前に行っていたことを本能的に察知して、嘔吐が私の「体重問題」への解決策かもしれないと思いながら高校を卒業しました。

三週間後、夏の交換留学プログラムの初日に、ノルウェイの首都オスローのウィンピー・バーガーというお店で、私はそれを試しました。こそこそと振る舞ったこと、身体的苦痛、そして私の唯一の願望への答えをついに発見したとわくわくしたことを今でも覚えています。痩せられるのだ。成功できるかもしれないのだ。コントロールできるのだ……と。

その夏、私はスウェーデンの農家にホームステイをしました。この一家は愛情豊かでしたが、私はスウェーデン語を話せず、いつも通り孤独を感じており、自分で自分がわからないままでした。この家庭での一日五回！の食事では、気まずくて食べないということはできませんでした。私は少なくとも一日に一度は吐こうと試みましたが、まだこの危険な行動を実験している段階で、いつでも食べ物を戻すというわけにはいきませんでした。私の体重は増えに増えて、かつてないほどに太ってアメリカに帰ってきたのです。

スタンフォード大学からの入学許可が届き、私は――自分自身を含めて――皆を驚愕させました。スタンフォードは家から四八〇〇キロも離れており、私は表面上、自立していて勇敢なのだという態度で家を出ました。けれども、ひとたび大学寮の個室で一人になり、おなじみの孤独と自己嫌悪に直面すると、不安を麻痺させるために食べることへと逃げ込むようになり、嘔吐行為を完璧に習得していったのです。

私は寮の中のバイキング形式の朝食から始め、容易に吐けるのはどの食べ物か、急ピッチで学びました。朝起きるとたいてい、三十分間はお腹をいっぱいにして、授業前に嘔吐していたのです。寮の洗面所は四つに仕切られていて、私は誰にも見つからないように用心していました。混んでいるときでも、教室に行く途中のどの洗面所がすいている可能性が高いのかを把握していました。ときには一食では欲求を満たせなくて、食べ物を追加購入するようになりました。たっぷりの食事をした上に、クッキー丸ごと一袋、チョコレートバー六本を食べ、一リットルの牛乳を飲みました。ひとたび過食を始めると妊婦のようにお腹が膨らみ、もう一口も飲み込めないという状態になるまでやめられませんでした。

これが九年間に及ぶ強迫的な過食と嘔吐の始まりでした。私は自分がしていることを誰にも言いませんでしたし、やめようともしませんでした。他の何よりも、私は麻痺状態になれることに執着していて、恋人や学業や仕事が過食嘔吐衝動から気持ちを逸らしてはくれましたが、最後には食べ物に戻っていきました。

私は、過食嘔吐はダイエットの一方法であると確信していました。それに、たとえ毎日やったとしても、何ら悪いことがあるとは思っていなかったのです。私は自分の奇異な行動を根本にある問題とは結びつけず、いつでもやめられる自信があったので、自分が依存状態に陥っているとも思いませんでした。何度も「この過食が最後の過食だ」と自分自身に約束して、その「最後の一回」の嘔吐が終わるやいなや、魔法のように、そして容易に、「普通の」人になれるだろうと考えていました。

私が両親に書く手紙は、自分が大学にいることに疑問を感じていること、そして、健康についてのぼんやりした訴えとの間を行ったり来たりしていました。手紙に次ぐ手紙が同じことを言っていたようです。「不安だけれど、私のことは心配しないで。具合が悪いけれど、なんとかやっているし、よくなってきています。たぶん、そういう時期なのでしょう」。注目してほしいと言った直後に、関心を持ってもらう必要はないとわざわざ言い直していたのです。家族には、一人でいて、不安でいることがどのような感じなのか質問してほしかったけれど、そのような感情は無意識に否定していたのでしょう。それはわかっています。私は賢い子でしたし、最高の学校に行き、銀行家、弁護士、博士号を持つ人たちがいる家系の出身でした。私は運動が得意で、見たところは自立していて、「きちんと」していたのです。痩せるために吐いているなどと、どうして認めることができたでしょう？

習慣と共に生きること

常に人々が周囲にいるというプレッシャーに耐えかねて、私は二年目になると大学の敷地外に引っ越しました。私はこれが「自立した女性」のすることと考え、他の誰も、疑うことなどありませんでした。私は自分自身も含めた皆に対して、より大人であるふりをして、過食嘔吐の習慣をうまく組み込めるように生活をアレンジしていたのです。私を緊張させるような人たちが周りにいなくなるので、新しい場所に移れば、食べて吐くのはやめられると信じていました。運動をして、強い意志をもって痩せて、そうなれば「世界は私のもの」になると思っていました。しかしそうはいかず、一人になるやいなや、過食嘔吐がまたもや私の人生の支配者になってしまいました。

私は、自分が本当に必要としているのは目標となる具体的な体重の数値だと考えました。ある数値を私は選びました。この体重であれば、モデルのように見えるだろうと思ったからです。この目標は八年越しの強迫観念として私にとりつき、嘔吐のせいで完全に脱水状態になってしまった、ある一日にだけ、どうにか達成できたのでした。そのときでさえ、自分の身体についてのイメージは変わらないままでした。私は自分が同じに見える――つまり、太っている――と考えていたのです。鏡で自分を見ても、相変わらず嫌悪感を抱きました。もっと若かったときにも、このような自己嫌悪を感じていたのでしょうか？　私に何が起きたのでしょう？

学校から家まで自転車で帰るとすると、私はいつも、ペダルをこぎながら食べるクッキーやドーナッツを脇に抱えていました。ときとして、帰宅するとその分を吐き出すのですが、一時間後には不安に圧倒されてしまい、大急ぎで食べ物を売っているお店までの上り坂を自転車で駆け上がったものでした。それから、家までの下り坂を滑走しながら、帰宅したらすべて出してしまわなきゃと考えつつ、その間もずっとクッキーを食べ続けるのです。

もしも選べるとすれば、私は以下のものをいつも買っていました。イングリッシュマフィンを一袋、バター一パック、冷凍ドーナッツ一パック、フィンガークッキーを一袋、そして欠かせないのが牛乳（できればチョコレート味）またはアイスクリーム、加えて、過食を始めるときに食べる五、六本のチョコレートバーです。レジの列に並ぶ際にはすでに食べ始めていて、すべてが自分用だと思われないように、レジ係には保育園用の買い出しだと言っていました。そしてすべてを一時間ほどで食べてしまうのでした。食べきれないものがあれば、これが過食の最後だからもう必要ないと、それらを捨てていました。お店で十分な買い物ができなかった場合や、お店に行けなかったときには、何でも食べました。オムレツ二つ、一回に焼く分量のシュガークッキーの生地、トースト一斤、クリーム・オブ・ウィート［訳注：クリーム状の麦のおかゆ］をボウルに山盛りといった具合でした。何でもよかったのです。

キャンパス外での一人暮らしになり、今や状況が違っていました。洗面所が空いているかどうかを心配しなくなり、毎日同じ食べ物でいっぱいのスーパーの袋を持って自分の部屋に戻っていることを、誰かが不思議に思っていないかどうか心配しなくてもよくなりました。今やすっかり過食嘔吐に支配されてしまったのです。

そのうちにお金が足りなくなってきました。両親は学費を送ってくれましたが、お小遣いは少額でしたから、知的障害のある子どもたちの検査を行うワーク・スタディ・プログラムに入ってお小遣い稼ぎをしました。誰かのお手伝いをすることは気分転換にもなったので、この仕事には満足でしたし、仕事のおかげで数時間は食べ物から離れられましたが、いつも稼いだお金はすべて食べ物に使ってしまいました。

私が食べ物を盗み始めたのはこの頃のことです。クッキー一袋やバター一パックを盗むと、最高の達成感を経験しました。全寮制学校で盗みを働いたときに感じたものと同じような感覚でした。私は自分のものではないもの、自分には禁じられていたものを求めていたのです。とはいえ、一つ大きな違いがありました。私は品物を返す気などなかったのです。およそ半年後、スーパーマーケットで私はカロリーゼロの甘味料五〇〇グラムをハンドバッグに入れた状態で捕まり、スーパー経営者に刑務所行きだと脅されました。私は「改心する」と約束をし、盗みはそこでやめられたのですが、過食は大いなる威力を持ったまま続きました。

秘密の生活を抱えての結婚

その年、私は何度も短期間の交際をして、それはそれで楽しかったのですが、本物と思えるものではありませんでした。その後、ダグという名前の男性に出会いました。彼と一緒にいることが好きでした。より多くの時間を一緒に過ごすうち、本当にいい人だとわかりました。才能豊かで、情熱的で、頭が切れて、安心できる人でした。恥ずかしさから、私は自分の食習慣については彼に伝えませんでした。いずれにせよ、「明日」には変わると信じていたからです。私は二十歳で、恋愛をしているのはよい気分でした。彼の軍役のせいで、私たちの二年間の恋愛期間のほとんどは離れ離れでした。週末を一緒に過ごすときには、私はしばしば自分の食行動から解放されました。

私の両親もすぐにダグを気に入ったので、私は自分が正しい選択をしたと感じました。彼を選んだことは、私がまともにできた、数少ないことの一つだったのです！　けれども、実家に戻っ

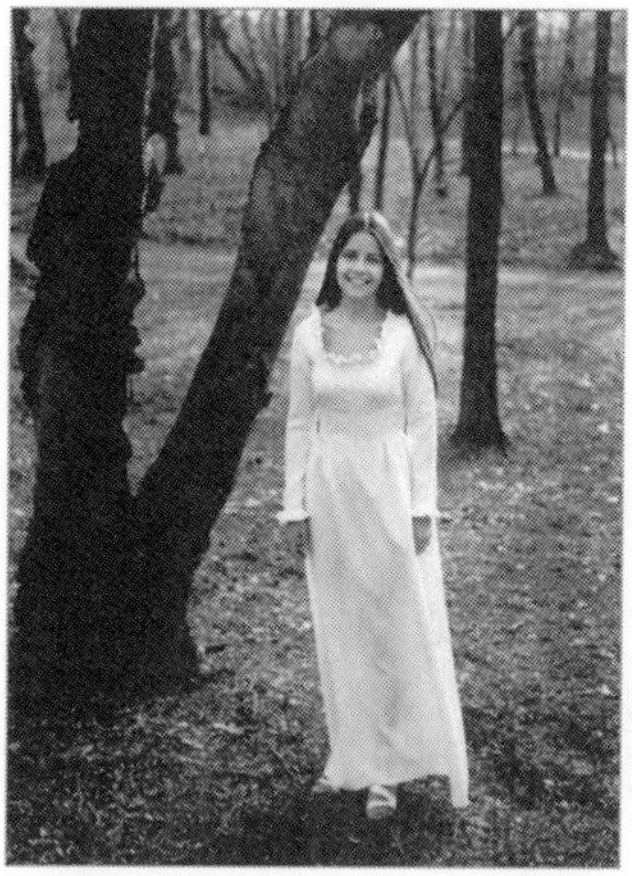

過食症歴5年でのウェディングドレス姿（23歳のとき）

ている間、私の家族が彼を歓迎すればするほど、私は尻込みをしました。私の家族は私よりも彼の方が好きなように見えたのです。注目されていないと感じることには慣れていましたが、その感情にどう対処すればよいのかわからず、食べては吐きました。私は部外者のように感じて、そのように振る舞いました。サンドウィッチやクッキーをこっそり食べて、私のしていることが誰の耳にも届かないように換気扇を大きな音で回しながら、洗面所で嘔吐したのです。

家を離れるときはいつも、何年も前に感じたのと同じ断絶の感覚がありました。ダグとの関係の安定性や安心感にしがみついていたので、結婚は次の論理的なステップに思えました。お互いに愛し合っていると感じていたので、食べ物のことを夢見て心がしばしば他の場所に行ってしまうことなど問題ではないと思ったのです。

結婚していた五年の間、毎日繰り返される私の過食嘔吐のやり方は、どんどん儀式的で特殊なものとなっていきました。トイレに向かって嘔吐をして力を振り絞ると、目元が赤くなってしまうので、それを隠すためにフェイスパウダーをつけることを覚えました。歯でこすられて皮がすりむけた指関節も隠しました。嘔吐の音をかき消すために、しょっちゅう洗面台の水を流しっぱなしにしました。過食の前後にも、浴室を通るたびにも、体重計に乗りました。前回よりもゆるくなっていることを願いながら、全身が映る鏡の前で服を脱ぎ着する習慣も続けていました。私は特に仕事がなくて家で「働いている」ときには、几帳面な主婦になりました。ときどき、ずっと食べ続けながら、掃除機をかけたりお皿を洗ったりして、嘔吐することを先延ばしにしていました。自分の身体の「掃除」のために準備を整えていたのです。

毎日平均で三回から五回は過食をしていたのですが、その痕跡を隠す必要がありました。過食の合間に、私は食料品をストックし直すためにスーパーまで走っていきました。二回もブラウニーを焼き直さなければならない日もありました。ひっきりなしにお皿を洗っていましたし、決して跡が残らないように、便器を注意深く掃除したりもしました。私はすべてが秩序立っていて、清潔であってほしかったのです。どうにも完璧ではないのは私でした！　私は誰にも言えない悪夢の中にとらわれていたのです。

私たちは頻繁に外食をしましたが、レストランでは私は緊張して、心ここにあらずという状態でした。九年間、コントロールが効かなくなることを恐れて、私は一度もメインディッシュを注文しませんでした。代わりに複数のサイドディッシュを注文し、食べたものを何であれ吐き出しやすくするために、食後はアイスクリームを食べようと提案していました。私はいつも全脂肪のミルクを注文しました。濃厚で、滑らかで、食べ物が出てきやすくなるからです。私はどのレストランになら個室のトイレがあるのかさえ頭に入れていました。

他人には、私は健康な食べ物に凝っている人間に見えていました。公の場では、私は必ず低カロリーで低脂肪のものだけを食べていました。よい影響を与えてくれると考えて、栄養と健康に関する本も読んでいました。自分自身に対して身体的に行っていることを理解すれば、おそらく過食をやめられるのではないかと考えて、「解剖学と生理学」の講座も受講しました。ある時点で、パトリシア・ガーフィールドという名の女性による、「明快な夢」と呼ばれるコースを受講したことさえありました。もしかしたら、私の夢が私の不幸の謎を解く鍵を教えてくれるのではないかと思ったからです。私ときたら、本当に無知でした。

過食症が悪化していったこの五年の間、私は驚くほどに生産的でした。スタンフォードから学士号を得て、二つの難しい仕事を抱え、独力で創造的なプロジェクトも生み出していました。今でも継続中のビジネスをスタートさせ、遠く離れていたとはいえ、家族や友人との関係も維持していました。けれども、私の人生は表面的には正常に見えていたとしても、内面では感情の綱渡りをしていたのです。

事実上毎日、多くて五回の過食嘔吐を九年間もした後では、いくつかの身体的な副作用が気がかりになっていました。目がかすむことが増え、激しい頭痛に耐えていました。嘔吐後の一時的なめまいと衰弱だったものが、歩こうとして戸口の側柱にぶつかったり、ひどい疲労感に襲われたりするようになりました。肌のつやが消え、しばしば便秘をするようにもなりました。脱水状態が普通になっていましたが、膨満感があるので、水を飲むのは嫌でした。指の爪のせいで、口の奥には大きな血まめができました。歯も悲惨な状態になっていました。それでも、狂気じみた過食嘔吐、健康の衰え、どんどん疎遠になる夫婦関係、孤立、自尊心の低下、抑うつ気分、恥ずかしい秘密など、兆候がはっきり出ているにもかかわらず、私は自分が深刻な問題を抱えているという事実に目を向けようとはしませんでした。

焦点を移して

ひどい過食症であり、それを秘密にしているにもかかわらず、私はダグと幸福で愛情に満ちた時間をたくさん過ごしていました。一緒にいることを正面きって疑問視することは一度もありませんでしたが、彼は多くの家庭外の活動に熱心でしたし、私には食べ物がありました。ダグがコーネル大学から研究員の地位を与えられると、私たちは一緒に東海岸に移りましたが、彼はしばしば留守になり、私は一人で「自分のことをする」ようになりました。

驚いたことに、その冬、私の父が西インド諸島の小さな島で二週間一緒に過ごそうと誘ってくれました。その提案には極度の緊張を覚えたものの、私はこのチャンスに飛びつきました。おそらく、九年間も自分自身をトイレに縛りつけていたことに、さすがにうんざりし始めたのでしょう。正確なことはわかりません。けれども、わかっているのは、死ぬほど怖かった父親と旅行に行ったことが、私にとって、回復への旅の始まりになったということです。旅先にいた間中、私は完全に過食症から解放されていたのです。

このこと自体が奇跡でしたが、この旅の間にもっと想定外のことが起こりました。ある日の真夜中に私は目が覚めて、夢日記にあることを書き留めたのです。「ギュルツェ（Gürze）」という名前の女性に会った。彼女の髪はミンクで、七匹の動物が住みついていた」と。朝になって私はこの言葉を読み返し、スケッチされていた、足が長く、頭が大きく、赤いハート形の唇をした、おかしな小さな女性の絵を見ました。そのときはこの件について深くは考えませんでしたし、旅行の最後の数日は、地元の芸術家に珍しいろうけつ染めを習って過ごしました。

旅行から戻ると、私はろうけつ染めの新しいデザインを試し始めました。布地用の二メートル五〇センチもあるフレームを金槌で組み立て、温めたワックスと染料の樽の横で何時間も過ごしました。そして気まぐれから、夢に出てきた女性、ギュルツェをモデルとして、一五二センチも背丈がある柔らかめの素材でできた人形も作って、自作のカラフルなろうけつ染めの布で彼女の服を作りました。それから、彼女のためにボーイフレンドのダッシュ（Dash）を作り、最終的にはあと数個、友達を作ってあげました。すべてが同じ大きなサイズで、楽しいキャラクターとしての服を着せました。

一年間、私は過食の合間に芸術活動に打ち込み、十分な数の作品を作り上げたとき、売ってみようと思い立ち、ろうけつ染めをした布地と二つの人形をニューヨークに持ち込みました。よく知らない親戚のところに泊まる計画で、できるかぎりのことはやってみようと思い、デザイナーたちとの面会もスケジュールに入っていました。彼らの批判も前向きに受け止めるだけの自信を持とうとしていましたが、それによるプレッシャーは抵抗不可能なものに感じられました。親戚の家に泊まることはとても恐怖でした。ほとんどの夜、帰宅途中に私はスーパーに寄り、食べ物を買って隠しておき、皆が就寝した後で食べていました。ある晩、過食のことで頭がいっぱいだったので、私はピザとアイスクリームを食べるために立ち寄った場所に重要な書類を忘れてきてしまいました。暗い、よく知らない道を、危険を忘れて走って戻りました。食べることに気をとられて、冷静に考えることができなくなっていたのです。

けれども、*Psychology Today* という雑誌に掲載されていた「すごい量を食べてそれを嘔吐する」人々についての論文をたまたま目にしたのは、このときでした。これは現在、私たちが過食症と呼ぶものについて書かれた、まさに初の論文だったのです。筆頭著者であるマーリン・ボスキン‐ロダールは、彼女が「bulimarexia（多食拒食症）」と命名したものは絶食で特徴づけられる神経性食欲不振症に関係してはいるが、過食と嘔吐の繰り返しを理由に、それとは別ものであるとみなしていました（Boskind-Lodahl, 1977）。私はショックを受けました！　彼女はコーネル大学にいて、私の住まいから五キロの場所でセラピーグループを開催していたのです！

それに、当時の私には信じがたく思えましたが、マンハッタンの街角で、ある紳士が私のバックパックからぶら下がっている二つの人形について質問をしてきました。そして、彼は人形を二つとも買ってくれたのです。ろうけつ染めが関心を集めることはほとんどありませんでしたが、どこに行っても人形については質問されました。

私の世界が突然変化したように思えました。人々が人形を気に入ってくれたおかげで仕事が大転換したばかりでなく、例の多食拒食症についての論文が忘れられなくなったのです。帰宅すると、一週間はひどく過食をして、それからボスキン‐ロダール博士に電話をすると、すぐに来るようにと言われました。行く途中、私は嘔吐するために寄り道をしました。これが最後になるのではないかと恐れつつ。今日のうちにドクターが私を治してしまったらどうしよう？　心の準備ができていませんでした！

診察中、私は自分のコントロール不能ぶりや問題の深刻さを控えめに述べました。自分の行動について誰かに語るのは初めてだったのです！　私がすべてを語っていないことをドクターが推察したのかどうかはわかりませんが、彼女は彼女の運営しているグループセラピーの一つに参加するようにと言いました。グループは数日後に集まることになっていたのです。ダグには、新しい方法で昔からの問題に対処すると決めた、とだけ伝え、外の人に助けを求めに行くということ以外、詳細は話しませんでした。彼が詳細を聞こうともしなかったことは、私たちの関係を暗示していました。安堵するどころか、私は自分の過食症行動について見知らぬ人たちに話さなければならないことについて、内心気をもんでいました。

グループに初めて行ったとき、奇異な方法で食べ物を乱用していると認めるのが恥ずかしかったので、私はいつもの、自信ありげなふりをしている自分を前面に出しました。正確にはどれほど頻繁に過食をしているのか、どれほどの量を食べているのか、そして、とても多くの時間を孤独に過ごしていることも認めたくありませんでしたが、どうにか認めることができました。声に出して、「一日に五回嘔吐をしています」と言うのは極めて困難なことでした。けれども、グループの女性たちは全員が食べ物の問題で苦闘中の人たちであり、支援的で好ましい反応を示し

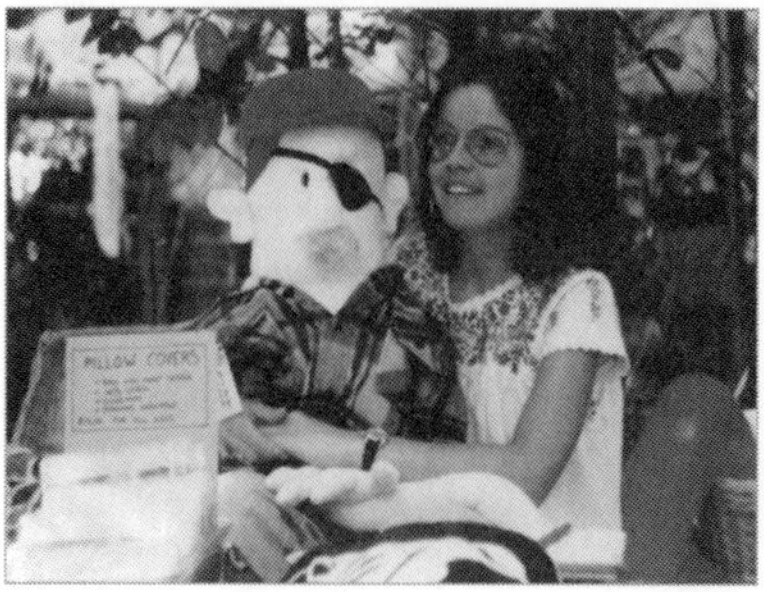

スタンフォードでの工芸品フェアで、人形と（26歳のとき）

てくれました。長い間、私は食べ物とあのように奇妙な関係を持っているのは自分だけだと考えていましたが、このグループで、決して私だけではなかったことがわかりました。

医師のマーリンは、率直に発言する、感情を正直に認める、毎日書き留めるといった行動の大切さも強調しました。私は日記を書き始め、数年続けたところ、このほんの些細なことが大きな違いを生みだしました。過食症で表現していたことを、言葉を使って表現するということを学んだのです。一日か二日はむちゃ食いを延期できるようになり、よくなるだろうという確信を持ち始めました。

私がたった五回のセッションを終えたばかりのころ、ダグはスタンフォード大学に再び異動になりました。過食症からの回復が今や私の生活の焦点になりつつありましたが、なおも怖くて彼には何も話せずにいました。それに、私の秘密の生活と彼の大学院での研究への専念という精神的緊張のせいで、夫婦関係には溝ができていました。私はしばらく一人暮らしをすることに決め、ダグには一緒にカリフォルニアに戻るけれども、自分自身の住まいを持ちたいと言いました。二人がよりよい夫婦になるためには、私自身が変わる必要があると考えたのです。これは私の問題であって、すべてが過去のことになったとき、過食なしに、純粋で、自由な、独立した人間として、彼のところに戻れるであろう、と。彼が知る必要などない、と。

カリフォルニアに戻ったとき、私たちは別々の住まいを見つけました。これは私たち両方にとって辛く、混乱する出来事でした。かつては別れることなど予想もしていなかったのです。事実上は毎日顔を合わせましたが、常に気まずい感じでした。私は内面的な変化を経験し始めていましたが、一緒にいるときにそれを明確化したり表現したりすることはできなかったのです。

部屋を貸してくれた女性、スーザンのことは好きでしたから、彼女には正直になれるといいなと思っていました。けれども、サポートグループで得られていた安心感がなくなって、私の心は弱くなり、ほとんど即座に過食を再開してしまいました。スタンフォード大学周辺にいると記憶がよみがえり、以前頻繁に通っていたお店やドーナツ店に引き寄せられていきました。日記は続けていましたが、自分の食行動に嫌悪感を持ち、どう感じたかではなく、日常生活についてだけ書いていました。回復へのステップを思いきっていくつか踏んではいましたが、いまだに「明日こそ」よくなるという、魔法の約束にしがみついていたのです。

二カ月後に迫ったロサンゼルスでのアートフェアについて聞いていたので、私はそこで自分の「ギュルツェ・デザインズ」のろうけつ染めと人形を売ろうと思いました。お金にはかなり困っていながら、私は過食と嘔吐を続けていたのですが、このフェアに出れば状況が変わるだろうと思っていました。車で送ると言ってくれたダグと楽しい時間を過ごせるだろうし、暖かな南カリフォルニアの陽ざしの中に座っていられるだろうし、お金も稼げるだろう、と。けれどもそのときまで、自分自身に取り組むことはやめてしまい、フェアの日まで激しく過食嘔吐をし続けていました。

転機

私はこのフェアが自分にとっての転機になることを希望していましたし、実際にそうなりましたが、私が期待していたような形ではありませんでした。金銭的には大失敗で、実質的には何も売れませんでした。三日目の終わりまでには私はひどくピリピリしてしまい、ダグや泊めてくれていたダグの母親と共に泣き崩れてしまいました。私は一番の心配事は食べ物に関するものだとは言おうとしませんでしたから、二人にはどうすることもできませんでした。私はひとりぼっちの部屋に戻ることになり、「稼ぎになる」仕事もなく、私の人生を支配している食べ物の問題について誰にも告白できないでいました。

けれども、この旅が転機となったのはこれらのことがあったからではなく、同じくフェアに出店していたリー・コーンという男性とめぐり合ったからです。すぐに彼とは気持ちが通じ合うと感じて、仕事が暇なときには何時間もしゃべって過ごしました。誰かと一緒にいて、これほど心地よく感じたことは一度もありませんでした。彼との会話は最初から親密に感じられて、それまでに経験した他の人間関係とは全く違っていました。離れているときでさえ彼の存在を意識していて、フェアが終わったときには泣く泣く別れを告げました。別れてまもなく、手紙や電話のやりとりを始め、再び会う計画を立てました。

とうとう彼が私の家に来てくれたとき、惹かれ合う気持ちは信じられないくらい強力なものとなっていました。次の三週間、私たちは完璧な一体感の中でほとんどすべての時間を過ごしました。私たち自身も含め、皆が驚いたことに、リーは自分の仕事、教職を一年間休み、ロサンゼルスの自宅を売りに出し、私と同棲するために、スーザンから間借りしている私の部屋までやってきたのでした。

ダグは信じられない、という反応を示しましたし、私たちは多くの人と対立することになりました。私の両親はダグと私の別居にも動揺しましたが、私が結婚したまま、知り合って一カ月の

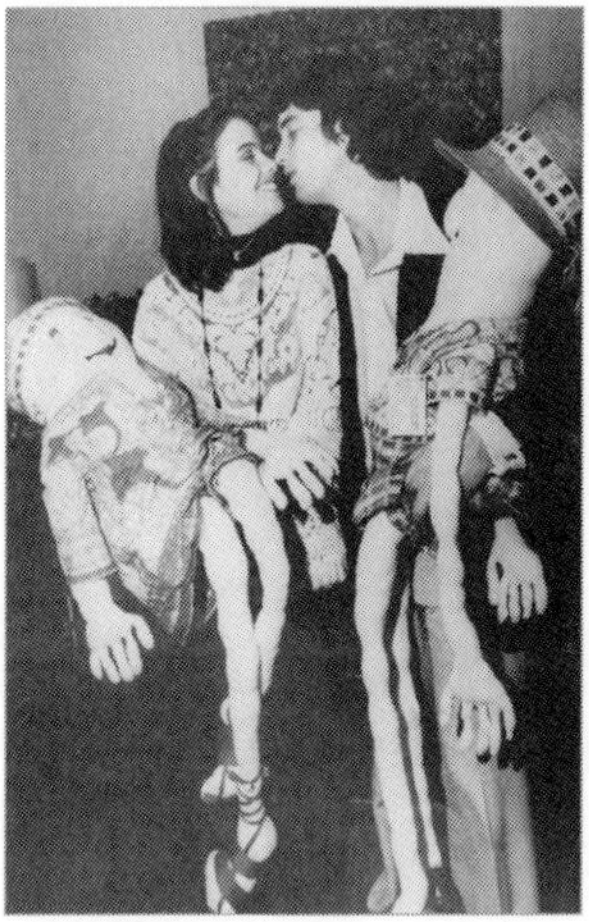

リーと私、ギュルツェとダッシュを抱いて（28歳のとき）

男性と同棲していることを理解不能と思っていました。スーザンでさえ認めてくれませんでした。皆が私たちの関係に反対していて、それはもっともなことでした！

それでも私は、とても深いレベルでは、今回に限っては自分が正しいことをしていると感じていましたし、多くのプレッシャーにもかかわらず、気分が改善し始めました。信じがたいことに、リーと一緒に住み始めた最初の数週間は過食症も姿を消しました。日常生活の急変は素晴らしく、毎日が健康的で新鮮に感じられました。これこそ、私がずっと望んでいた、魔法の、即席の治癒のように思えました。

けれども、日々の生活が落ち着いてくると、新たに見出された私の力も衰えだしました。私はダグと私の両親を傷つけてしまったことを気にしていました。ひどく自分勝手なことをしてしまったと、罪悪感に襲われました。過食症から脱することもできないだろうと思われました。過食症なしでは、私は何者なのでしょう？　自分が本当に正しいことをしているのか、自分の心がわかっているのか、疑問を持ち始めました。結局のところ、私は九年もの間、何か狂気じみたことをしているとよくよく知りながら、食べては吐いていたのです。たぶん、私はまだ正気ではなかったのでしょう！

緊張は増し、私はリーが寝ている間や、借りたスタジオで一人で人形を縫っているときに、こっそり盗み食いを始めました。過去にそうであったように、うつと孤独感が蓄積していくことが感じられましたし、こんなにも激しい恋愛をしているのに、結局完全には治癒しないのだということにイライラしてもいました。そのとき、簡単に脱出する方法はないのだとわかったのです。過食症を克服するとしたら、これからの努力が大いに必要でしたし、まさにそのときその場で自分が主導権を握らなければ、依存状態に永遠に舞い戻ってしまう恐れがありました。私は人生のあらゆる面が、リーとの最初の数週間のように、素晴らしく、愛情にあふれ、過食症から解放されたものであってほしかったのです。

私は危険を冒してリーにすべてを話すと決めました――さもなければ、秘密を持ち、隠れたままでいなければならなかったからです。今や私は正直さと愛情を求めていました。

行動を終わりにする

泣きながら、感情が爆発するなかで、私は自分の過食と嘔吐について細かく話しました。リーはこのようなことについて聞いたこともなかったので、最初はそれが深刻な問題であるとは考えませんでした。そのうえ、彼は生来の甘党で、罪悪感もなく、体重が増えることもなく、虫歯さえもなしに、大量のドーナツやクッキー生地を食べていたのです。彼の家族は量の多い食事や箱入りのお菓子が大好きでした。彼は、私も極度の甘党なだけであって、そのことに罪悪感があるせいで吐いてしまうのだと推測しました。けれども、私の過食する量と頻度を話すと、彼は何かもっと根深いものがある、これはありふれた問題ではない、と理解してくれました。彼はその日、愛情と共感をもって話を聞いてくれて、私を助けるために努力すると言ってくれました。

かつては、最後のはずの過食の後で、「明日」こそはよくなると期待していました。けれども、今回は明確な段階を踏まなければならないと考えました。私は二つのことを決意したのです。リーにすべての過食を伝えることで、完全に正直になるということと、回復のためには何でもする——必要であれば入院さえする——ということでした。当時、摂食障害専門の治療施設はなく、入院するということは、何が何でも避けたいと思うような、恐ろしく、あまりにもひどい状況で、それだけで尻込みしてしまいました。リーは、私が誠心誠意回復に取り組むかぎり、私のそばを離れないと約束してくれました。私は彼なら、私が自分でできる行動について助言してくれて、話を聞き、支援し、笑い、そして私を愛してくれそうだと思いました。それでも、私たちはこの行動について理解し、これを克服することは私の責任であると認めました。

私は、まだダグと結婚したままなのにリーと同棲していることによる緊張感や罪悪感が主たる理由で、精神科医にかかりました。最初は過食症のことに触れませんでしたが、その話をすると、医師は拒食症患者の治療をしている女性の精神科医を紹介してくれました。彼女には一度会ったのですが、相性が合いませんでした。とはいえ、私は誰かに告白することの重要性を認識し、リーと一緒に回復の努力を継続すると決めました。

頼れるガイドラインがなかったので、私たちはあらゆる方向から考えて、対処方法をひねり出していきました。私は一日に二回の瞑想を始めて、日記を書くことに再度本気で取り組み始めました。自分の考えていることと言っていることを常時見つめて、よりよい気分を確立しようとし、ネガティブな「セルフトーク」はポジティブなものへと意識的に表現し直しました。もっとリラックスしたかったので、私は散歩をしてお気に入りの音楽を聴くようにしました。毎日一定量の水を飲むと決めましたが、これには苦労したので、失敗したと感じなくてすむように、目標設定を変えることにしました。それに、ギュルツェ・デザインズも売り上げが伸び始めたので、長時間集中して縫物をすることが要求され、私はその間に回復について自分自身に語りかけました――一種のセルフセラピー（自己療法）です！

私はリストを作ってみました。短期目標と将来的な長期目標、「可哀そうなリンジー」と「幸せなリンジー」の特徴、自分自身の好きな点と嫌いな点、回復したいと望む理由、自分の親きょうだい、人生についての感じ方、難しい感情への対処の仕方、その他、多くのことに関するリストです。運動すること、縫物をすること、庭仕事をすること、温かなお風呂につかること、リーまたは他の友人に自分の感情について話すことなど、過食に陥りそうになったときにできることのチェックリストも準備しました。かなり四苦八苦しましたが、だんだんと過食の衝動に勝てるようになりました。

私は新しい方法で食べ物にアプローチすることにしました。実際、食べ物が私の教師となったのです。なぜなら、私が食べ物を扱う方法は、自分自身の扱い方にとても似ていたからです。私は、食べ物は重要なものではなく、使い捨てで、大切に扱うだけの価値はないと感じ、私自身に対しても同じように考えていました。そこで、食べ物に「よい」または「悪い」とレッテルを貼れば、食べ物に私を支配させてしまうので、それはやめることにし、何でも――怖がらずに――食べられるようになろうと思いました。

一人だったら絶対に試さなかったような挑戦を行い、それは私に大きな自信を与えてくれました。しかし、過食症から回復中の人は、誰かの支援と見守りなしにこのようなことはしないほうがいいでしょう。私は、嘔吐はしないと心に決めて、過食を計画し、一日中その計画通り、過食をしたのです。私は、心の奥底から、私は何でも食べられる、食べ物をコントロールできるということを確かめたかったのです。

この一大イベントを行おうと計画していた日、私とリーは起きるとすぐに、ベッドサイドテーブルに準備していた麦芽入りチョコボールから食べ始めました。その日は、サンフランシスコまで人形を配達することになっていたのですが、私たちは砂糖菓子一袋、ドーナツ十二個、キャラメルアップル、キャラメルコーン、自家製クッキー鉄板一枚分、ブラウニー、そして飲み物を買い込みました。その日のうちに、ハンバーガーとポテトも食べ、ミルクシェイクを飲み、油っこいフィッシュ&チップスの食事もとって、ホワイトチョコレートの間食をずっと続けていました。

就寝時までには、私たちは二人とも疲れきって、お腹ははちきれそうでした。リーは気分が悪くなっていましたが、私の方は、自分の身体がどのように見えていて、どう感じているのかで頭がいっぱいでした。お腹はまるで妊婦のようで、どの姿勢であってもうまく横になれませんでした。理由は明らかですが、リーは私から目を離しませんでした。彼なしであれば、私はきっと嘔吐していたでしょう。胃のけいれんにもかかわらず、最終的に私は自分自身をかなり誇らしく思いましたし、自分が達成したことを笑うこともできたのです。

翌日、私は空腹を感じるまでは食べないと誓い、そうなったのは夜になってからでした。それに、私は体重増加を確信していましたが、体重は変わっておらず、それでさらにいっそう自信がつきました。これは私にとって本当の転機となりました――私は目標に到達できるはずで、食べ物が私を支配するのではなく、私の方が食べ物を支配できるのだと確信したのです。

何カ月間も、私はヨーグルト、バナナ、カッテージチーズ、パイナップルジュースなど、前から「安全」とみなしていたものを主に食べていましたが、毎日、一日三食と、食間に少量の間食をとるという約束を守ることにしました。はじめは回数が多いように思えたのですが、たとえ体重が増えても計画を遵守すると決めていました。実際、体重を知らなくてすむように、私は体重計に別れの手紙を書いた後で、それを金槌で壊したのです。決して再び数字には支配されない、と誓いながら。

とらわれていた監獄からは、どの監獄からであっても、釈放されたかったのです。その目標に向けて、私はそれまで「禁じていた」美味しいものを毎日一つ、罪悪感を抱かずに食べてもよいことにすると決めました。これは私にとっては全く目新しい体験で、驚くほど簡単にできました。私はその一回の贅沢を心から大切にするようになり、それは過食とはとても違っていたのです。ある種の食べ物への好き嫌いもできてきて、食べ物に「ノー」と言って断ることを学びました。自分がどのように食べているかに注目するようになり、食べる速度を落としました。食事中にはときどきBGMとして、気持ちを穏やかにしてくれる音楽をかけ、健康的に食べることは自分自身に対する愛情深い行為であると、口には出さずに言い聞かせました。とても長い間、私は自分自身にひどい仕打ちをしていたので、これは根本的にとても大切なことでした。

身体の中からの空腹の合図に気づくことにより、私は、自分の食べ物についての考えを、食べる「べきである」と思うものから、身体が実際に強く求めているものへと変えることにしました。身体の欲求を、私は長年無視していたのです。私は新しい食べ物を試し始めました。コントロール不能になることを非常に恐れていたので、これは私が挑戦したことのなかでも、最も難しいことの一つでした。とはいえ、食べるものを特定の食品に制限すればするほど、過食をしたくなることがあらためてわかったのです。そこで私は、より健康的なものを食べ、身体の生化学的なバランスをよくすることで、栄養状態を改善することに集中しました。時間をかけて自分の内側を見つめ、私が本当に飢えていたものを発見すると、満足と満腹感を経験しました。ときとして、私が渇望していたものは食べ物でさえなかったのです！　芸術の仕事をしたり、自分の中に生じている気持ちをきちんと表現したり、あるいは、ただ静かに座っていたりすることが、ときには最も大切であり、私の心をより満たしてくれました。

枕に顔をうずめて声が枯れるまで叫んだり、何時間も泣き続けたりすることもありました。大きな低反発マットレスを床に敷き、その上でリーとレスリングをしたり、低反発素材のバットでリーとくたくたになるまで闘ったりして、鬱積していた感情を、特に怒りを発散しました。私たちはボクシング用のミトンをはめ、リーは私が殴ることを許してくれました。彼はいつもわざと緩いパンチをしてきましたが、何度かは、私の顔にとても近いところを殴ってきました。サウナにも長時間入りました。これらすべてが、私の身体と心に落ち着きを与えてくれました。

私は子ども時代に所属していた教会の宗派以外で、スピリチュアルな問題を探究し始めました。異なる宗教についての本を読み始め、多くの素晴らしい精神的指導者のことを知りました。そして、これらの人々の生き方に感銘を受け、自分自身と他人に対してもっと愛情を示せるように努力しました。この流れに乗って、自分はよい人間であって、世話をされるに値するということを思い出せるように、ろうそくや花と一緒に自分の写真をドレッサーの上に置くことにしました。ある課題をこなし、それにより、私の価値観や信念が、私の両親、子ども時代、今の社会に影響されていることも明らかになりました。これらすべてを考慮に入れてみることで、心の真実を発見することができ、そして、存在の最も深いレベルにおける自分自身の姿に調和した生き方ができるようになったのです。これは私の心に本当の栄養を与えてくれました。

私にとって一番難しかった約束は、いつでも真実を述べるということでした。私は過食症に関する秘密を一番気乗りがしない相手に伝えることから始めました。ダグはとうとう私たちの別れが永続的なものになると受け入れてくれましたが、話を聞いて驚愕し、彼に思いきって告白したことを心からの思いやりの行為として受け止めてくれました。彼は、私が洗面所であれほど多くの時間を費やしていた理由をどうして尋ねなかったのかわからないと言いましたし、私がしていたことに悲しみを感じていました。この私の真実を伝えたとき、それまでになく私たちの心の距離は近づいたように思います。

一カ月ほどして、私は出しても出さなくてもよいと思いながら、知り合いたちに手紙を書き始めました。まず両親に、彼らと一緒にいるときにどのように感じるのかを伝えました。私は自分の回復について描写しましたが、両親に多くの関与を求めず、それを期待もしませんでしたし、実際のところ、大した反応もありませんでした。友人にも告白し始め、数人は私と縁を切ってしまいましたが、大半は関心を示し、同情的で、支援的でした。私は幼なじみへの手紙に次のように書きました。全寮制の学校で大量のオレンジを食べていた人です。「とうとう、私は食べては吐くことについて、人に話せるようになりました。この長い年月、自分のことを、異常で、ぞっとするほど嫌な人間であると考えて、どれほど恥じていたかわかりますか？」

だんだんと、私はただ自分自身であることが快適になっていきました。失敗しない完璧さと自

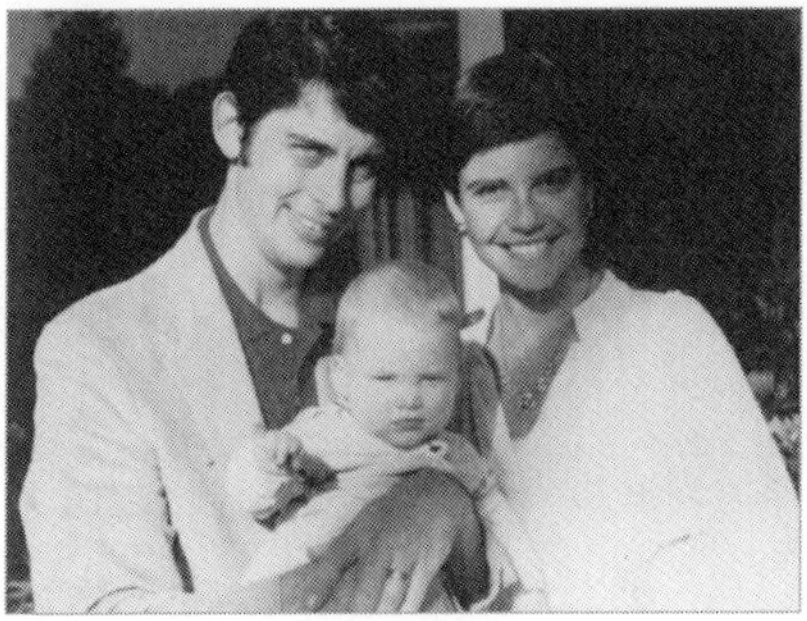

Eat Without Fear が出版された年、1980年の家族写真

立のイメージを保とうと常に必死でしたが、今では、内気さ、自分の意見、恐れを隠すことはやめたのです。自分が何者であるのか、またなぜそうなのかを理解し始めると、過食症がいかにうまく私に貢献してくれていたのかもわかるようになりました。過食症は私の友人であり、ストレスから守ってくれるクッション、安全装置であり、他のやり方がわからなかったときの表現方法だったのです。圧倒的な感情に麻酔をかける一つの方法であり、家族の中での自分の立場を主張する手段であり、実生活に関わりたくないときの隠れ家でした。とはいえ、依存としての過食症はそれ以外の行動を許さず、私を完全に消耗させました。そして、私は自分を取り戻すために懸命に闘いました！

回復の最初の数カ月間、私は何度も過食をしましたが、このような失敗は徐々に回数が減り、とうとう一年後には、二、三カ月に一度にまで減りました。ときどき過食をしてしまうと、リーと私は長時間話をし、またいつ話をするのかの予定も立てました。私はこのような失敗を学習の道のりであると考えるようにしました。次第に、一度の過食で振り出しに戻ることなどないということがわかりました。それは失敗ではなくて、ぶり返しの理由と、次回は何をすればよいのかを考えさせてくれる危険信号だったのです。このようにありのままの事実を受け入れることは、確固たる真剣な取り組みとあいまって、まさに私が必要としていたアプローチでした。過食エピソードはおよそ一年半で完全に収まり、その後、リーと私は *Eat Without Fear* という小冊子を書きました。過食をやめてから、今ではもう三十年以上になります。

継続的な回復

過食症は私という存在のあらゆる側面に浸透していたので、過食嘔吐をやめることは回復の一部にすぎませんでした。次第に、単純な会話から切迫した危機的状況に至るまで、あらゆる状況に対する見方や経験の仕方が大きく変化していきました。

当時の生活を振り返ると、最も大きく変わったのは食べ物との関係です。私はもはや逃げるために食べてはいませんでしたし、体重のことで頭がいっぱいでもありませんでした。空腹の信号

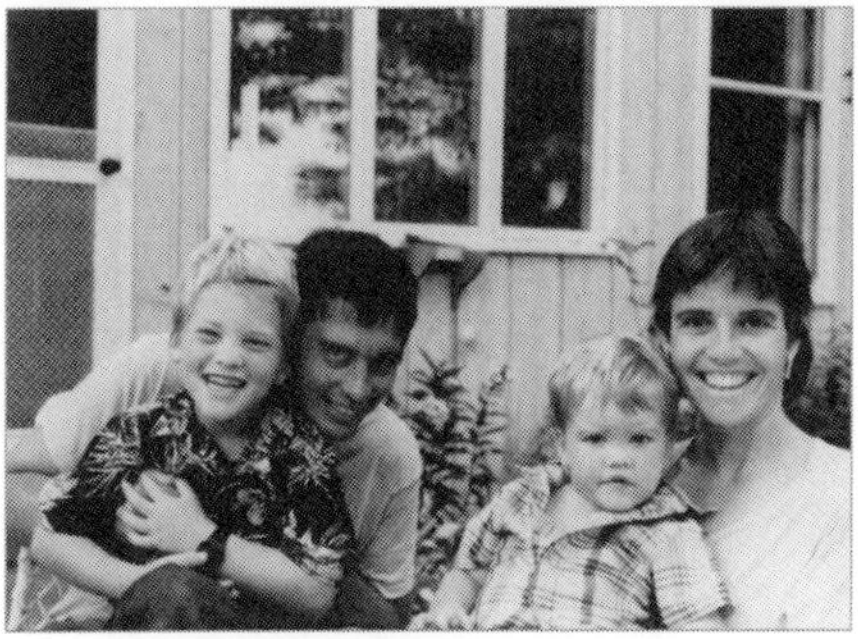

Bulimia: A Guide to Recovery が初めて
出版された年、1986 年の家族写真

に気づいて、それに応じて食べることができるようになっていました。もう食べ物を怖がることはありませんでしたし、栄養のある食事も、今まで禁止していたデザートも、すべて楽しんで食べることができるようになったのです。満腹になれば食べるのをやめ、おかわりすることにもお皿に食べ物を残すことにも良心の呵責は感じなくなりました。自分の中の食に対するルールに従うこともないですし、強迫的な儀式はやめました。本当に、怖がらずに食べられるようになったのです！

私は、自分の摂食障害は食べ物よりも感情に関連していると認識するに至りました。常時、内なる感情を麻痺させる代わりに、今では全く違う方法で人生を経験することができるようになりました。覚醒時に体験しているのは、大概は穏やかさであり、私自信に対する信頼です。ただし、幸福を感じたり、緊張したり、自分のことを誇らしく感じたりもしますし、イライラも満足も心配も悲しみも経験します！　私にはさまざまな感情があり、たいていの場合、私は――私のお気に入りである――愛情深い、という状態でいようと思っています。

過食症から解放されると、存在することさえ知らなかった、内なる自己というものと触れ合えるようになりました。私にも私なりの答えが数多くあるということを、誰も教えてはくれませんでした！　正直になり、直感を信じることで、この認識が出てきたのです。いったん、誠心誠意正直に振る舞おうと決めると、他人が望んでいると思うことについて心配しなくなり、自分自身の必要としていることに集中できるようになりました。自ら最善の決断ができると信じられるようになったことで、私を常に正しい方向へと導いてくれる、内なる自己を発見したのです。私はこの内なる自己の智慧に敬意を払うようになり、世の中でそれを表現してもよいのだと思うようになりました。この私の内なる自己は、それ以来私が行ってきた、すべてのことを導いてきたのです。

奇妙に聞こえるでしょうが、実のところ私は、過食症になったことに感謝しているのです。私が今日ここにあるのは、ある意味では過食症のおかげだからです。このような深刻な病気にならなかったら、私は幸せになるためにこれほどの努力をしなかったかもしれません。自らの価値観や理想を持ち、一生懸命に生きて、自分自身や他者を愛するためには、あらゆる障壁を乗り越えなければなりませんでした。怖がらずに食べることから、怖がらずに生きることを学び、そうしてようやく本当に解放されたのです。

締めくくりに、簡単なアップデートを書いておきます。リーと私は、私がダグと離婚してすぐに結婚し、その後ずっと深く愛し合っています。二人の立派な息子、ニールとチャーリーに恵まれ、二人とももう成人しました。私の「ギュルツェ」人形は一九七〇年代後半から八〇年代の前半にかけて大流行し（五十万体近くも売れました）、過食症に代わって縫製に長い時間を費やしたので、私はよく「縫って自分を治した」と言っています。それから、両親との関係は、彼らが他界する前に改善しました。部分的には、私が両親を許したからです。そして私は、自分の両親への接し方に関しても大目に見ることにしました。両親はそれぞれの家系にうつの既往があり、それが私たち全員の人生に影響していたことを再認識しましたし、私自身の繊細な性質と、このような遺伝的な要素が組み合わさって摂食障害になってしまったのだと認めるに至りました。孤立するのをやめて、ただ自分自身でいていいのだということを学んだので、この長年の間に、私は兄や姉たち、また多くの友人たちともより親しくなることができました。

Eat Without Fear は過食症のみを扱った初の出版物で、直後に私たちはこの話題に関する

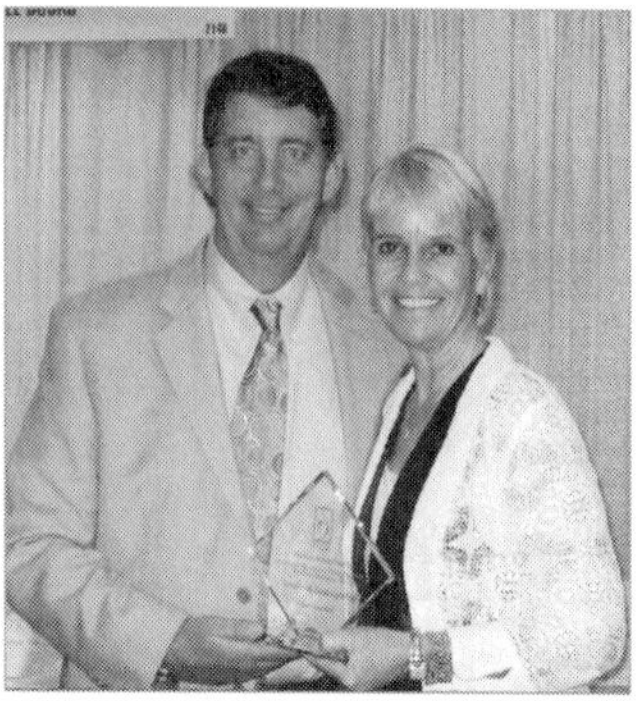

2008年、全国摂食障害協会からの賞を手に

小冊子をもう二冊書きました。これらを組み合わせて一九八六年に出版したのが *Bulimia: A Guide to Recovery* です。

この本は何回も改訂され、この二十五周年記念版にも全面的に最新情報が加えられています。リーと私は、摂食障害を専門とする私たち二人の出版社、ギュルツェ・ブックスのために、他にも多くの本を著し、編集してきました。私たちの本は数カ国語に翻訳されていますし、複数のウェブサイト（Bulimia.com、EatingDisordersBlogs.com、EatingDisordesReview.com を含む）もあります。また、私たちが毎年発行する *Gürze Eating Disorders Resource Catalogue* は、摂食障害の分野で最も広範囲に使用されている出版物であり、何百万冊も配布されています。

摂食障害の分野は、当時から比べればかなりの成長を遂げ、私たちも自分たちの職業生活をこの分野に捧げてきました。八〇年代初期、全国放送のテレビで過食症について初めて語ったのは私でしたし、この間、リーと私はそれぞれが数えきれないほどマスコミからインタビューを受け、大学や専門家の会議で話をし、摂食障害に取り組む全国組織のすべてに関わってきました。これらの組織のいくつかが、私たちの貢献に対して賞を与えてくれました。

長年、「ギュルツェ」は夢に出てきた名前にすぎないと思っていました。けれども、およそ十年前のある日、リーと私は方言を研究している人に出会い、その人は「ギュルツェ」はドイツのバイエルン奥地の農民たちの間で交わされる挨拶に似ている、と確信をもって言ったのです。これは直訳すると、「神様への挨拶」、または「こんにちは、あなたの中に神様が見えます」という意味だそうです。この奇跡のような、夢に出てきた名前は、私が真実であると信じていることを正確に伝えています。つまり、すべての人が愛の源泉を内に秘めているのです。私の過食症からの回復はこの考えに導かれていましたし、あなたの回復もそうであることを願っています。

第Ⅱ部　過食症から回復する

第3章 さあ始めよう！

やめると決心する

あなたは過食嘔吐をいつでもやめることができる、あるいは将来のある時点でそれが魔法のように消えると考えているかもしれませんが、過食嘔吐サイクルには強度の依存性があり、決定的な終止符を打つという決断をしないかぎりは、いつまでも継続する――おそらくさらに悪化してしまう――というのが真実です。やめると決心することは、「明日」にはよくなるはずという摂食障害思考に頼るものではなく、自由になるためにすべきことを何でも今すぐするという意味です。

回復することを勧める理由はいくつもあります。長生きするため、より健康的な生活を送るため、人々と誠実な関係を築くため、より創造的な自分に気づくため、食べることから喜びを得るため、心の平和を経験するため、お金を節約するため……リストは無限に続きます。けれども、理由が何であるかはほとんど問題ではないのです。大事なことは、あなたに過食症以上に望むものがあるかということで、それがあれば、決意、勇気、前向きな態度が湧き出てきます。そこで、自問してみてください。あなたにとっては、何が重要なのでしょうか？

回復への道筋は、一人ひとり皆違います。比較的楽にできる人もいるかもしれませんが、即席の治療のようなものはありません。過食症ほどに複雑な障害からの回復は、成功したり、失敗したり、新たな発見があったり、問題を解決したりという過程から成り立っており、これで終わり、と定義できるようなものではないのです。多くの人たちが、過食嘔吐行動をやめられたときに「回復した」と考えますし、確かにこれは重要なゴールではありますが、私が「完全なる回復」と呼ぶもののほんの一段階にすぎません。最終的には、ストレスがかかったときに過食嘔吐に頼ってしまわないように、過食症行動に駆り立てられてしまう大本の原因を探究しなければなりません。その過程で、おそらくあなたなりの「回復した」の定義も変わってくるでしょう。

これは極めて難しい課題であり、簡単に答えを出すことはできないでしょう。生命を脅かすような行動ですらも、何らかの形であなたを守ることに役立っているのであれば、やめることは難しいのです。その保護を手放すことは脅威となります。自信や経験が乏しいと、不確かな未来に直面するための「対処方法」を持っていないように感じられるかもしれません。けれども、最初の一歩を踏み出せば、支えは得られます。やめるという決断をすれば、回復が始まるのです。

この決断をする理由は人それぞれで、以下の実体験がそれを物語っています。

自分の行動を止められる人間は自分だけだという認識が、回復への道を歩み始めるのを後押ししてくれました。すべて、私次第だったのです。

十七年間の摂食障害という服役は長かったです。刑期を終えました。やっと自由を勝ち取ったのです。私の場合、回復するために、何をしたとか、何かあったとかいうことはなく、あったのはただ、生きることがすべきこと、という実存主義的な決意であって、私はそれを今も信じています。

本当のところ、決定打は過食嘔吐をやめるという決断でした。その後、私は自分自身を大目に見ることができるようになり、完璧を求めたくなる気持ちも放棄できるようになりました。普通の食べ方をすることには波及効果のようなものがあって、やればやるほど、もっとやりたくなりました。過食嘔吐衝動を止めるのには二年間かかりました。

この六カ月間、過食嘔吐をやめることに関する情報を集めて過ごしました。けれども、具体的に何かをすることはあえて避けていたのです。今、ためらいながら、震えるように、最初の一歩を踏み出したところです。

回復期にある過食症患者さんの中には、身体的な合併症が原因で、自分の行動に疑問を持つようになったと述べる人もいます。しかしながら、副作用を知ったからといって、やめられるわけではありません。栄養、健康、心理学の「専門家」になっていたと振り返る人たちもいます。けれども、知的レベルでは過食が不健康であると理解していたものの、変化に向けての誠心誠意の取り組みにはなおも抵抗していたのです。ある看護師さんは自分の身体的な問題をとても具体的な医学用語で説明できましたが、友人でもある医師たちにはそのことを隠していたのです。十五年間の嘔吐のせいで、歯科治療に何千ドルもかけていた三十八歳の女性は、身体への害がもっと重篤なものでなかったのは幸いだったと言いました。ときとして、医学的な緊急事態が回復への第一歩につながっているのです。

低カリウムによる心臓の問題での緊急入院は、前もって計画していたものでも意図的なものでもなかったのです。その後、私は、「一時的な応急処置」はやめて、決して嘔吐することはありませんでしたが、これは心理的にはとても困難なことでした。

私にとって大きな変化をもたらしたのは、無数の日常的な過食嘔吐のせいで健康が損なわれた末の臨死状態でした。栄養不良となり、両方の肺が炎症を起こし、結腸けいれんと低血糖症も発症したのです。最終的には三週間も入院しました。退院後、八週間、週に四日、一日六時間のデイ治療プログラムに参加しました。これで人生が変わったのです！

妊娠がきっかけになり、やめられた人たちもいます。自分の身体に対する敬意を新たにし、生まれてくる子どもへの愛情を持ったからです。

妊娠してから、私の過食／拒食行動はほぼ全面的に収まりました。この子への愛情をとても強く感じているので、自分自身も愛したいのです。他者への深い思いやりの感情が、ときには回復の道へと向かわせてくれるのです。

私の回復において最も大きな影響を与えたのは、妊娠したことと出産したことでした。自分の身体の役割に対して新しい視点を持ったのです。痩せたいという外から動機づけられた願望、つまり、美と幸福についての社会的な決まりに適合することは、もはや私にとってどうでもよくなりました。これにより、自分独自の基準を見つけたり、感じたりするチャンスが得られましたし、新しくて競争的ではない、妊婦としての視点から「他人の期待」を疑問視するようになりました。

私は未熟児を出産し、その子は三週間しか生きられませんでした。十四年間の過食症が、どのような形であれ、私の身体の妊娠への対処能力に大きな影響を与えてしまったのだと確信しています。この経験が「私を永久に治す」に足るものだと考えましたが、息子が亡くなってから三週間ほど経って、私は長年の習慣に戻ってしまいました。今また妊娠しているのですが、この子は失いたくないので、今では正常な食事をしています。

過食の代わりに行うこと

代わりになるものがなければ、何かを放棄するのはとても難しいことです。過食症の代わりに、あなたは何をしますか？　何らかの方策を準備する必要がありますから、これは前もって考えておくことが大切です。必要な手段を集めて、あらかじめ計画を立てましょう。あなたを愛してくれて、支援してくれる人たちとのつながりを持ちましょう。本を読んだり、入浴用のろうそくを用意したり、活動的に過ごそうというのであれば、新しいスニーカーを購入したりしましょう。

以下に挙げたのはそんな活動の一例です。他の何千人もの人たちにとって役に立ったものであり、あなたの役にも立つことを願っています。過食への誘惑に駆られたら、「すぐにできること」のリストから一つを選んでやってみてください！　今後の過食を回避する方法を事前に準備しておくため、「短期」リストを作ってもよいでしょう。いつでも、どのようにでも、あなた自身の案を追加して、これらのリストをあなたらしいものにしてください。結局は、あなたの回復なのですから。

根本の問題に最終的にどのように対処するかに関わりなく、今使える対処方法が必要です。今日、冷蔵庫か食器棚の扉に、あなたのできることリストを貼ってください。

《過食の代わりにすぐにできること》

◆過食を十五分間延ばす。タイマーをセットします。十五分という時間があれば、次に何をしたらよいのか十分に考えられるでしょう。

◆歯を磨く。シャワーを浴びるか、温かいお風呂に入る。

◆過食しそうな食べ物を水につけてしまう。

◆過食への誘惑がある環境から離れる。公園、図書館、その他の安全な場所に行く。ドライブをする。

◆支えになってくれる友人に電話をする。

◆パニック状態になったら、深呼吸して、リラックスする。十まで数えながら深く息を吸い、それから息を止め、同じように長い時間をかけて吐き出します。これを数分間繰り返して、不安に思っていることについて徹底的に考えます。私は何を感じているのか？　今、起こっていることに対処できるか？　私は安全か？

◆何か他のことに心を向ける。ネットサーフィンをする。音楽をかけるかテレビをつける。落ち着くのに十分な時間、過食への衝動から自分自身の気持ちを逸らしましょう。

◆攻撃的な方法で感情を外に出す。サンドバッグを思いきりパンチするか、枕に顔を伏せて叫びましょう。安全と思える人を相手にレスリングをしましょう。ベッドをテニスラケットや野球のバッドで叩きましょう。

◆泣く！　泣くことは、大いなる発散になります。

◆身体的な活動をする。散歩するか、ジョギングするか、泳ぐか、自転車に乗りましょう。ゴルフボールを打ったり、テニスをしたりしましょう。

◆日記を書く。心の奥を正直に。同じパターンや何らかの進歩を探すため、前に書いたことを振り返ってみましょう。

◆次の二つの質問について考える。「この過食をすることのよい点は何で、悪い点は何か？」「やるだけの価値があるのか？」

◆過食しようとしている食べ物をリストにし、それを封筒に入れ、捨ててしまうか、燃やしてしまう。

◆絵を描く、楽器を演奏する、縫物、編み物、刺繍、木工など、好きな手工芸に励む。

◆いざというときの緊急カードを作り、それを使用する。各カードには、次の例のように、ステップごとの指示つきでアイディアを一つ書きましょう。「庭仕事をする——一、園芸店に出かけて種、苗、肥料を買う。二、帰宅して植え始める。三、庭に感謝と祝福を述べる。四、友人あるいは隣人に庭を見せる」

◆過食の真っ最中に食べることをやめる。不可能に思えるかもしれませんが、やった人たちはとても強力な達成感を得られたと言います。落ち着けるように深呼吸をしましょう。食べることや嘔吐をやめるためなら、できることは何でもしましょう。後で、あなたの感情を日記に書いたり、支援者と一緒に振り返ったりしてみましょう。

◆別個に「過食しない！」日記をつける。時間、日付、場所を記し、また、過食の代わりに気を紛らわせたり、自分自身を慈しんだりするためにしたことを記録しましょう。ニコニコ顔のマークを加えましょう！　気分が沈んでいるときや瀬戸際だと感じているときには、この日記を見直しましょう。

《過食をしないための短期計画》

◆過食の代わりに「すぐに」できることを自分なりに書き出してみる。実際に有効な方法がいくつか見つかったら、それらを繰り返し、同じような選択肢をどんどん追加していきましょう。

◆日課にリラックスすることを取り入れる。ヨガのクラスに入るか、定期的に瞑想しましょう。あるいは、単に人々から離れて静かな時間を持ち、一人で考えましょう。

◆感受性が強く、共感的で、あなたの気分をよくしてくれるような友人との交際を模索する。摂食障害を克服した人なら特に共感してくれるでしょう。

◆長く会っていなかった幼なじみに電話をしたり、訪ねたりする。幼なじみの行方を捜しましょう。お互いの人生について、積もる話をしましょう。幼なじみであれば、あなたを批判することはまずなく、自分たちのそれぞれの物語を正直に話し合えるでしょう。

◆コンサート、美術展、舞台、博物館など、文化的なイベントへの参加を計画する。出かける前に、そのテーマについて下調べをしていきましょう。例えば、交響楽団の演奏会に行くのであれば、その曲を事前に聴いて、作曲者について勉強しておきましょう。この種の個人を豊かにしてくれる活動は、過食の代わりになり得ます。

◆自分の人生についてのリストを作る。好き嫌い、目標、優先事項、達成できたこと、すべきこと、連絡をすべき人々など。リスト作成は思考を整理するのに適しています。思考に渦を巻かせておかずにすみます。

◆励みになるように、過食や嘔吐をしなかった日にはカレンダーに大きな星印をつけたり、貯金箱にお金を入れたりする。（短期的なものでも、長期的なものでも）何かしらの目標に到達したら、自分自身にご褒美をあげましょう。

◆休暇をとる。通常の日課から離れて、その間は過食嘔吐をしないと決意しましょう。出かけている間は「新しい」あなたになって、帰宅後もその態度を維持する方法について考えましょう。

◆もっと頻繁に微笑んだり、誰かのことを抱きしめたりしましょう！　人というのはたいてい恥ずかしがり屋だということを覚えておいてください。うなずいたり、帽子をちょっと触って挨拶したりといった、ささやかなことで、誰か他の人の気持ちもよくしながら、自分自身に対する感じ方も改善できるかもしれません。

注意：このようなアイディアは、本書の他の部分（特に第5章と第8章）にもたくさん掲載しています。

現実的な目標を設定する

有効な回復に向けての方策の一つは、失敗ではなく成功という枠組みの中で頑張ることです。これが意味するのは、目に見える結果を生み出す、小さくて達成可能な目標を設定するということとです。治療者に電話をするにせよ、日記を書き始めるにせよ、あるいは単に否定的な思考をより肯定的に枠づけし直すにせよ、小さな目標の達成は大きな自信と継続への動機を与えてくれます。弁護するわけではないのですが、つまずいて過食をしたとしても、あなた自身とあなたの行動を誘発するものとをよりよく理解する機会となり得るので、次回は同じように過食しなくてもすむかもしれません。回復の早期段階では、あなたの現在地と目的地の間の距離は果てしなく感じられるかもしれませんが、小さな一歩を重ねていきましょう。リストを作成し、どの項目が今すぐ、この瞬間にできることなのかを考え、実行してください。

以下の引用は私の最初の小冊子 ***Eat Without Fear*** を八〇年代初めに読んだ女性から送られてきたものです。彼女はそれまでの二十八年の人生の中で、十二年間を、拒食症から過食症になって生きていました。彼女は最初、過食症であった他の誰かが「よくなった」ことを知って安堵し、過食なしで数日を過ごせました。けれども、すぐに支援的であった夫に告白して、専門家の治療を受けなければならないと思いました。彼女が私に連絡をくれた頃には、回復して数年になると説明してくれました。以下は、彼女の初期の回復ぶりを描写したものです。ちなみに、私たちはその後もずっと連絡を取り合っていて、現在、三十年近く経ったのですが、彼女は食の問題からは完全に解放されたままです。

はじめのうちは、私にとりついて離れなくなる衝動と闘うために、何か他のことをするという、とても意図的で難しい決断をする必要がありました。吐かないと決めるたびに、それが私の回復に向けてのリストに追加できる経験になるのだと、受け入れるようにしました。そのおかげで、私はどの失敗も受け入れることができたのです。なぜなら、失敗は「よくなっている回数」を減らすものではなかったからです。一度の失敗はすべてが失われたという意味ではなく、私は嘔吐へとつながってしまった状況について検討するために、つまずいた経験を利用して、そこからある種の状況を回避することを学びました。私はもっと自分を受け入れられるようになり、それで自分自身についての感じ方が改善しましたし、嘔吐した後と嘔吐しなかったときの感じ方についても注意深く検討し始めました。私の中で、自分自身と自分の回復する能力に対する信頼感が増していきました。

繰り返し述べてきたように、回復というのは継続的なプロセスです。私に自分のことを語ってくれた人たちは皆、回復とは、異なる方法を試し、プレッシャーに耐えること、自分自身を大切にするという誓いを破ってしまうたびに再度挑戦を始めることの繰り返しだと話してくれました。事実上全員が、治療の早期段階では過食嘔吐のぶり返しを経験していましたが、「一気にやめられた」稀な人たちでさえ、かつては引き金となっていた感情や誘因を解明するために、過食症行動の下にあるものを掘り下げてみなければならなかったのです。多くの人たちが現実的な目標を設定するように努力したと述べ、なかには簡単な約束事を自分自身としてみるという実験をした人たちもいました。

私は、嘔吐をしなかった日には、自分自身に「ご褒美の星印」のシールをあげていました。小学校でもらっていたような、ピカピカのものです。どういうわけか、これが有効でした。

私は一日の計画を立てて、スケジュールを守っています。行き当たりばったりになって、孤独だ、空腹だ、することがない、などと感じた瞬間にパニックに陥らないようにしているのです。小さな目標を設定して、達成しています。チェックリストも使っています。

一夜にしてよくなるという考えにとりつかれないように努力しています。時間がかかるということをやっと受け入れることができました！　今では、かつての過食に比べたら、少ない量を食べたところでやめることができるようになりました。ベーグル六個ではなく、二個という具合です。私の治療者はこれを、「分別ある量」と言います。私の過食は大幅に軽減しました。かつては一日のすべて、生活のすべてだったのです。自分を大切にすること、愛することが本当に役に立ちますし、あきらめないことも大切です。いつだって明日があるのです。

過食なしで過ごせた日には五ドルを貯金箱に入れて、欲しいものを買うためにためていました。そんなふうにお金をため続けていたら、今では五万ドル以上にもなっていたでしょうに！

過食後にいつも経験していた苦痛を思い出すことで、過食を防ぐようにしています。代わりに、やる気を感じられないときでも、自分自身にとってプラスになることをしています。そうすると、自分のしたことによって、本当に気分がよくなるのです。このパターンに慣れるには長い時間がかかりました。その間ずっと、少しずつ少しずつ進んできたのです！

助けを求める

私は、回復におけるとても大切な一つの段階は、他の誰かに助けを求めることだと信じています。摂食障害とは、秘密にすることで、さらにその秘密が大きくなり、そのせいで人を孤立させてしまうという副作用があるのです。

過食症の人の大半は、夫、恋人、親、ルームメイト、または他の誰かに、過食か嘔吐の現場を目撃されることを恐れています。嘘をつくのが巧みで、真実に困惑しており、また、便器の上で顔を下に向けている姿こそ自らの価値を正確に描写していると考えているのです。過食や嘔吐という行為が嫌悪感を与えるばかりではなく、それをしている理由で、自分自身もまた嫌悪すべきものとなってしまいます。過食症の人は、これほどのひどい症状を抱えていることを知らせて他人を不愉快にすることや、弱い、完璧でないと判断されることを恐れています。そして、自分が人々にとっての重荷になっているかのように感じるのです。過食症なしでは、自分が何者なのかもわからないのですが、自らそれを放棄する前に、誰かが自分の自分らしさを取り上げてしまうのではないかと恐れています。回復はまた、コントロールの喪失や体重増加を意味するように思われ、両方とも恐ろしいのです。

あなたも摂食障害の背後に隠れて他の人々から孤立してきたのであれば、支援を求めたり、受け入れたりすることはとても難しいでしょう。健全な人間関係の築き方を知らなかったり、忘れていたりするかもしれません。けれども、まさにこれこそ回復期にあなたが学ぶことになるものです。みなさんの能力と準備段階に応じて、一度に一つずつの関係を習得するのです。自分のニーズをうまく筋道立てて伝達する、同意できないときに「ノー」と言う、あらゆる種類の感情を表現する、などの技能を実際に練習することがとても大切です。愛情を注いだり受け取ったりすることがどのような感じなのか、新たに発見することになるでしょうし、これはかなり気分のよいものです！　真の自分の姿を発見して、それを人と分かち合うことに喜びを見出すでしょう。それがたとえあなたの治療者だとしても、たった一人でも安全で信頼できる人に心を開くことができれば、この回復の過程で、今までは未知なるものであった新しい存在の仕方を発見したことになるのです。

誰かから支援してもらうことの重要性は、言葉では言い尽くせません。人と人との間の敬意と愛には、絶大な治癒力があります。言葉を交わさずに、共感的な支援者がいる場にただ座っているだけでも、とても深いレベルで私たちに影響する可能性があるのです。人との関係は私たちを落ち着かせ、元気にし、私たちの可能性を最大限に引き出し、愛されてもいれば愛してもいると感じさせ、世界の中における私たちの存在を肯定してくれます。他人の目には、私たちの真の姿が映し出され、それだけでも十分と感じられるようになるのです。

秘密にすることや嘘をつくことをやめて正直になることは、恐ろしく思えるかもしれませんが、大きな安堵をもたらします。過食と嘔吐は多くのエネルギーを消耗しますが、それを隠しておくことにもエネルギーが要るのです！　思い出してみてください。過食とは、内なるあなたを反映するものではなく、人生に対処するための手段であり、これまであなたが知っているかぎりでは最善の方法だったのです。ですから、「適任」と思われる人を見つけて、一人ずつチームに入れ、あなたの応援グループをつくっていきましょう。

チームは「適任」のメンバーで構成されるべきであると述べたことに注意してください。誰もがこの仕事に適しているわけではないのです。最高の支援者はあなたを無条件に受け入れてくれるべきで、判断されたり非難されたりする恐怖なしに、事実のすべてを怖がらずに伝えられる相手です。支援者は、食と体重をめぐる行動は単なる症状にすぎないのだと理解できるように、摂食障害について学んでくれるとよいでしょう。支援者は聞き上手であるべきですが、あなたの言うことに異議を唱える必要があると思ったときには率直に主張できる強さも必要です。あなたがゴールに到達できるよう援助すべきなのです。そして、あなたもそうあるべきですが、回復のプロセスに対しては忍耐強くあるべきです。

支援チームのメンバーにふさわしい人たちとは、訓練を受けた医療専門家、親やそれ以外の近親者、友人、聖職者やスピリチュアルな助言者、好きな教師などです。回復を経験しているメンターも非常に優れた人材でしょう。回復したメンターは、あなたが経験していることをとてもよく理解でき、治癒過程全体に対する貴重な洞察を与えられます。地元の治療者を介して、「回復友達」を見つけられるかもしれませんが、オンラインのメンター・ウェブサイトも存在します。

私に電話をくれる人の中には、自分の状況を打ち明けるのは私が初めてという人も珍しくありません。このような人たちに私はいつも、「次に」その状況を打ち明ける人物、親しい人で、安全であり、親切に、判断なしで反応してくれるだろうと思える誰かを探すように勧めています。通常、支援する側は助けを求められたことを喜ぶものです。自尊心をくすぐられるのでしょう。ある大学生は、私の助言をさらに押し進めて、寮の同じ階にいた全員の支援を得ました。彼女は自分の問題を公にし、過食をやめられるように全員に助けてほしいと求めたのです。すると、皆が全力で応じてくれました！

回復早期の人はほとんどが、正直になることは克服すべき障壁の中でも最も難しいものであったと認めますが、以下のコメントは、全面的に正直になることとよい支援を得ることの重要性を示しています。

四年間も隠していた夫に伝えたことが、私にとって最大の助けになりました。夫は支援的ですし、夫に嘘をついていないので、私はもう自分をひどく嫌わなくなったのです。家族と治療者に話したことも、私を大いに助けてくれました。

私は友人に毎晩電話をしてもらい、彼女に自分のしたことを伝えるようにしました。彼女に話すのだという心構えがあったので、一日の早い時間に吐かないぞという決意をしやすくなりました。

信頼している女友達二人に告白して本当のことを伝えると、孤立感がずっと減りました。二人が私のために祈ってくれて、継続的に支援してくれたことは、私にとって大きな意味がありました。たとえ大嫌いな摂食障害を抱えていたとしても、私は自分が人として受け入れてもらえるのだと学びました。

私はほとんど嘘で固めたような人間になってしまっていて、どれが本当でどれが嘘なのか、区別するのが大変なほどでした。正直になって自分の不完全さを認めたらどうしようもなくなると恐れていました。私にとって自由になるということは、常に真実を語るということであり、このように不完全で人間味のある自分そのものを受け入れるということでもありました。

私の過食症について話したとき、親しい人たちのほとんどが私を拒絶しなかったという事実が、大きな違いをもたらしました。

私の友人で、八年間拒食症と過食症を経験し、完全に回復してから三年経つという彼女に話をすると、いつも救われます。

●他の人々に助けてもらう

回復に励む人たちの集団療法もとても効果的な場合があります。このような治療に参加してみたいと思うのなら、探し方がいくつかあります。

担当の治療者、摂食障害の治療施設、学校のカウンセリングセンターは、摂食障害からの回復に特化した**集団療法**を行っている可能性があります。これらには通常、専門家が関わっていて、参加費用を取るものもあり、決められた期間（週単位や月単位で）運営されますので、参加している人たちはかなり安定しています。

他の選択肢は、アメリカ神経性食欲不振症・関連障害協会（ＡＮＡＤ：The National Association of Anorexia Nervosa and Associated Disorders）のような組織により、無料か少額の寄付を払うことによって運営されている**サポートグループ**です。ＡＮＡＤのグループは、必ずではないのですが、通常、セラピストか資格のあるファシリテーター（進行役）により運営され、ほとんどの州でグループが開催されています。

　過食者匿名会（ＯＡ：Overeaters Anonymous）と食物依存匿名会（ＦＡＡ：Food Addicts Anonymous）は**自助グループ**で、アルコール依存症者匿名会（ＡＡ：Alcoholics Anonymous）の原理原則と、摂食障害は依存症であるという信念に基づいています。両方とも断絶モデルに従い、食事計画を使い、新メンバーが回復の十二ステップを進んでいく際には、スポンサーと呼ばれる経験豊富なメンバーが協力してくれます。しかしながら、ＦＡＡはこの嗜癖が生化学的な病気であり、砂糖、脂肪、小麦などの特定の食物の回避が回復には必要であるという信念に基づいています。ＯＡとＦＡＡが役に立つと言う人もいる一方で、効果がないと言う人もいます。断絶モデルは食べ物に注目することに違いはなく、この方法はあなたには役に立たないかもしれません。その一方で、特に回復の早期段階では、これらの構造があなたにとっては効果的かもしれません。みなさんそれぞれに、異なる方法が役に立つかもしれないのです。いつでもやり方を変えてもよいのだという認識を持ちつつ、何であれ、あなたにとって一番有効なものを試してみてください。

　最後に、インターネット上の**チャットルーム**（専門家か回復した人がモニターし、司会進行役をしているものが好ましいでしょう）も、回復に向けての考え方や成功体験を交換し合う、もう一つの方法です。他にも、ヨガ、瞑想、自己啓発クラスなどを通して仲間を見つけることもできるでしょうし、このような場では必ずしも食べ物の問題ではなく、あなた自身の最も素晴らしい面を再発見することに重点が置かれています。

私は集団療法をお勧めしています。大勢で頭を寄せ合えば、問題に対する異なる考え方が出てくるものなのです。

私が自分の経験から見出した、過食症から回復するうえでの最高の鍵は、自分自身を表現し、人に助けを求めることでした。他の過食症患者さんと話し、人々に私の話を聞いてもらうことで、自分が何者であるかという感覚を獲得し、不安や怒りから解放され、自分は大丈夫なのだという安心感を得られたのです。

今日まで、七カ月以上も嘔吐はしていません。それは私の中で、運命的な奇跡だと思いますし、他の理由としては、自分の本当の姿を人に見せてもいいと思えるようになったことがあると思います。

どのサポートグループであれ、正直な感情を表現し合える場であれば、本当に力になると思います。孤立することは、過食症患者にとって最大の敵なのです。

私にとって一番役に立ったのは、集団療法でした。おかげで同じ問題を抱えた他の人たちと会えましたし、そこは正直になれると感じた唯一の場でした。

●人間関係以外の何かに助けてもらう

援助とは、ユニークな、さまざまな関係を介しても見つけることができます。私に手紙やメールをくれる多くの回復期の人たちが、ペット（馬から魚まで！）が与えてくれる無条件の愛にとても助けられていると言っています。自然の中を歩くと、うつや不安から解放されると教えてくれる人もいます。お気に入りの本、ウェブサイト、映画の登場人物に支えられていると感じる人もいます（Cutts, 2009）。海辺で拾った貝殻や道端の石ころでさえ、あなたに「呼びかけてくる」かもしれません。このように何とでも、その関係が外界とつながり合っているという深い気持ちを呼び起こして、あなたの、自分には価値があるという感覚を肯定してくれるのです。

犬を飼い始めてから、過食症症状が激減しました。犬は私の人生に欠けていた、受け入れてもらうこと、パートナーを持つこと、誰かを愛して大切にすることの象徴だったのです。次第に、私は自分自身のことも受け入れて大切に思えるようになりました！

何かインスピレーションを得たいときには、近くの山中のお気に入りの場所に行きます。自然の中にいると落ち着いて、大宇宙という尺度で計れば、自分の問題なんてちっぽけなものだと感じられます。どういうわけか、それで私の「自己」ともっと触れ合えるような気がするのです。

家族に助けてもらう

摂食障害からの回復では、家族が一番の協力者となり得ます。あなたの年齢やあなた方の関係には関わりなく、家族はあなたの人生に、そしてある程度は過食症に、深遠な影響を与えているのです。明らかに、あなたが家族と住んでいるかどうか、あるいは誰かと恋愛関係、婚姻関係にあるかどうかによって、家族から得られる支援のレベルは変わってきます。あなたがまだ若くて親と同居しているのであれば、家族の方に回復のプロセスに参加してもらうことを強くお勧めします。また、独立して生活しているとしても、親きょうだいから助けてもらうことはできるでしょう。最後に、誰かと真剣な恋愛・婚姻関係にあるのならば、その人が味方になってくれるはずです。これらの状況をそれぞれ見ていきましょう。

●家族と同居している場合

親があなたの過食症について知らないのであれば、ぜひ率直に話をしてみましょう！　もしもすでに知っているのであれば、回復を目指していて、親に助けてほしいと思っていることを伝えましょう。率直に言いますが、親の知らないうちに過食症から回復するというのは、事実上不可能だと思います。

親は子どもの痛みを感じるものですし、親ほどあなたを助けたいと望む人は他にいません。とても思いやりのある親なら何でもしてくれるでしょう。あなたの話を聞き、あなたの治療と回復に参加し、あなたの感情を尊重し、治療費を支払い、無条件に愛してくれるでしょう。そのような家族に恵まれているのであれば、家族を基盤とした治療法は、あなたにとってかなり効果があるかもしれません。この方法は「モーズレー」方式と呼ばれていて、親が子どもの食に責任を持ち、一家全員であなたの回復を支援しようとするものです。

けれども、「完璧な」家族でさえも、摂食障害は通常、何らかの形で患者さんの家庭環境が影響していいるものです。コミュニケーションの難しさや葛藤の解決方法など、家族の力学を探究していくと、肯定的な家族関係の基盤を新たに作り出せるかもしれません。親やきょうだいも、あなたの直面している同じ問題（体重についての偏見、女性の役割、人と親密になること、スピリチュアリティ、自尊心の低さ、自分のニーズを満たすことなど！）について、それぞれの考え方を見直す必要があるかもしれません。あなた以外の家族は過食嘔吐をしていないとしても、あなたと同じような不健康な考え、傾向がいくつかあるかもしれませんので、そうだとすると、それはあなたの回復の妨げになるでしょう。

家族療法は、家族全員が参加できるとしても、参加できる人が限られているとしても、この種の家族の問題を探究する絶好の機会です。それは、訓練された、客観的見方のできる専門家を交えて、家族全員が考えていること、感じていることを表現できる安全な場です。家族に対して、一人では怖くて言えないことでも話せる場となるのです。あなたの家族は、摂食障害に関しては家族も本人も責められるべきではないけれど、回復に向けては家族全員が参加できるのだ、ということを理解できるでしょう。そして、家族療法家と共に、あなたとあなたの家族は、どのような問題であっても解決に向けて協力していけるでしょうから、あなたはひとりぼっちで治療の全責任を負わなくてもよいのです。

自分にとって必要なことを満たすための効果的な表現法を習得することと、家族療法を組み合わせた場合、回復にとってとても有効であることが研究によって示されています。場合によっては、未成年者を診る治療者には、家族療法が義務づけられます。理想的には、家族療法では、過食症の本人だけが支援されていると感じるだけでなく、家族全体の力動が改善して家族全員が肯定的な影響を受けられるよう、家族全員の相互関係を改善させるという共通の目標を設定します。ときとして、司会進行役がいて、数家族が集まる複数家族集団療法も有効です。この種の治療では、それぞれの家族が自分たちの経験を披露して共有し、必要な援助が受けられる機会が与えられます。摂食障害の子どもを持つということは恐ろしい体験ですし、親には自分の懸念を言葉に出し、他の家族に質問をして、安心させてもらえる場所が必要なのです。あなたもまた他の家族の関わり合い方を目にして、あなたにとって一番よいやり方を試してみることができるでしょう。

人々が私に自分の話をしてくれるときには、それぞれの家族のことが必ず関わっているのです。

私の過食症状は九割方減りましたし、このことでは両親に心から感謝しています。両親はとても支援的で、私が助けを必要とするときにはいつもそこにいてくれました。

私の回復で最も助けになったのは、母に日曜日の夜、自分のことを話すことでした。過食嘔吐なしで丸一週間を過ごした後、母に私が達成できたことを伝えるのです。母の安堵した表情を見るだけで、その一週間に遭遇したつらい出来事を乗り越えるのに十分でした。それぞれの週が過ぎていくにつれ、吐かずにいることがどんどん楽になりました。嘔吐を考えることさえなく、丸一日が過ぎていくようになりました。

思春期に差しかかったとき、父が私を避けるようになったと感じ、私はそれが自分の体重のせいだと考えました。両親に自分の嘔吐についてありのままに話したとき、父は偽りのない愛情と気遣いを示してくれました。父が私の人生にもう一度参加してくれたことが、何よりも助けとなったのです。

あなたが家族の一員ならば、自分にはカウンセリングなど必要ないと思い込んで、過食症の本人にだけ治療を強要しないでください。家族は、本人が病気になる過程で、あるいは回復の過程で、重要な役割を演じているのです。あなた自身とあなたの対処方法をよく振り返ってみてください。

私の両親に対する見方は大いに変化しました。嫌悪感が、愛情と理解に置き換えられたのです。両親は、今では正真正銘の愛情を示してくれて、私たち全員がお互いにより正直になりました。

●独立して住んでいる場合

独立して、親と離れて暮らしているのであれば、親にどのくらいあなたの回復に関与してもらうか、それほど関与してもらわないか、あるいはまったく関与してもらわないかは、あなた次第です。明らかに、親は一緒に住んでいる子どもに対するようには、あなたの食事を管理するわけにはいきませんが、精神的に支えたり、慰めたり、愛情を注いだりすることはできます。親やきょうだいはあなたのことをよく知っているので、最大の支え手になってくれる可能性が高いのです。私は、多くの成人した子をもつ親御さんたちから連絡を受けており、彼らが主として知りたがっているのは、どのような援助ができるのか、なのです。

いずれにしても、親がどのようにあなたの回復に関わってくれるかに関係なく、今の生活にまで影響を及ぼしている可能性のある、生まれ育った家族の信念や習慣について、自分なりに考えてみましょう。例えば、あなたはずっと昔に教え込まれた家族の決まりに、いまだに縛られているかもしれません。このような決まりには、「出されたものを全部食べなければデザートを食べてはいけない」、「女の子は、その場にいてもいいが、自分の意見を言うべきものではない」などがあります。あるいは、「怒りは受け入れがたい感情である」、「もしも悪いことをしたら、冷静に話し合うよりも、力によって罰せられるべきである」などといったものもあるでしょう。これらの決まりや思い込みは、昔はそれなりに意味があったのかもしれませんが、家族と離れて暮らすようになった現在、本当のあなた自身を見つける過程では、必ずしも役に立つものではありません。食べ物や体重についての思い込み、あなたの判断基準、完璧主義的な性格、自尊心の低さなどについて探究し、それらがどのように家族に影響されたものなのか、考えてみてください。摂食障害からの回復という点からこれらの問題を見てみると、今まで気づかなかった本当の気持ちを知ったり、新たな洞察を得たりするでしょう。自分の子ども時代についてもっと知りたくありませんか？　家族と話してみてください！

ほとんどの人が助けを求めて家族に頼ることができますが、そうできない人も中にはいます。親やきょうだいがあなたに悪影響を及ぼす、虐待的である、乗り気でないという状況では、家族の力を借りない方がうまくいくこともあるでしょう。家族に回復のプロセスに参加してもらうにせよ、してもらわないにせよ、家族の影響を改めて見つめ直してみるのは、とても役に立つことです。以下は、みなさんの振り返りの言葉です。

いつも私の方が他人を助けて支援する側だったので、私にも助けが必要だと認めて、家族からの支援を求めるのは、とても難しいことでした。

決して仲よしではなかった姉に打ち明けたところ、今では絆ができて、関係が改善してきています。

今では両親も理解してくれて、とても支援的になりました。母にはたくさん支えてもらいました。毎日電話をくれて、カードも送ってくれました。

初回の診察の後で両親に話すと、二人ともかなり驚いていましたが、とてもよくしてくれています。診察費が保険適応にならないので、そのお金まで払ってくれているのです。

私は二十二年間も過食症に苦しんでいますが、家族はそのことを知りません。いまだに伝えるのが怖いのです。

●真剣な恋愛関係や婚姻関係にある場合

多くの人が、夫、妻、パートナー、彼、彼女に打ち明けるのはとても難しいと言いますが、一度打ち明けてしまうと、相手からの反応は通常極めて共感的で助けになるものです。ほとんどの人がよくやってくれるのです！

最近私はある男性と、彼の婚約者のことで二回ほど話をしました。結婚の日が近づくにつれて、彼女の過食嘔吐がひどくなっているというのです。すでに一年間ほど、二人は一緒に回復の道を歩んできました。彼の懸念を話し合い、その後、彼は婚約者のところに質問リストを持っていきました。こっそりまた嘔吐をしているのか？　どのくらいの頻度で？　何が一番ストレスになっているのか？　自分の身体についてどう感じているのか？　結婚式のどの招待客の意見を恐れているのか？　自分には性的な魅力があると感じているか？　彼は五十あまりの質問を考えつきました！　そして二人は三時間も話し合って、共に泣き、くたくたになってしまいました。それから共に瞑想をして、高ぶった気持ちを静めたのでした。最終的に、二人はその晩もう一度、二人の将来についての話をして、彼女がストレスにもっと上手に対処する方法を思いついたのです。しばらくして彼が、精神的な落ち着きを取り戻したその夜のことを私に話してくれるまでには、彼女の過食には歯止めがかかり、結婚式の計画を立てることをいくらか楽しむことさえできるようになっていました。

その一方で私は、拒食症あるいは過食症の患者さんが病気にすっかり呑み込まれて、結婚生活に亀裂が入ってしまう様子も頻繁に見てきました。摂食障害の脇役で我慢してもよいという人生のパートナーはまずおらず、一方で、患者さんにとっては、摂食障害の方が主たるパートナーになってしまうのです。私の最初の結婚は、病気のことを隠していたのでうまくいくはずがなかったのですが、二度目の結婚は、正直さのおかげで三十年以上もうまくいっているのです。私の言うことを信じてください。誠意ある関係を築いているのなら、その相手からの助けを上手に受け入れましょう。

私が回復するうえで最も重要だったのは、私の問題がひどいものであるにもかかわらず、私のことを無条件に愛してくれる人からの支えでした。今の夫は、過食症時代の長い年月はボーイフレンドでしたが、私の嘔吐を発見したときでも私を拒絶せず、見捨てたりもしませんでした。それに、やめろと説教することもありませんでした。けれども彼は、私がもう吐かないと決めるのも決めないのも、彼のためというよりは、何よりも私自身のためなのだとはっきりと言いました。

僕の恋人は批判的にならずに僕のことを温かく見守ってくれました。彼女が僕を愛してくれていること、受け入れてくれていることを感じることができ、余計なプレッシャーを感じずにすみました。何らかの失敗をしたときでも、それを彼女に伝えると、僕は自分の中の悲しみを深く経験できて、それでも愛されていると実感できたのです。彼女は僕の回復力を信じてくれました。

私は誰かに助けを求める、ということを学んでいます。以前には決してしたことのなかったことです。私の彼が「スーパーサンデー」を思いつきました。楽しいことを思いっきりして、吐かずにいる日です。大好きな映画のＤＶＤを借りて、私たちの好きな食べ物を適量食べて（なんと、低脂肪のホットファッジサンデーを食べたのは五年ぶりでした）、そしてキスをして、ただ抱き合っていたのです。

励ましの言葉：どうしてよくなるべきなのでしょうか？

過食症に終止符を打つという闘いについて、私に今言える一番大事なことは、苦労のしがいがあるということです。ゴールというより旅路のようなものですが、完全な真っ暗闇と感じるところからスタートし、あなた自身の中に灯っている明かりを頼りに、健康と全体性という回復への道のりを歩んでいくのです。

摂食障害から回復した多くの女性たちが、後から振り返って見ると、病気を経験したおかげでより幸せになれたと言うのですが、それを聞いて、あなたは驚くかもしれません。彼女たちは、食べ物と体重の問題が何よりも偉大な教師であったと感じているのです。その問題を抱えなかったならば、自分の信念や価値観を真正面から見つめたり、内面に潜む恐怖と向き合ったりしなかっただろうから、と。回復すると、痩せているべきだという社会のプレッシャーに抵抗する強さが身について、サイズや体型に基づいて人を判断することをやめることができます。昔からの考え方に新しい方法で対応できるようになり、自信と共感をもって他の問題にも取り組めるようになるのです。食べ物のことに焦点が当たっているわけではないものの、よい食事をするようになり、身体が必要としている質のよい栄養素を十分に取り入れることができるようになります。多くの人が、健康で幸せになれるのです。

あなたが今、過食嘔吐のサイクルにとらわれていると感じているなら、これらの変化のすべてを計り知ることは難しいでしょうが、「摂食」障害は食べることが中枢にあるのではないということを思い出してください。摂食障害とは、その背後に他の問題が隠されており、回復すると残りの人生がかなり変わるのです。やがてはあなたも、身体的、感情的に、またスピリチュアルな面でもあなたのことを満たしてくれる摂食障害以外のものを発見することができるでしょう。「自分を好きになることは最高のご馳走である」というのは、ある人が私に言ってくれた言葉です。

あなたの中には、創造的で、価値があって、愛情深い人物が眠っています。心の中では、それが真実だとわかっているのです。あなたなりの決断をして、過食をする代わりに、積極的に人生に参加してみましょう。自分自身を愛する練習、自分自身を信じる練習をしてみてください。できることのリストを作り、他者からの支援を得て、治療を受け、私たちの二週間プログラムを試してみてください。このように大きく変化するためには時間がかかります。けれども心配しないで！　回復のためには何でも積極的に試しましょう。ある女性の言葉を借りれば、「私の人生は回復で変わったのではなく始まったのです！」

過食症から完全に解放されて以来、よく眠れるようになり、体力もつき、幸せを実感することができ、イライラすることも減りました。笑うことが増え、より社交的で、一緒にいて楽しい人になったと言われます。本当に楽しめることをするためのお金と時間も増えました。

私の生活のあらゆる部分が変わりました。今では、自分自身のことが好きです。生産的で、何事にも肯定的で、家族、友人、子どもたちと素晴らしい関係を保てています。離婚調停中なのですが、それについても満足しています！

今では食べ物を使って逃避しないので、たいてい、私はかなり冷静に、うまく物事に対処できるようになりました。とはいえ、人生がより大変になったと感じることもあります。感情にフタをするのではなく、感情に対処しなければならないからです。

私は、ずいぶん成長できたと感じていて、それは素晴らしい気分です。自分にもっと自信が持てるようになりました。人々がすでにいる部屋に入っていくことを避けたりしなくなりました。一つひとつの問題により力強くアプローチすることができるようになり、些細なことも楽しめるようになりました。また、それほど自己中心的ではなくなりました。

身体の調子がよく、素晴らしい気分です。髪も健康になりました。より魅力的に見えるでしょうし、そう感じるのです。より熱心に自分自身の世話をしています。夫のことを前より愛しています。大学に戻ることになっていて、以前より幸せで落ち着いていると感じています。

私の過食症には多くの否定的な面がありましたが、過食症になっていなかったら、今日の自分にはなれなかっただろうと感じています。過食症は、私自身の真実を発見する機会を与えてくれました。

他の人たちと同じように浮き沈みはありますが、大方、私の人生は素晴らしいものだと感じています！　毎日幸せだなあ、と思いますし、他の人たちと、愛、ユーモア、弱さを分かち合っています。人生がこのようなものになるとは思ってもみませんでしたし、自分がこんなふうになれるとも思っていませんでした。回復に伴って、私はずっと持てずにいた自信を獲得したのです。

第4章

専門家による治療

ほとんどの過食症患者さんが、自分が抱えている食べ物の問題について話すことは極めて難しいと感じています。長い間、有能で幸せそうなふりをしてきた場合は特にそうでしょう。回復の初めの段階では友人や家族に「すべてありのままに話す」のは気まずく感じるかもしれませんが、専門家である医師や心理士などの治療者に話すことは、多少は安全で容易に感じられるでしょう。それに、過食症の人に共通する間違った考えの一つは、自分で治せるというものですが、これが真実であることは稀で、そう思い込んでいるのは、おそらく人間関係全般への恐れによるものでしょう。したがって、専門家による治療こそが、恥ずべき行動と思い込んでいることに直面する方法であり、他人を信頼して関わる方法を学ぶ機会でもあるのです。

過食症の人でなければ、あなたの苦痛を本当にわかりはしないと案ずるかもしれません。実際、多くの治療者が、食べ物にまつわる問題を自ら経験したことが理由となって、この分野を専門としています。けれども、摂食障害の経験がないとしても、治療者はあなたの話を聞いて、受け入れて、質問を投げかけ、対処方法を提示する訓練を受けているのです。患者さんのために全面的に「そこにいる」ように訓練されていて、これが、孤独感や嫌悪感を克服するためには決定的に重要です。健全で治癒力のある関係性は、個人の生活のほぼあらゆる面に肯定的な影響を与えるので、私はすべての過食症患者さんが何らかの専門家の治療を受けるように強くお勧めしています。誰を専門的な指導役に選んだとしても、その人の役割は、あなたを「治す」ことではなく、自分自身を助ける力をあなたに与えることなのだと覚えておいてください。

すでに触れたように、摂食障害には幅広く多様な要因と、関連する問題がありますから、最善の治療は多元的なものになります。このような理由から、多くの異なる領域の専門家がこの分野に関与しています。心理学者、精神科医、夫婦専門カウンセラー、家族専門セラピスト、ソーシャルワーカー、管理栄養士などです。とはいえ、すべての精神保健の専門家が摂食障害の治療をするわけではありません。例えば、精神科医のうちでもこの複雑な問題を専門として経験した人の割合は少ないものです。それゆえ、専門家の治療を探し求めるときには、この分野での特別な訓練を受けている人を見つけることが肝要です（89～92ページの「摂食障害を治療してくれる専門家はどのように選べばよいのでしょうか?」を参照）。

摂食障害を治療する専門家にもさまざまなタイプがあるように、さまざまな治療アプローチ（心理療法、家族療法など）と治療の段階（外来、入院など）が存在します。そこで、この件については本章でさらに詳しく説明していきます。多くの症例で、回復期の人は、主治医、心理士、栄養士、そしてたぶん親やきょうだい、愛情でつながっている人々などのメンバーから構成される**治療チーム**と共に回復への道を歩みます。そこで、あなたの治療には、あなた個人が必要とするものとあなたのチームメンバーが持つ知識や技術に基づいた、それぞれを合わせた形の治療法がとられることが多いでしょう。

集団療法は、このようなさまざまな治療法と組み合わされるとき、半構造化された環境の中で対人関係技能を向上させ、動機を高め、つながりの感覚を提供してくれる、素晴らしい機会となります。摂食障害に精通している有資格の専門家か、完全に回復を遂げた個人が指導するグループを探しましょう。その内容は、愚痴や正常ではない行動を分かち合うような機会であってはなりません。

個人療法

地元の精神科医、診療内科医、心理士との個人療法から始めることが一般的でしょう。最初の一～二回の診察では、多くの専門家は初期診断を下すために、あなたの食に関する態度や行動について質問したり、質問紙を使って査定を行ったりするでしょう。あなたの障害の性質（過食症、拒食症、その他の摂食障害）と深刻さ、栄養状態、どのくらい運動をしているのか、また、容易に見てとれるような根本にある問題などを見定めるのです。治療者とあなたは協力して、具体的な目標、時間枠、治療の効果とそれを判断できる何らかの指標を決め、明らかな進歩が見られない場合にはさらなる治療が必要かどうかについても考えておきます。治療チームは形成すべきであり、歯科検診も含めて健康診断を受けるべきでしょう。

その後のセッションで、あなたと治療者は共に協力しながら、あなたの行動を修正し、経験を理解し、そこから洞察を得て、根本的で永続的な、回復にとって必要となる技能を探求していきます。けれども、振り返り型の個人精神療法だけでは、ときとして限られたものになってしまうので、チームアプローチの利点をここで活かすことになります。

ほとんどの伝統的な心理療法には、三つの基本的な治療段階があります。最初の段階で、あなたと治療者は話をして、**治療同盟**と言われるものを作り上げます。治療者はあなたの物語を注意深く聴き、あなたの過食症の原因を見つけ出そうとするでしょう。あなたの方もこの時期に、摂食障害が与える医学的影響と心理的影響について学び、少しずつ前進していくのです。中間段階は、より深い内面的な作業が行われる時期です。あなたは、あなたの内なる批判的な声に「言い返す」方法を学び、より自律的になり、外の世界との結びつきを強め、ボディイメージの問題に注目し始めます。最終段階では、治療終結に向けて心の準備を始めます。この頃には、治療者があなたの人生における最重要人物の一人であるかのように感じられているかもしれません。共同で作業してきた関係を終結することに関わる感情を乗り越え、治療が終わるときまでには、双方の準備ができていることが理想的です（Zerbe, 2008）。もちろん、必要とあらば、さらなる診察のためにいつでも再受診できるのです。

あなたの状況次第で、どのような治療を受けるかが決まってくるでしょう。多くの人にとっては個人精神療法で十分でしょうが、より深刻な場合には、さらなる治療が必要となります。ほとんどのアメリカの大都市には多くの選択肢がありますが、小都市では限られているでしょうから、遠くまで通うか、電話やメールで治療をしてくれる人を探す必要が出てきます。さらに、費用面もしばしば問題になります。二十四時間宿泊型の治療施設への入所は高価であり、個人療法ですらもそれなりの費用がかかります。健康保険でどこまでカバーされるかという点ではさまざまであり、自腹を切らなければならないかもしれません。けれども、過食症からの回復とは、あなたができる自分への最高の投資なのです！

最後に、治療者と信頼関係を構築するうちに、あなたは性的な欲求や、それ以外にも身体的に親密になりたいという欲求を感じるかもしれません。信頼できる治療者なら、決してそれにつけこむことはありません。そのような感情について語ることがあるかもしれませんが、それに基づいて行動を起こすことは絶対にあってはなりません。治療者がこのような行動に出た場合には、治療をすぐに中断し、他の人に相談し、その治療者のことを適切な管轄機関に通報すべきです。

自分にぴったり合った治療者を見つけることが、一番大事な最初の作業でした。自助グループに入ったことも私にとって意味がありました。

自分では意識していなかったか、あるいは対処するのがつらすぎて心の奥に押しやっていた多くの問題をきちんと見つめるようにと、治療者が導いてくれました。

一人で、ときには母と一緒に精神科医にかかったことは、私にとって一番の助けとなりました。

私の治療者は、私を本当に救ってくれました。強引に何かをさせたり、批判したりは決してせず、私の心の準備が整えば自然に私が行動を変えていくだろうと忍耐強く待っていてくれたのです。

治療を受け始めてから二カ月が経ち、心理士さんや管理栄養士さんのチームと共に頑張っています。私の動機づけになるような目標を設定することから始めて、新しい目標を毎週追加しています。おかげで、食べるたびに嘔吐していた私が、連続十六食まで吐かずにいられるようになりました！

学校の先生の一人が、私にカウンセリングセンターへ行くように勧めました。これは自分のために今まででした、一番勇気のいる行動でした。カウンセラーは、私が自分の感情と不安について話せるようにしてくれました。私の感情や不安は無視されたり、食べることで置き換えられたりしていたのです。

私は精神科医から資格のないカウンセラーまで、大勢の異なる医療者にかかりましたが、最後に会った治療者だけが、唯一、私の力になってくれました！

心理療法の種類

心理学には人間の行動を探究する数多くの手法があり、なかには摂食障害の治療に応用されているものもあります。治療法のいくつかは念入りに研究されてきていて、その有効性が十分に証明されています。研究では有効性が明らかになっていなくても、広く使用されている治療法もあります。多くの治療者と専門施設が、これらの治療法を組み合わせて使用しています。以下に挙げるのは、摂食障害の分野で最もよく使われている治療法と、補助的に使われているものです。

●認知行動療法

過食症に関しては、他のどの治療法よりも認知行動療法（ＣＢＴ）に関する研究が多くなされており、マニュアル化されているこの治療法は非常に効果的であると言われています。認知行動療法の訓練を受けてきた専門の医療者もいますし、認知行動療法の一部を用いる医療者もいます。そして、認知行動療法は、摂食障害の患者さんの治療のために継続的に改変されてきており、一つのモデルとしてできあがっています。最新版はさらに摂食障害の患者さん用に改良され、強化版認知行動療法（ＣＢＴ‐Ｅ）と呼ばれ、一対一での個人療法セッションが約二十回含まれています。最初の面接と治療計画への導入の後は、過食嘔吐をやめることが焦点となり、食べたものすべてを記録し、その直前には何をしていたのか、どんな気持ちだったのか、空腹感、満腹感はどうかなど、自分自身を振り返り、記録していきます。同時に患者さんは、「規則的な食事」について教えられ、夫や妻、親などが支援のために参加します。治療が進んでくると今度は、過剰なほど体型や体重に支配されている点に取り組みます。これには身体をチェックすること、「太っていると感じること」など、摂食障害に特有の心的態度が含まれます。最後には、再発予防のために、問題解決能力を体系的に学習していきます（Fairburn, 2008）。摂食障害の患者さん向けの強化版認知行動療法の手引きは、他の治療法と組み合わせることを意図して作成されたわけではありませんが、実際には、多くの医療者や専門施設では、強化版認知行動療法のみを用いて治療するのではなく、それぞれ独自のやり方で認知行動療法を応用しています。

●対人関係療法

対人関係療法は、現在の人間関係での問題を特定して対処できるように患者さんを助けることが主目的で、特に社会的に孤立しているか、人間関係が充実していない人に向いています。対人関係療法での早期段階では食べることにあまり関わらないので、行動が認知行動療法ほど迅速に収まらないとはいえ、研究では、長期的に見て、認知行動療法に匹敵するほどの効果が得られることがわかっています。食べることに取り組む代わりに、患者さんは支援を得て、以下のようなものの影響で摂食障害が助長されてしまうということを理解できるようにします。それらは、悲嘆（死、対人関係の喪失など）、役割の変化（学校への入学のための転居、転職、離婚など）、家族、友人、同僚との喧嘩、人間関係を築くことの難しさなどです。この治療法では、達成目標に注目し、自分の信念を疑い、人とのつながりを築き、内的および外的なコミュニケーションを改善し、その人の関心を食べ物と体重から、根本にある問題へと向け直すことを目的とします（Tanofsky-Kraft, 2010）。

●弁証法的行動療法

弁証法的行動療法（DBT：Dialectical Behavior Therapy）は認知行動療法から発展したものです。これは、有効な対処方法を構築することを基盤とし、マインドフルネス、自傷の回避、感情調整、苦悩の受容の四項目が大きな柱となっています。もともとは境界性人格障害を治療するために開発されたものですが、過食症に悩む患者さんの一部には効果的であると証明されています。動揺しすぎて明晰に思考したり賢明に判断したりすることができないような、感情調整に苦労する過食症患者さんには特に有効です。また、弁証法的行動療法は、薬物乱用、リストカットなどの自傷、希死念慮や自殺企図がある場合、怒りに対処することが困難な場合など、他の自傷行為をしている過食症患者さんの治療にも特に適しています。典型的な弁証法的行動療法の治療には、対処方法を学ぶための定期的なグループセッションや、個々人の目標に向けてそれらの対処方法を実際に使えるようにする個人セッションが含まれます（Safer, 2009）。

●家族療法

伝統的な家族療法はしっかりと確立されたアプローチで、患者さんとその家族が医療者と面接をします。患者さんと家族、医療者が一緒になって、家族の力動がどのように摂食障害の原因になっているのかを探り、そして回復過程を助ける方法を探し出します。たいていは、正直さ、自己主張、自立、直接的な話し方、聞き方など、コミュニケーション技能が重視されます。医療者の中には、二個人、特に、子どもと親との間の感情的絆に関わる、愛着理論を活用する人もいます。どんな治療法であるかに関わりなく、特に回復中の過食症患者さんが家族と住んでいるときには、ほとんどの医療者が家族面接を行うでしょう。同じように、当事者が結婚しているか、真剣な交際関係にあれば、カップルセラピーを行うことが一般的です。

●モーズレイ家族療法

モーズレイ家族療法とも呼ばれている、家族基盤の治療（ＦＢＴ：Family-Based Treatment）はもともと、ロンドンのモーズレイ病院で拒食症患者さんの治療のために開発されました。家族基盤の治療は主として、親と同居している子どもや思春期の患者さんに用いられ、過食症の治療では子どもの食生活に親が責任を持ちます。愛情、理解、協働作業を通じて、子どもが過食症の症状をコントロールし、過食症につながった問題を解決できるように、親が援助します。目標は、第一に、健康的な食べ方を再確立すること、第二に、その患者さんが独立して食事をできるように援助することです。そして第三には、摂食障害を発症する原因になっていた家族関係を改善し、健康的な家族関係を築くことです。通常、親と医療者が面談をし、医療者は特定の記入用紙、達成目標、スケジュールを含むマニュアルを用いて家族を指導します（Le Grange, 2007）。

●力動的心理療法

摂食障害のための力動的心理療法の対照実験はほとんどされていませんが、これはフロイトの研究から進化して常時発展し続ける複数の様式を組み合わせながら、広範囲に実践されている方法です。この方法の中心となるのは、治療者と患者さんの間に形成される関係です。自己発見と感情の理解が強調され、個人の回復は徐々に展開していくので、力動的心理療法は典型的にはより長く時間がかかります。通常、最短でも一年間で、しばしば数年以上かかります（Zerbe, 2010）。力動的心理療法では、多くのレベルで問題が探究されます。例えば、食べ物は移行対象（特別な愛着の対象）として見られるかもしれませんし、過食は娘が母親の愛情を感じられないことを象徴していて、嘔吐は自分が「悪い」ことへの罰の一つの形、ということになるかもしれません。事実上、すべての治療者が力動的心理療法の原理を理解していますので、そのいくつかの側面は実際の治療にも応用されているでしょう。

●他の治療法

あなたの主治医やチームの医療者たちは、主軸とする治療法に加えて、補足的な治療も行うかもしれません。それは、以下のうちのどれかかもしれませんし、これらに限られたものでもありません。

《補足的な治療》

- ◆栄養療法——食事の計画、栄養補助飲料、食べ物と体重についての正しい知識など
- ◆フェミニスト志向の治療——性に関係する問題と向き合うための援助

◆体験的療法――芸術、音楽、心理劇、ダンスなど
◆アクセプタンス＆コミットメント・セラピー（ＡＣＴ）――認知行動療法の一派で、受容とマインドフルネスを強調するもの
◆マインドフルネス――瞑想、ヨガ、日記を書く、誘導イメージ法など
◆心理教育――マスコミの情報の解釈の仕方、摂食障害についての真実、啓蒙など
◆薬物療法――薬の使用（79～82ページ参照）
◆ボディイメージへの働きかけ――自分の体重と体型のとらえ方に取り組む
◆ＥＭＤＲ（Eye Movement Desensitization and Reprocessing：眼球運動による脱感作と再処理療法）――一連のセッションで、認知行動療法や力動的心理療法などの治療法と並行して、左右相称の刺激（治療者の指導で眼球を動かす）を使用する
◆バイオフィードバック――自分の身体の反応を観察することにより、身体のストレスへの反応を修正していく
◆内的家族システム（ＩＦＳ：Internal Family Systems）療法――「より高次の」自己へのアクセス方法
◆馬介在療法――セルフケアと自身の概念を回復するために、馬と共に過ごす
◆ロープコース（ロープを用いたアドベンチャー体験）――個人的な力の強化、達成、恐怖の

克服など
◆治療的タッチ（治癒的に身体に触れること）――人のエネルギーの流れのバランスをとり、促進する
◆ボディワーク――マッサージ、レイキ、鍼治療、運動、筋力トレーニングなど

入院でのケアと外来でのケア

ときとして、患者さんは一人の治療者が提供できる以上の治療を必要とします。医学的な問題があったり、自傷、急性のうつのような併発症状がある重篤な患者さんの場合、週一度や隔週の面接よりも頻回な診察が必要になることがあります。他の治療法が失敗に終わったとき、より集中的な治療が次の段階として必要だということもあるかもしれません。このような場合、摂食障害専門の病棟に入院するか、二十四時間滞在型施設に入所するという選択肢があり、これらは**入院治療**または**二十四時間滞在型プログラム**と呼ばれます。このタイプの施設に宿泊せずに、一日当たり一定の時間、週に数回通うことは**集中外来プログラム**（ＩＯＰ：intensive outpatient program）または**デイプログラム**（ＰＨＰ：partial hospital program）と呼ばれています。こ

の場合には、患者さんは通常自宅（遠方から来ている人は施設に近い宿泊所）から、それらのプログラムに通うことになります。

これらの治療プログラムにも多様な形態があります。病院という環境の中の区分された病棟であったり、一般住宅や牧場にある家を改造した宿泊施設ということもあります。同じプログラムの施設であるとしても、それぞれに違いがあります。また、これらは別々の経営方針を持っていて、例えば、スピリチュアルまたは宗教的な観点を重視しているもの、フェミニスト的志向が反映されているもの、ロープコースや馬介在療法のような体験ができるもの、医学的モデルに従っているもの、全人的アプローチをとるもの、そこの経営者や責任者の個人的信念を強調するもの、などがあるでしょう。年齢や性別で特化されているプログラムもあります。摂食障害だけを治療するものもあれば、薬物依存のような併発疾患の治療を含むものもあります。

摂食障害を専門に治療している多くのプログラムでは、入院とデイプログラム、集中外来などのサービスを提供していますし、ほとんどが熟練の専門家チームによる多元的アプローチを採用しています。チームを構成するのは、精神科医である責任者、プログラム自体を管理する責任者、摂食障害を専門にする心理士、有資格の臨床ソーシャルワーカーまたは夫婦専門カウンセラーや家族専門カウンセラー、管理栄養士、さらに経験豊富で人柄のよい医療スタッフ、看護スタッフです。治療には通常、個人療法と集団療法、栄養カウンセリング、きちんと管理された食事、リラクゼーションと運動のプログラム、実体験療法、身体管理が含まれ、ときには薬剤が使用されます。

典型的な一日の中には、個人精神療法があり、栄養士や医師と面接し、集団療法に参加し、教育的なクラスに出席し、きちんと管理された食事をとります。グループやクラスで網羅する分野は、ボディイメージに関すること、ストレス管理、対処技能、栄養教育、再発予防、自己主張訓練、芸術療法または音楽療法、日記記録法（ストレスとなる出来事についての考えや感情を書き記すこと）などがあります。

加入している健康保険次第では、保険によって支払われる金額に制限があるかもしれませんが、入院治療を受けることは、多くの点でとても有益だと言えるでしょう。まず、強迫的な過食や嘔吐を継続させていたおなじみの誘惑や誘因から自分を一時的に隔離することができます。また、二十四時間、回復することに専念できるでしょうし、このように劇的に環境を変化させることは回復を促すことにもなります。そして、摂食障害を専門とする施設に行くことにより、専門知識があり親身になってくれる医療者の治療を常時受けることができるのです。

時間、お金、エネルギーを費やしてでも治療センターに行ってみたいと思うのであれば、ぜひ賢明な選択をしてください。誰にでも合うプログラムなどないからです。自分のかかっている治療者に推薦してもらったり、自分自身でも調べてみたりしてください。あなたの価値観や目標に合った施設を見つけましょう。施設のウェブサイトを見て、質問リストを準備し、受け入れ担当者に電話をしてみましょう。また、可能であれば、その施設に決める前にそこを見学してみましょう。複数の選択肢を考慮して、念入りに調べてください。これはあなたの人生における、最大の決断の一つなのです！

好みの施設を選択することと、保険会社にその支払いを要求することは別ものです。現在のところ、管理型医療の保険会社が治療の条件を牛耳っていて、しばしば医師や家族は十分な支払いを要求して交渉する必要があります。あなたのことを個人的には知らない第三者である保険会社に、あなたの健康に関する（例：治療者に誰を選ぶか、治療期間はどのくらいか、など）制限的な決断をさせるわけにはいかないのです。自分自身のことを弁護できるように努めましょう！

身体検査と歯科検診

摂食障害を経験しているのであれば、あなたの身体は悲惨な拷問に耐えてきたようなものです。それゆえ、過食症に精通していて、あなたが自分自身の身体をいたわれるよう励ましてくれる医師に、全身の身体検査を依頼することをお勧めします。

この病気のことを内緒にしておきたいという患者さんの気持ちゆえに、医学の専門家たちは長い間、摂食障害のことを理解できずにいましたが、今のような時代になっても、医師や看護師がときどき不適切なコメントをすることがあります。しかし、ほとんどの医師が、現在では摂食障害の症状や副作用についてよく知るようになりました。あなたの担当医がそうであるかどうか、確認しましょう。もし、摂食障害のことをよく知らないようなら、地元の治療施設か摂食障害を専門にする治療者から紹介してもらいましょう

言い訳をして身体検査を免れるようなことはしないでください。過食症患者さんは、基本的な検査や、血液検査、心電図でしばしば正常値を示しますが、命に関わるようなことを見逃していないかどうか確認する必要があるのです。診察を受けて、こちらが不快になったりしないような医師を探しましょう。あなたの過食症について、すべてを必ず医師に伝えましょう。正直になることがとても大切です。ときとして、医師は時間が限られていて、威圧的な態度をとり、あなたに脅威を感じさせるかもしれませんが、言うべきことを言って、あなたの疑問のすべてに答えてもらいましょう。60〜64ページに要約されている、医学的な危険の兆候を見直して、予約した診察に備えましょう。

特に、嘔吐をしているのであれば、歯科検診も重要です。胃酸は歯のエナメル質を融かしてしまい、食べ物、特に単純炭水化物（糖類）に常にさらされていると、重症の虫歯や歯周病が引き

起こされます。

検診を受けに行くことを恐れていましたが、私の治療者が受診を強く勧めてくれたのです。多くの過食症患者が抱えると聞いていた問題を、自分も全部抱えているかもしれないと恐れながら、ついに診察に行きました。身体に異常がないとわかってほっとしましたし、このことで自分自身と回復についての感じ方も改善したのです。

私はどん底に落ちた過食症患者で、低カリウム血症となって入院しました。医師たちは私が昏睡状態に陥っていないことが信じられないようでした！

婦人科の医師が、私の背骨の一番下の部分にレモン大の良性腫瘍ができていることを発見しました。医師は過食症が原因ではないと言いましたが、私は過食症のせいだと信じています。

私は多嚢胞性卵巣症候群になり、過食と関連しているかもしれないと学びました。

私の歯は長年悲惨な状態になっていて、歯科治療には何千ドルもかかりましたが、過食をやめてからは一本も虫歯になっていません。

第5章 回復のためのツール
――多くの人にとって効果があったこと

私は、専門家による治療を回復過程の一部として強く勧める一方で、あなたにも自力でできることがたくさんあると、自分の経験から感じています。この章にはいろいろなアイディアが紹介されており、その多くは、私が過食症から回復しようとしていたときに実際に使用したもので、回復後もずっと使ってきたものです。私自身の経験に加え、ここに示されているアイディアには、回復に関する調査に手紙で答えてくれた何百人もの人たちの経験が詰まっています。この分野を専門としている治療者からの提案も含まれています。

この章は、二十五周年記念版に向けて大幅にページ数を増やし、改訂しました。一度すべてをざっと読んでみてください。それから再度戻って、あなた自身に必要な行動志向のツール、練習、すべきことを実践してみてください。

この章から定期的に毎日行う活動を選んで、あなたなりの**回復計画**を立ててもよいでしょう。私はいつも基本から始めるようにお勧めしています。瞑想、日記を書くこと、あるいは、肯定的な自分への言葉かけです。それから、ここに示した他の方法をいくつか始めてみてください。構造化された計画の一例としては、第8章の「過食をやめるための二週間プログラム」がありま す。あるいは、あなたが回復過程のどこに位置しているかに応じて、今の状況に最も関連性のある話題を選んでも構いません。

過食症から回復するためには真剣に取り組むことが必要です。この旅に出ると決めたら、不慣れで、ときには恐ろしい領域を探検することになる可能性が高いのです。あなたの抱えている問題の源に目を向けるばかりでなく、現在の行動自体を根本的に変えるのです。最初は不快でしょうから、必要に応じて、ほんの小さな一歩ずつを積み重ねていってください。

過食症からの回復を最優先事項にするよう強くお勧めしたいと思います。他のことよりも自分の回復を優先するなんて自分勝手だ、あるいは無責任だと考えてしまうとしても、食べ物との関係を理解し、回復することが、あなたの人生の他の面をも向上させるということを忘れないでください。

1．症状を超越した見方

過食症は、食べ物と体重だけに関わるものではありません。過食と嘔吐、繰り返し行う体重測定、カロリー計算などの習慣は、実際には人生の他の問題への対処方法なのです。症状は氷山の一角にすぎません。その下には、過食症に頼ってしまう理由のすべてが隠れています。過食症はあなたの人生の中で、ある目的を果たしていて、過食症行動をやめることは必須ですが、基盤にある原因が最終的に探究されなければ、完全に解放されるには至らないのです。

なぜ、あなたは摂食障害を抱えているのでしょう？　考えられる理由はたくさんあります。かつて起きてしまった外傷体験の記憶の回避、低い自尊心につながるような信念、苦痛をもたらす感情、あなたの今の状況に関わる何らかの問題、などです。過食症の人の多くは、過食に駆り立てる何らかの要因を異なる組み合わせで抱えています。原因は何であっても、過食症の一側面として表出してくるのです。

あなたの摂食障害は、独特な言語を使ってあなたに何かを訴えようとしています。ですから、耳を澄ましてみてください。あなたの思考、感情、行動に探りを入れて、質問してみましょう。

ここでは、あなたの対処の仕方が鍵になります。価値判断をして決めつけるとか、非難するのではなく、好奇心を持って、ありのままを受け入れるという姿勢が役に立つでしょう。それが、あなたの心にとっても穏やかに感じられるでしょう。今、あなたは解決策を探求しているのですから、過食症をコントロールしようとする代わりに、過食症から学ぶのです。

あなたの人生において過食症が果たしている役割を理解することは、自分自身を知って、自分自身をいたわる一つの方法です。あなたは今では、何か違うもの、より深いレベルであなたに栄養を与えてくれる意味のあるものに面と向かう準備ができたのです。あなたの人生で過食症がどのように機能しているのかを明らかにするために、以下の質問に答えてください。

《振り返りのための質問》

◆私の最初の過食嘔吐につながった状況はどのようなものだったか？
◆どうして過食症行動が増えて、人生を支配し始めたのか？
◆私の過食の引き金になっているのは何か？
◆過食症はどのように私を守ってくれているのか？

摂食障害は、私の人生で何かがひどくおかしいことを示してくれた症状にすぎません。実際、それは感情的にもスピリチュアルな面でも成長しなさいと私を誘ってくれていたのです。すべての危機がチャンスだったのです。

たった今、治療者の初めての診察を受けたところで、ずいぶんと落ち着いて感じています。私の人生に新たな光が射し込んでいます。たぶんそれは、私の過食症には過食と嘔吐以上の意味があると認識しているからです。

私はボーイフレンドに、二週間、過食嘔吐をしないという約束を、自分の力で自分に課してみると言いました。どうなったと思いますか？　やり遂げたのです！　食べ物に集中するのではなく、自分の思考と感情に注目して、毎日日記を書きました。私はとても多くを学び、ボーイフレンドも最初から最後まで応援してくれました。

2. 回復の過程を信じること

回復の過程とは、少しずつ進むものです。それは、治りたいというあなたの意志によって始まる旅路で、ひとたび旅立つと、この世における全く新しい存在のあり方を体験するでしょう。過食症に別れを告げたとき、私は内なる自己と素晴らしい関係を築くことができました。一夜にしてそうなったわけではなく、奇跡的な体験もしましたが、つまずきも同様に体験しました。自分の人生がどうなるのかわかりませんでしたが、過食症であり続けるよりもよいものになるはずだと心から信じていました。回復のためには何でもしようと思っており、その回復という目標に自分自身のすべてを捧げたのです。結果として、私はその後三十年以上も、幸せ、有意義な仕事、あらゆる充足感を経験してきました。回復は素晴らしいものであったばかりでなく、自己発見を通してすっかり変身することができたので、私は過食症になり、回復できたことに感謝さえできるようになりました。

未知なるもののために、慣れ親しんだものを諦めるのですから、この過程はただただ信じることから始まります。過食症はあなたの面倒を見てきてくれたので、完全に手放す前に、人生に対処する別の方法を見つけ出す必要があります。とはいえ、何が代わりとなるのでしょうか？過食症なしでは自分が何者であるのかわからず、恐怖を覚えるかもしれません。安心してください。私は何百もの体験談を読み、数多くの人々から直接それぞれの話を聞いてきましたが、あらゆる人が――例外なく――言っているのです。摂食障害を手放すことで人生が改善した、と。回復は物事を新しい方法で見るということを意味しています。回復の過程全体を肯定的に見るように努めてください。正しいタイミングで正しいことをしているのだと受け止めてみてください。うんざりするほどおなじみになっている批判的な声ではなく、あなたの直感に従ってください。成功したときには心から喜び、よしよし、と、自分で自分の頭をなでてあげましょう。つまずいたときには振り返って、失敗から学びましょう。ちなみに、一時的なつまずきと全面的な再発には違いがあります。一度過食をしてしまっても、立ち止まって、そうなった原因を探究する時間をとれば、そこから学ぶことができます。そのようにして、次は過食をしなくてもすむように学習していくのです。その一方で、過食の量や回数が大幅に増えているときには、それは問題を知らせる信号であり、さらなる援助が必要であるということです。

あなたはすぐの解決を望んでいるかもしれませんし、「完璧な」回復というものが存在すると考えているかもしれません。けれども、回復とはそのようにはいかないものです。前進と後退を繰り返し、当たり外れがあり、大きな出来事もあれば毎日の小さな一歩もある、地道な過程なのです。次第に、あなたは自分にとって特に効果があることとそうでもないことを見つけ出すでしょう。そして、この旅には最終地点はありません。自分自身を「回復した」とみなそうと、「回復中」とみなそうと、あなたの人生は新しく、驚くべき形で展開し続けるでしょう。

特に空腹感と体重に関しては、自分の身体の内なる知恵を信じると決意しました。本能に従うことにし、カロリー計算をやめ、体重測定をやめ、それ以来、気分がよくなったのです。

かつては、この世界で仕事をするためには治る必要があると考えていましたが、働くことで癒されることもあるのだということがわかりました。

私が回復するうえでは、問題を除去しようとするよりも、問題を経験しながら乗り越えていくということが大事になりました。

3. 日記を書くこと

文字通り、書く行為で自分自身を癒せます。

回復期において、思考を整理するための最も有効な方法は書くことです。私はいつも日記をつけるように勧めます。あなたが何者であるのかを理解するための素晴らしい方法だからです。私が自分の過食症に終止符を打とうとしていた頃、私は毎朝日記を書いていました。リストも作成し、自分の価値を明らかにする練習問題を繰り返し、手紙を書き、ときどきは洞察を書き留めました。これがどれほど私を助けてくれたか、いくら強調しても足りないほどですが、その後、私が三十年もの間、出版や編集の仕事に従事してきたという事実がそのことを証明してくれているかもしれません。

日記を書くことの恩恵はたくさんあります。書くときには、あなたは内なる自己と、正直な、思いやりのある関係を結んでいます。心の奥底にある思考や感情は、それを書き出してみることによって、よりリアルになります。あなたが自己表現に苦労することがあるなら、日記はこの内なる自己を詳細に検討できる安全な場所となります。いつも時間に追われるように生活しているのであれば、書くことによって静かな時間を作ることができ、そのときに思いついた問題を探ってみることもできます。日記はあなたが直面している困難を明らかにすることができ、この長い道のりで何が起きたのかを書き残すことができ、自分なりに問題解決するのを手助けしてくれるのです。いつもそこにいてくれる親友のような存在で、あなたの伝えたいことを大切にしてくれます。過食への衝動に駆られたときには、代わりに日記に向かってみてください。

素敵なノートを購入してもよいですし、コンピューター上に書き込みができる秘密の場所を設けてもよいでしょう。書くよりもしゃべる方が楽なのでしたら、録音機能を使ってみてください。いずれにしても、あなた自身の内面をありのままに表現する機会なので、日記を書くときには愛情と敬意をもって取り組みましょう。自然に、自分の中から言葉が流れ出るに任せましょう。書いたものを他の誰にも読ませる必要はないですし、内容や文法に関して注意されることも、自分自身について弁明する必要もありません。恐れずに正直になれる場所なのです。

毎日一定の時間を書くことに費やし、ストレスのあるときだけではなく、瞑想・沈黙の時間にも日記を使えるでしょう。夢日記をつけることも考えてみてください。どこから手をつけてよいのかわからない、あるいは「書くことに行き詰まった」ときには、ここにいくつかの題目をあげていますので、参考にしてください。本章と第8章のあらゆるところに、さらなるトピックを織り込んでおきました。忘れないでいただきたいのは、決まった規則などないということです。心の中にあることを何でも書いてください。実際のところ、あなたの思考を文書化することで、文字通り、心の外に出していい、いい、いい、してしまえるのです！

《あなたの物語を書く》

あなたのこれまでの人生の物語を書きましょう。特に、過食症と関係する部分を。子ども時代に受けた影響、あなたの信念を形作った出来事、体重やボディイメージに関する思考の出現、摂食障害行動の歴史を含めてください。「どうして始まったのか」、「何が持続させているのか」、そして「どうして回復を目指しているのか」を考え、あなたの過食症の中核に到達できるように試みてください。

注意：回復への道のりを進むにつれて、あなた自身の理解も進むので、このエクササイズは何日も何カ月も、さらには何年もの単位で続くかもしれません。

●手紙を書く

手紙を書くことは、心の奥に秘めている思考や感情を表現する素晴らしい方法ですし、必ずしも送る必要はありません！　ある人に書くとしても、あるいは何らかの状況や組織、さらにはある物体に対して書くとしても、言葉を外に出すことには強力な癒しと落ち着きをもたらす効果があるのです。例えば、あなたは自分の身体に対して、身体が毎日あなたのためにしてくれていることへの感謝状を書くことができます。あるいは、浴室の体重計にお別れの手紙を書くこともできます。許し、同情、怒り、その他の抑えてきた感情を手紙に書くこともできます。自分の経験してきたことを説明し、支援を求める手紙を友人に書くこともできますし、実際の会話のリハーサルとして家族に書くこともできます。あなたの所属する社会、マスコミ、あなたの過食症、治療者、あなた自身、神様など、心から直接何かを伝達したい相手なら、誰でも、何でもいいので、手紙を書いてみましょう。

手紙は、人々に対する鬱積した感情を解決するのに特に効果的です。私の場合、両親に手紙を書き、その大半は送りませんでした。これは私にとっては、面と向かって表現できないことを親に言う、完璧な方法でした。両親は私の回復に関心を持たず、参加することもしなかったからです。親のせいで自分は見えない人間であるかのように感じたこと、大学に入るために親から離れて三千マイルも移動せざるを得なかった理由、父が母を扱う方法が気に入らなかったこと、親の他人に対する批判的な意見に影響されてしまったこと、その他、思いつくかぎりの嫌だったことを説明する必要があったのです！　これは私にとって精神の浄化作用がありましたし、多くの心のわだかまりを癒すことにつながりました。

こういった手紙は、その人があなたの人生に現在関わっていてもいなくても、誰に対してでも書けます。その人に、あなたがひどい扱いを受けたと伝えるのです。批判し、非難さえもできるチャンスです。具体的な出来事に言及しましょう。その人がしたり言ったりしたことがあなたを傷つけたと述べて、そのせいでどう感じたのかを伝えましょう。これは、あなたが慣れている摂食障害を使うやり方よりも、はるかに健全な浄化方法です！　ひとたび否定的なことをすべて出しきったら、前進する準備ができた、過去は捨てる、と断言しながら、許しの手紙を書いてみましょう。相手からの激しい反応を引き起こしかねないので、この種の手紙は専門家との相談なしに送るべきではないでしょう。

《書くことによって探究できる項目》

◆人生において望むもののリストを作りましょう。慈しみ合える人間関係、自尊心、新しい技能などです。

◆少なくとも二十五項目の目標（今の目標、短期目標、長期目標）のリストを作りましょう。

◆あなたの家族がどのようにあなたの摂食障害の一因となっているかを考えてみましょう。あなたはどのように育てられましたか？　誰の体型に似ていますか？　うつ、アルコールや薬物乱用、不安障害、社会的回避などになっている家族、親戚はいますか？

◆家族か友人を一人選び、その人の印象を書きましょう。あなた方の関係を記述しましょう。その人はあなたにどのように影響しましたか？　言っていないことで、何をその人に言いたいですか？

◆あなたの過食症人生で重要であった出来事を記して、年表を作ってみましょう。

◆特に幸せな瞬間を書き出してみましょう。あなたが幸福を感じるのは、どのような時ですか？

◆自分の身体に関して、評価も批判もせずに表現してみましょう。次に、卑下することなしにあなたの性格を描写してみましょう。これらは、あなたの普段の自分自身の見方とどう違っていますか?

◆少なくとも十項目、個人的な長所をリストにしましょう。回復へと向かうにあたって、どうしたらそれらの強みを最大限に活用できるでしょうか?

◆尊敬する人十人を(半分はあなたに実際に関わりのある人たちから、半分は有名人や歴史上の人物から)挙げてみましょう。それらの人々のどのような点をあなたは尊敬しているのですか?　あなたの性格と比べてどうでしょうか?

◆自分なりの思い込みや決まりで、変えたいと思っているものをリストにしましょう。思い込みというのは、「痩せている人たちの方が幸せだ」というようなもので、決まりとは、「デザートを食べたら吐き出さなければならない」のように、行動の帰結を伴うものです。

◆もっと自分を愛するために、何ができますか?

私が回復し始めたとき、日記を過食症の代わりに友達にしようと決めました。私を判断したり、拒絶したりしないとわかっていましたから、その中で何でも言いたいことが言えたのです。

不安になるといつもみぞおちに違和感があったので、何かが私を悩ませているときにはその不安感に気づくことができました。過食がその身体感覚と直接的に関連しているのかどうか、いつも知りたいと思っていました。日記を書くと、過食をする前に何について不安を感じていたのか特定することに役立ちました。

自分の思考と感情を紙に書き出してみると、より現実的にその問題について考えることができました。それは孤立感を和らげてくれましたし、最終的には人々ともっと上手にコミュニケーションがとれるようになるだろうと思えました。

過去十五年間、詳細な日記をつけています。自分がどれほど動揺してとりつかれたようになっていたかを思い出したいときには、日記を読みます。どれほど長い道のりを歩んできたかを思い出せて、生きること、愛情、幸福への願望が、どれほど自分を強く、やましさのない人間にしてくれているかを思い出せるのです。

4. リラクゼーションと瞑想の時間をとる

摂食障害の人々は明らかに多大なストレスを抱えています。考えている内容が常に一つのことから別のことへと飛び回り、休みなく過去から現在、未来へと移っていくのです。この心のおしゃべりの多くは、日常生活の厄介な事柄、食べること、体重、全般的に否定的な考えを中心に回っています。心ここにあらずの反復行動や感情的解離のおかげで、過食症は幾分かは鎮静作用を持ちますが、このような効果は長続きしません。長期的には、絶え間ないプレッシャーと多動が、すでにあるストレスをさらに助長します。回復にはスピードを落として心を静めることが要求されます。これには、リラクゼーションが効果的でしょう。

多動性は、何かを達成することによってのみよい評価を得られるのだと思い込ませます。達成することには、より小さなサイズになることや、より少ない体重になることが含まれています。そうなると、あなたは生きているだけで価値がある人間から、価値ある人間であるためには、常に忙しく何かをしなければならない人間になってしまうのです。リラックスして頭を空っぽにする時間をとれば、あなたの心の中の穏やかな知恵とつながることができます。同時に、それは身体を自然でバランスのとれた状態に戻してくれるのです。

　これがリラクゼーションの魔法です。何もしていないかのように思われますが、実際には多くのことが起こっています。「戦うか逃げるか」という緊張した状態から、あなたの血圧、心拍数、呼吸、循環が正常に戻るのです。心も攪乱して旋回するのではなく、内向きになり、休息します。より落ち着いて、内なる自己とより結びついているように感じます。そして、生活に戻ったとき、あなたはもっと集中して、日々のストレスだけではなく、回復というチャレンジにもよりうまく対処できるようになるのです。

　著書の *Desperately Seeking Self* の中でヴィオラ・フォダーは言っています。「静寂の時」が、自己のより深い領域とその癒しの能力に触れることを助けてくれる、と。


　あなたの内なる自己は賢明で強靭です。あなたには頼りになる内なる資源がたっぷりとあるのです。あなたの治癒への潜在能力は無限です。奥深いところで自分が何を必要としているのか、どのように生きることを意図しているのか、あなたはすでにわかっているのです。あなたの内なる自己はいつもそこにいて、あなたを助けてくれます。あなたの内なる自己は永遠に存在しているのです。どのような人生の状況でも切り抜けられるよう助けてくれます。あなたの内なる声に耳を貸す用意があれば、必要なときはいつでもガイダンスと支援を得られるでしょう（Fodor, 1997）。

●瞑　想

瞑想はあなたの内なる自己と接触する，最善の方法の一つです。実際，私はすべての人が定期的に瞑想をしたらよいと思っていて，回復期の人は毎日二回はすべきだと考えています！　多くの形態で，瞑想は何千年間も実践されてきました。それは心に静寂をもたらす方法であり，明白なものでは不安の緩和から，崇高なものでは内なる自己や無限の宇宙の両方に出合えるということまで，多くの恩恵があります。

多様な瞑想実践のやり方は，インターネットや本，瞑想の指導者から学ぶことができます。東洋の哲学や宗教が起源になっているものもあれば，セルフヘルプ運動の「カリスマ的指導者」が近年になって開発したものもあります。私は座ってマントラや「オーム」という語を繰り返すか，中国の気功術を基盤にする運動瞑想をするなどして，毎日何らかの瞑想を行っています。一度に数時間の詠唱を続けたこともありますし，一分間瞑想もやってみましたが，二十分が平均的な長さで，これをあなたにもお勧めします。

静かな場所を見つけ，くつろいで座り，目を閉じましょう。お好みであれば，心を落ち着けてくれるような音楽をかけましょう（私は海の波の音を録音したものが気に入っています）。何らかの考えが頭の中に浮かんできたら、その存在に注目し、それからそれを自分の中に留めないで、通り過ぎていくようにします。断固として、続けていろいろなことを考えてしまわないように。考えないように努めましょう！　以下は簡単な瞑想法です。

《瞑想を行う三つのシンプルな方法》

◆呼吸を一から十まで数え、それを繰り返す。息を吸い、声に出さずに「一」と言って、息を吐く間その語を維持します。息を吸い、「二」に進みます。頭の中に考えが沸き起こったら、数えることへと穏やかに戻ります。

◆一息ごとに「オーム」という語を何度も繰り返す。オームというのはいくつかの言語では神聖な音節であり、多くの宗教や瞑想実践で使用されています。これを「神様」の名前であると考える人もいますし、「神様」という語を使ってもよいかもしれません。

◆ゆっくり流れている河を思い浮かべる。心に思考が浮かんできたら、それを木の葉のように水中に落として、流れ去らせましょう。

《リラックスする他の方法》

◆沈黙してみる。

◆癒してくれるような音楽を聴く。
◆入浴する。
◆自然の中で過ごす。
◆海、湖、河川や、炎などをじっと見つめる。
◆マッサージを受ける。
◆美しい場所や神聖な場所に座ってみる。
◆魚の入った水槽を見つめる、飼い猫をなでる、犬の毛をとかす。
◆詠唱するか歌う。
◆迷路を歩く。
◆祈りを捧げる。
◆ヨガや太極拳を実践する。
（さらなるアイディアは第8章を参照）

悲しみ、トラブル、パニック、怒り、孤独を感じると、この病気がびっくり箱の人形のように私に向かって飛び出してきました。ただただ麻痺してしまいたかったのです！　静かな時間をとるようにすると、過食をしないでいることが容易になりました。自分の中のよくなりたいと思っている部分と、もっとつながって感じられるようになりました。

本当はどのように生きたいのかを模索するために、しばらく休学することについて考えています。あまりに忙しくて、正直なところ、わからないのです。

我が家には杉の浴室があって、植木も置いてあります。昨晩、とてもストレスを感じた後に入浴しました。キャンドルをつけて、お湯に浸かったのです。

私の心は一分間に数百万マイルも動くので、リラクゼーションには苦労します。夫と私はその助けになるように、鯨の鳴き声とか、海の音とか、雨音などが入ったCDを買いに行くことになっています。

リラクゼーションのセッションの間、ときとして私はかすかな光線を目にし、続けようと励ましてくれるような希望の感覚を得るのです。

5. マインドフルネスの実践

マインドフルネスとは、今この瞬間に、批判することなく、ありのままに気づいていられるようになるための実践方法です。瞑想のように頭を空っぽにするというよりも、マインドフルネスは心に焦点を当てます。摂食障害の混沌状態にとらわれてしまう代わりに、マインドフルネスはあなたの立場を、ドラマに能動的に参加する側から中立的な観察者の側へと変えるのです。あなたの思考や感情の展開を目撃する者となって、批判的ではなく受容的になれるようにして、それにより、毎日の生活の豊かさの中にい続けられるように促すのです。

マインドフルネスの実践はあなたをあなたの摂食障害の部分から切り離します。あなたの過食症の声は最初は大きいかもしれませんが、あなたは自分自身の真心の声ともっと強力な関係を断固として築き上げていくのです。あなたは、答え、アイディア、共感を最も必要とするときに、これらが存在している内なる場所に行くことになります。過食症で気を紛らわせる代わりに、存在するもののすべてを経験できるように、今この瞬間に自分自身を意識的に運び入れることで、あなたはより高度な目標――あなた自身を愛して、あなたの人生に新しい意味を見出すという目標——への誓いを立てるのです。

数分間だけのマインドフルな経験でさえも、長続きするような大きな価値を持つ可能性があります。事実上すべての摂食障害の治療施設とほとんどの治療者が、マインドフルネスを治療計画の中で応用して使っています。

《二つのシンプルなマインドフルネス実践法》

◆音に気づく——目を閉じて静かに座りながら、あるいは外を歩きながら、あなたの周囲の世界の音に注意深く耳を澄ましましょう。さえずる鳥の声でも、大通りの車の重低音でも、ありのままの音として聞きましょう。音にはよい悪いはなく、音は単なる音なのです。

◆心の中でボディスキャンをする——静かで安全な場所に座るか横になってください。あなたの身体の一定部位にゆっくりと順々に注目していきます。最初は爪先、それから足、足首、ふくらはぎ、膝、大腿というふうに、最後には頭のてっぺんに到達するまで続けます。ピリピリしたり脈打ったりといった、身体的な感覚に注目しましょう。外界ではなく内面的な経験に意識を向けましょう。あなたのためにならないような方法で身体に注目してしまったら、止まって、代わりに呼吸に注目しましょう。

《その他のマインドフルネス実践法》

◆観察者になる練習をする。
◆特定の活動に全神経を集中して従事する。
◆「ありのまま」を受け容れる練習をする。
◆あなたの経験について、批判的ではない感想を書く。
◆一つの目標を設定してそれを忠実に守る。
◆あなた自身を「今この瞬間」に戻す。穏やかに、かつ粘り強く。
◆「今この瞬間」に戻るためにあなたの感覚（視覚、聴覚、嗅覚、触覚）を使う。
◆マスコミの報道があなたにどのように感じさせるのか、どうしてそうなるのかに注目し、それに抵抗する方法を見出す。
◆親切さ、寛容さ、感謝の気持ちなどに注目する。

6．本物になる

本当のところ、あなたは何者ですか？

過食症の人々の大半は、自分が「うまくやっている」のかどうか、常に疑問に思いながら、外的な基準に合わせようとして長年を過ごしてきています。そして、恥ずべき振る舞いや個人的な欠点という観点から自分の価値を決めがちです。批判し、価値判断し、比較し、あらゆる状況への解決策として過食をそのかす摂食障害の声が、自分の声になっています。この声が心の声をほとんどかき消してしまうので、自信がなく、おびえていて、内面的に空虚であると感じたままになってしまいます。過食症は、この空いた場所を「いっぱいにする」ための、無慈悲で象徴的な手段なのです。けれども、言うまでもなく、何度繰り返しやってみても功を奏することはありません。

回復には、摂食障害行動と離れたところであなたが何者であるのかを明らかにすることが要求されます。これが意味するのは、あなたの本当の自己を知り、表現できるようになるということです。奥深いところでは、あなたは重要で価値のある人間であり、共感的で、創造性があり、思慮深く、満ち足りていて、幸福なのです。回復の過程できっと知ることになるでしょうが、何らかの理由により、あなたはこの知識から切り離され、それが真実であるという可能性さえも信じなくなったのです。しかしながら、自己認識という基盤がないと、あなたの行うこと、考えることや、買うもの、食べるものは、どれもあなたを十分に満たすことはありません。

あなたの健康な部分と、過食症の部分とを区別することから始めましょう。ジェニー・シェーファーさんは、著書の『私はこうして摂食障害（拒食・過食）から回復した』の中で、彼女の摂食障害の部分をエドと名づけ、「彼は虐待的、支配的で、彼が考えていることを私に伝え、私がいかに間違ったことをしているか、代わりに私が何をすべきかを全くためらうことなく言いつけてきました」と書きました。彼の声と自分自身の声を区別して、彼女はエドからの自立を勝ち取ったのです。

早期段階では、ジェニーは摂食障害の部分であるエドがしゃべっているとき、それをただ認識し、彼に同意していました。彼が、彼女は太っていると言えば、太っているのだと信じてしまいました。この時点では、彼の存在に気づき、認める準備ができただけだったのです。しかしながら、時が経つにつれ、彼女はエドに同意しなくなり始め、最終的には言いなりにならなくなりました。例えば、もしエドが彼女に、おやつさえ食べれば気分がよくなると言うと、彼女は、「いいえ、その代わりに、私が経験していることを理解してくれる誰かに電話をしてみるわ。あなたのことはもう必要としていないの」と言い返すのでした。彼女はエドとの生活は生きている心地がしなかったと学び、彼と別れることで、彼女らしく、本当の自分として振る舞う自由を手に入れたのです。

あなたはあなたの摂食障害と同じではありません。内面では、あなたはよりよい人生を夢見る一人の人間です。あなたの価値は、体重計の示す数値や古いジーンズがはけるかどうかには関係ないのです。「過食症という仮面」の下には、あなたの正直さ、信頼性、思慮深さ、ユーモア、豊かな感受性、理解する能力、寛大さ、無条件の愛のような、素晴らしい性質が隠れているのです。

あなた自身のことをよく知る努力をしましょう。長所も短所もあるということを受け入れましょう。私たち皆に長所と短所があり、それは人間であることの一部なのです。あなたが幸福で健康になることを望んでいる、あなたの内なる声に耳を澄ます方法を学びましょう。しばしば身体の感じ方・本能として経験する、自分の直感に従いましょう！　他人の考えそうなことなど心配しないで。どうにかして「完璧」になろうとする代わりに、ありのままの自分を大切にしてみましょう。あなたはいつでもそのままで完璧なあなたなのです。

あらゆる体型の人々、あらゆるサイズの人々がいて、あらゆる肌の色や適性、関心、信仰などを持った人々がいるのです。無限大の組み合わせがあり、あなたとすべてが全く同じ人などいないのです。それでも、私たち全員には天が授けてくれた一つの類似性があります。それは、自分を愛する力が私たち全員に公平に与えられているということです。どのような課題や困難をあなたが乗り越えてきているとしても、ただあなたであれば、それで十分なのです。

《熟考すべき質問》

◆摂食障害を切り離すと、私とは何者なのか？
◆何が私の人生に意味を与えるのか？
◆現実的に、私の長所は何で、短所は何か？
◆ありのままの本当の私を覆い隠してしまっているのはどのようなものか？
◆私は過食症の部分の声と、私を正しい方向に導こうとしてくれている健康な部分の声の違いを聞き取れるか？
◆私はどのような人になることを夢見ているか？
◆どのような問題が私にとって重要なのか？
◆私はどのように他の人々に貢献できるのか？

私の人間としての価値という点では、身体のサイズは関係なかったのです。

私は自分が一個人として、神様が創造し、愛してくださっている人間として、どれほど重要なのかにやっと気づくことができました。自分が愛情と友情に値するのだとわかるようにもなりました。皆と同じで、私にはよい人生を送るだけの価値があるのです。

自分自身に正直になることが心地よくなってくると、人生が多くの点で変わっていきました。私のことが本当に好きな友人たちに囲まれていると実感できるようになりました。彼らは楽しく友好的で、かつての友人たちのように惨めで憂うつではないのです。私は人々に「ノー」と言えるようになり、そうすることで私のことを尊重してもらえるようになりました。

回復とともに私の自己概念も変わりました！　ひどく恥じていた秘密の生活はもはやありません！　一時的に苦痛を緩和する以外には何の効果もない、破壊的な行動を続けているせいで自分自身を嫌うことは、もはやありません。今では自分を愛しています。私はよい人間です。ときとして人生は恐ろしいものですが、今では食べ物に逃げることなく、人生に正面から立ち向かえるようになりました。

私は幸福を見つけることができたのです。ひとたび、人生に対処するために食べ物を使うことをやめると、私は自分自身のことを深く知るようになりました。嬉しいことに、私は自分が発見した私自身を気に入っていて、今では人生を楽しんでいるのです。

これほど自分自身を好きになれるとは夢にも思いませんでした!

7. あなた自身を表現する

摂食障害の「声」はあなた自身の声とは違うのだと認識することができれば、それがあなたに代わってしゃべることを許すのではなく、自分自身の声を大切にしたいと思うようになるでしょう。これはつまり、ありのままの自分を、他人との関係、選んだ仕事、支援したい活動、絵画などの芸術、あるいはそれ以外の何であれ、この世の中でありのままに表現する方法を学習するということなのです。

自己表現は、あまり慣れていない場合、はじめはぎこちなく感じるかもしれません。あなたも波風を立てたり目立ったりするよりは、感情や意見を差し控えることに慣れているかもしれません。あなたは「人を喜ばせるタイプ」で、自分にとって必要なことよりも他のみんなが必要としていることを優先したいと思うかもしれませんし、「ダメ」と言うのは苦手かもしれません。あなたのありのままの姿を知れば、誰もあなたを好きにならないと考えるかもしれません。けれども、あなた自身、自分が何者であるかを知らないのです！

回復の過程で素晴らしいのは、摂食障害とのつながりが弱まるにつれ、あなたの内なる自己とのつながりが強化されることです。そして、自己とのこの関係が強まるにつれ、ありのままの自分を表現することにはさまざまな恩恵があり、とりわけ、自分に満足を与え、有意義で、楽しく、生産的で、創造的で、金銭的な報酬にもつながるものであるということがわかってくるでしょう。ときとして、人々はあなたと異なる意見を述べるでしょうし、あるいはあなたが提供するものを気に入らないかもしれませんが、それでよいのです。自分自身に立ち返ったとき、これまでとは全く違う新たな方法でこの世に存在することへの自信が、あなたには身についているのです。

私の回復においては、何かを新たに作り上げるという創造性がとても役に立ちました。自分に芸術の才能があると思ったことはそれまでまったくありませんでしたが、それをすることが私の魂にとってわくわくするものであるとわかり、驚くほどに私を動機づけてくれました。第2章に書いたように、私が「縫うことでよくなって」いったとき、おかしな人形を創造する喜びが、食べるためにこそこそ隠れるよりもずっと大きな充足感を与えてくれたのです。そして、作品を見てもらうために世の中に出す必要が出てきたとき、未知のことを恐れながらも、私はそうするしかないと感じていました。等身大の人形を車いっぱいに積み込んで工芸品フェアに出かけることも、人形に値段をつけることも（まるで私自身の価値を反映させているかのようでした）、誰がどのような反応をするのかわからないことも怖かったのですが、いずれにしてもやってみたのです。私は自分のユーモアのセンスを表に出し、それに対する反応はとても好意的なものでした。人々は私の人形をとても気に入ってくれて、次の数年間に何万体も販売できたことにより、そのことが証明されたのです。過食症で身動きがとれないままであったら、個人としても職業人としても、それほど多くのことを達成できなかっただろうと確信しています。

あなたの摂食障害の部分にもうこれ以上、決定権を渡さないでください。あなたには好き嫌いがあって、あなたは食べ物や体重には関係のない物事には関心がある一人の人間なのです。あなたには情熱や才能、独特の人格があります。あなたが人々の目にどのように映るのかを心配するのではなく、自分の性質や変わったところを大切にするようにしましょう。あなた自身に必要なものを犠牲にするのなら、他人を喜ばせることはやめましょう。あなたの本当の感情を反映しているのなら、「ダメ」は受け入れ可能な答えなのです。正直になり、あなたらしくなりましょう。あなたも含めて、人は皆それぞれ違いますし、そういうふうにこの世の中はなっているのです！

誰にもぴったりとくる歌や曲があります。書いて、描いて、踊ってみてください。友人たちと本音で会話をしてみてください。楽器を演奏したり、何かの活動に寄付をしたりして、自分が何者なのかを探ってみましょう。そして、あなたにしかない素敵な宝物を他の人たちにも分け与えましょう。自分には価値があり、自分の思考や感情は重要であるということを踏まえて、あなたが考えること、述べることに自信を持ちましょう。あなたにはこの世の中に居場所があり、あなたの人生には意味があるのです。「私はここにいて、これがありのままの私です！」と大声ではっきりと主張してみましょう。

《自分自身を表現する方法》

◆自分自身と他人に対して、何を言うか、どのように言うかを考えましょう。「私」という代名詞の使用を増やして、「感じる」、「考える」、「望む」、「願う」、「〜である」のような能動的な動詞をそれに続けましょう。
◆感情を抑え込む代わりに、言葉として外に出して表現しましょう。
◆あなたの創造性を追求しましょう。
◆気分を高めてくれる友人を見つけ、お互いに支援し合いましょう。
◆ありのままのあなたを家族や友人に披露するという冒険をしてみましょう。
◆ある人との関係でありのままの自分でいることが難しいのであれば、理解ある友人を相手にするか鏡の前で、その人との会話をリハーサルしてみましょう。言いたいことを書き出してもよいでしょうし、両者の観点から会話をロールプレイで演じてみてもよいでしょう。
◆怒っているのなら、サンドバッグや枕を叩いたり蹴ったりましょう。大声で叫びましょう。
◆日記を使ってみてください！

私は、他の誰かが言ったことや行動したことに何でも合わせる人間から、自分自身の意見を表現する人間になることができました。

両親に、私が過食症から「回復しつつある」と初めて伝えた瞬間から、私自身についての私の認識全体が変化しました。自分自身の決断をよりコントロールできていると感じるようになったのです。

私はずっと想像力がないと言われてきました。けれども、回復中に写真を見ながら肖像画を描き始めて、それが大好きで、けっこう上手だということを発見したのです。過食するよりも絵を描く時間がどんどん増えたので、私の人生は全く新しい方向に向かっています。

私が回復するうえで大きかったのは、家族に本当の私について知ってもらったことでした。安全な家族療法の場で私は、家族はみな社交的だけれども、自分は物静かな人間なのだということを認めてほしいと家族に言いました。今ならバカみたいに聞こえますが、当時はそれを伝える必要があったのです。

8. 肯定的に考える

あなたが、カップに「まだ半分も残っている」ではなく、「半分しかない」と考える傾向にあるなら、いっぱいになるまでカップを満たしてみましょう！　肯定的な思考は状況を変えるわけではありませんが、状況へのアプローチ方法をまさに変えることができるのです。あなたの心はすべての思考、言葉、行為に対するフィルターです。肯定的な視点から現在の瞬間を見てみましょう。そうすれば共感的に反応し、よいことが起きると予想し、解決策を探し、不運な出来事の中にさえも教訓を見出せる可能性が高くなります。あなたの世の中に対する見方は、あなたにそのまま返ってきます。あなたは自分の人生にどのように対処していくかを意図的に選べるのですから、その人生に対する姿勢をより肯定的なものにしてみましょう。

私は、自分の心を「きれいに掃除する」プロセスの中で、そのときのありのままの自分の考えに気づく練習をしました（そして今も練習を続けています）。私の目標は、しばしば恐怖に満ちていて否定的であった私の思い込みを、私が本当に信じていること、あるいは信じたいことから区別することでした。そして、私の心はほとんど自動操縦状態になっていることに気づきました（私の心にはそれ自身の頭脳が備わっていたのです！）。私は、常に何か悪いことが目前に迫っているかもしれないと警戒している心配性の人間でした。

回復への道のりを歩み始めるまで、このような考えに対しては、自分には何もできなくても仕方がないと思っていました。自分の心や考え方が否定的であることに気づいていなかったばかりか、その理由（私の育てられ方、外見に対する社会からの要求、過食嘔吐による自己嫌悪、そして、長年の過食症で脳が栄養不足であったという重大な事実）もわからずにいました。けれども、ひとたび正常な食事を始めて、自分自身に対して客観的な見方ができるようになると、心は私がうまく操れば私の親友になり得るけれど、心だけを勝手に反応させておけば敵のままである、という新たな事実を発見しました。そこで、自分が見出したことを批判しないようにして、私は自分の否定的な思考パターンを吟味して、それを変えるように努力しました。あなたにも共感してもらえそうな例を以下に挙げます。

《否定的な思考パターン》

◆全般的な否定的傾向

最悪を予想する。本能的に、状況、人間関係、未来、世の中全般について悲観的な展望を抱いている。

◆すべての事象を白か黒かで見ている

極端な評価に基づいて判断する。食べ物はよいか悪いかのどちらかになる。体重増加は肥満に等しい。繰り返し全身が映る鏡を見るが、そこで目にするものを決して好きになれない。

◆否定的な性質を増長させる

肯定的なものはフィルターではじき、否定的なものだけを通過させる。些細な問題が大惨事としてとらえられ、不用意なコメントは大幅に拡大解釈されてしまう。体重計で体重の増加を目にすると、その日は台無しになってしまう。誰かがあなたと異なった考えを一つでも持っていると、その人があなたを嫌っていると考えてしまう。

◆物事を個人的に受け止める

世界があなたを中心に回っていると考えている。あなたとはたいてい無関係なことでも罪悪感を抱いたり、人々があなたを批判している、あるいは世界があなたの敵に回っていると感じたりする。

◆「すべき」の山

あなたと他人がどう行動すべきかについて、厳格なルールを持っている。これは、「怒りは表現すべきではない」、あるいは、「私はサラダにドレッシングをかけるべきではない」のような考えとして表出される。

◆正当化する

身動きがとれないことを正当化するために弁解する。「一口多く食べすぎたから」と言って、むちゃ食いの衝動に負けてしまう。何か難しいことに直面すると、過食はなぐさめを得るための許された方法であると考える。

◆批判的な自己判断

自分が十分によい人間ではないと考える。あなたは自分自身に対する最悪の批評家であり、他人が決して用いないような残酷な厳しい見方で自分自身を見ている。自分自身についての思考があまりに暗くて侮辱的なので、声に出して他の誰かに聞かせることは決してしない。

●あなたの気持ちを変える

これらの習慣的なパターンと闘えるように意識的な努力をすれば、あらゆる物事の経験の仕方が変わるでしょう。回復に焦点を当てることから始めて、それを最優先事項にしましょう。「過食症的思考」を経験するときには、それを認識し、吟味し、回復志向の言葉で言い換えてください。例えば、「何かもっと食べたい」と考えれば、その思考に気づき、それを「今過食をしないことの方が、私にとっては大事だ」、あるいは「この瞬間に過食をする必要はない――別の方法で自分のケアができるのだから」に変えるのです。それから、癖になっているパターンの一部ではない手段で、何が実行可能であるのかを考えてみましょう。

あなたの思考を否定的なものから肯定的なものへと変換すると、思いもよらない結果が生まれます。もし本能的に、「私には価値がない」と考えているのなら、その思考を「私には価値がある」に変えれば、その結果はかなり劇的なものとなります――あなたは自分にはもっと価値があると感じるのですから！　たとえ、「できるようになるまでできるふりをする」ことが必要で、信じてもいない肯定的な言葉を繰り返すことになるとしても、それは何らかの形であなたに影響を与え始めるのです。感謝の気持ちで心を満たすことは、怒りや不満を感じるよりもずっと気分を高めてくれます。あなたを過食症へと駆り立てていた苦痛に共感すれば、罪悪感や恥の感覚が緩和されるでしょう。この回復の過程で正しいことをしているのだと思えれば、疑う気持ちも晴れるでしょう。そして、この「精神的な大掃除」には、あなたの中にいる批評家を黙らせ、あなたの内なる自己の声をもっとはっきり聴けるようになるという、さらなる利点もあるのです。

あなたの考え方にはあなたの人生を変える力があるのです。以下に、この肯定的な思考を追求するうえで役に立つ活動をいくつか挙げます。

《気持ちを切り替えるための活動》

◆自分自身を「過食症患者」として考えるのをやめる。あなたは「過食症から回復中」なのです。

◆より肯定的に考えるという意志を固めて、絶えずその目標を思い出す。

◆短期、中期、長期の目標を掲げる。

◆否定的な思考をただ観察する。その考えに気づき、心の中で会話をさせずに通過させましょう。

◆意識して肯定的に、楽観的に話せるように、注意深く言葉を選びましょう。

◆肯定的な思考を持ち始めることで、否定的な思考に対抗する。

◆「～しない」の代わりに「～する」、「～しないだろう」の代わりに「～するだろう」、「～できない」の代わりに「～できる」と言う。

◆大きなことでも小さなことでも、達成できれば、「よくやった」と自分をほめてあげる。

●肯定的な自分への言葉

肯定的な自分への言葉を繰り返し口にすることは、心をプログラムし直してくれる素晴らしい方法です。毎日少なくとも一つは、肯定的な自分への言葉を何度も繰り返しはっきり述べることを意識的に練習してみましょう。できるだけ多い回数、可能であれば声に出してそれを言いましょう。朝一番に鏡の前で、着替えをしながら、ドアを開け閉めしながら、車の運転中に、椅子に座って、友人をハグしながら、夕食を作りながら、というふうに。否定的な自分自身への語りかけをしていることに気づいたら、肯定的な自分への言葉でそれを阻止しましょう。

最初は難しく、まだ信じていない言葉を口にすることは不正直であるとさえ感じられるかもしれません。しかし、言葉を繰り返し唱えることには、心と気分を実際に変える効果があるのです。最終的に、あなたは曲がり角を曲がり、肯定的な言葉や自分自身を信じ始めるでしょう。以下に、手始めに試してもらいたい言葉の例を挙げます。

《肯定的な自分への言葉の例》

◆私は自分のことが大好き。
◆私は素晴らしい！

◆私には価値がある。
◆私の体重は私の価値には無関係だ。
◆私は善良な心の持ち主である。
◆毎日、あらゆる点で私はどんどんよくなっている。
◆宇宙が私を支えてくれている。
◆私の身体は神様が守ってくれている。
◆私は情熱的で自信がある。
◆人々はあるがままの私が好き。
◆回復が教えてくれている教訓に私は感謝している。
◆私は自分の個性を尊重している。

新しい考え方を試すべきだとわかっています。古い考え方ではうまくいかなかったので。

私の過食症は、とても低い自尊心、罪悪感、無力感の表れでした。治療を通じて、私は自分自身に敬意をもって接し、感情をコントロールして、肯定的な自分への言葉を何度も用いるという方法を学びました。これで私の世界は一八〇度変わったのです。

かつては自動操縦状態にあるように感じていました。自分の思考に人生を支配させていたのです。今では私が、自分の考えることを支配しています！

私は心の中でシュレッダーを想像するのが好きです。それですべての否定的な思考を切り刻むのです。

回復を目指すことは人生で最も難しいチャレンジでしたが、今ではトイレにこもっているだけでは経験できなかった、美しい物事を体験できます。例えば、木の葉の香り、蝶、野生の花、そして、自分自身と他人を愛することがどのような感じか、などです。

9．頭の中でいろいろな場面を想像してみる

心の使い方として特に強力なものの一つが、いろいろな場面を頭の中で想像してみることです。何かを想像するとき、あなたは自分の経験に何らかの影響を与えようとして、精神的なイ

メージをつくり上げているのです。そうして、過去を癒したり、夢を現在に引き入れたりします。必要なときに行けるような安全な場所を思い描けますし、安心感や勇気を呼び起こすことも、目標を実現した様子を想像することもできますし、ただリラックスすることもできます。この方法は、いろいろな治療過程を補ったり、さらに奥深いものにしてくれたりもします。例えば、ガン治療では、化学療法の効果を高めるために用いられることがあります。スポーツ選手も、競技の前に定期的にイメージ・トレーニングを行います。そして、これは摂食障害行動をやめるためにも、とても役立つ方法なのです。

回復へと向かう際には、自分が何者であるのかをより深いレベルで知っていくプロセスが続きますが、イメージとして頭の中で想像してみることで、自分を振り返るための安全な場所ができるのです。例えば、小川のほとりや森の中にいるといったような、お気に入りの場所を想像してみましょう。くつろいで、そよ風を感じ、勢いよく流れる水の音や、木の葉をサラサラと鳴らす風の音を聞きましょう。それから、疑問や厄介な状況を心に思い浮かべるか、何かが自然に浮かび上がってくるのを待ちましょう。あなたは、「私はどうしてこんなに内気なのでしょう?」と問うかもしれません。答えは、「お父さんが怒ることが怖いからです」というものかもしれません。答えは、言葉、イメージ、色、感情、記憶、歌、お祈りなどとなって表出してくるでしょう。このようにして自分の中でいろいろな場面を想像してみることで、あなたは内なる自己とつながることができます。あなたは自分の中に潜む答えに手を差し伸べ、どのような感情や理解が浮かび上がってきても、今この瞬間にいられるということを学んでいるのです。

自分の中でいろいろな場面を想像してみる技法には数多くの種類があり、その詳細な説明は書籍やウェブサイトで簡単に見つけられるでしょう。それらの技法の大半は、リラックスした状態になって、その後、頭の中でイメージを思い浮かべたり、イメージが勝手に出現するに任せたり、外部からの合図（喫煙をやめる、よく眠るなど）に従ったりします。ときには、視覚効果と組み合わせて音声も使いますが、それらは音楽、電子音、「ホワイトノイズ（広い周波数領域にわたる音を同時に響かせたもの）」などで、誘導イメージ法や、潜在意識への働きかけと共に用いられます。

今ここで、過食症を患っていないあなたの人生を想像してみてください。本気で考えてみてください。最大限肯定的なアイディアを思い浮かべ、ほとんど「完璧な」人生のイメージを膨らませてください。過食嘔吐をやめることも、あなたの夢のいくつかを実現させることも、達成可能なことなのです。誰か他の人の人格を変えるというような、達成できないこともありますが、心の底からの望みを思い描くという行為は、単純ながらそれだけで、それが実現する見込みを増やすものなのです。

《あなたの身体を大切にするための誘導イメージ法》

静かで快適な場所に座って、目を閉じてください。数回、身体の中をきれいにするような深呼吸をした後、あなたがヨチヨチ歩きの子どもであると想像してみてください。床の上を転がったり、立ち上がるために自分を立たせようとしているあなたが、いかに丸々としているか、観察してみてください。大人たちが「なんて可愛い子なんでしょう」と言っているのが聞こえてきます。周りの大人があなたのことについて話しているのがわかり、幸せな気分になりましょう。子どもが丸々としているのはまったく問題ないことです。すべての子どもたちにとって、赤ちゃん特有の脂肪がついているのはとても自然なことなのです。それから、ちょうど成熟し始めている、十代前半の若者としての自分を思い描いてください。この時期、あなたの身体は成長しようとしていて、そのためには、いくらか余分な脂肪が必要になります。今度は、年をとっていくあなた自身を思い描きましょう。皺ができて、重力にちょっと負け気味です。これらの変化を受容できますか？　最終的に、九十歳になった自分を想像しましょう。あなたの身体は何と長いこと、あなたと一緒にいるのでしょう！　あなたはどのように見えますか？　今、あなたは自分の身体をどのように感じますか？　身体は変化するものなのです。リラックスしてください。この考えを受け入れて、自然があなたに与えてくれたものを大切にしましょう。

《想像してみてください……》

◆海辺での一日。呼吸を波と一致させましょう。
◆聡明で尊敬されている教師との会話。
◆禁じられている食べ物を食べながら、よい気分になる。
◆子犬に舐められる。
◆過食症状を手放した一年後、どのように感じているか。
◆回復の過程で次に踏むべきステップ。

10. あなたの感情を感じる

人間であるかぎり、感情というものは「つきもの」です。すべての人に感情が――よいものも悪いものも――あるのです。体験が私たちを外界につなげるのと同じように、感情は私たちを内的な世界へと結びつけます。しかし、過食症の人々は通常、自分の感情を寄せつけないようにしています。食べ物と体重のことで頭がいっぱいになっていて、次の食事のことを心配し、秘密を持ち、これら以外にも摂食障害の典型的な行動をしていると、内面で本当に起きていることを考える時間も余裕もなくなります。水を堰き止めているダムのように、怒りや孤独、恥じる気持ち、さらには自分はそれに値しないと感じている幸福感でさえも、それらをそのまま感じるよりは、過食嘔吐をして麻痺させてしまう方が、ずっと楽で簡単にできるのです。

自分の感情に近づく新しい方法を考えてみてください。感情には存在する理由があるのだということについて考えてみてください。つまり、感情はあなたが内面的真実を振り返り、人生の舵をとるうえで役に立っているのです。感情とは避けるべきものではなく、価値を与えられるべきものです。感情とは、自分が何者であるか、そして自分が人間として必要としているものを教えてくれる、内面から導き出されるメッセージなのです。感情は、あなたが決断をする助けとなり、自己主張をする理由を与え、あなたが人生に求めるものを明確にしてくれます。これらすべては、過食症を手放しながら、あなたが学習することなのです。

したがって、回復期には、あなたは不快な感情だけではなく、心地よい感情も経験することになるでしょう。過食症は両方に影響するからです。単純に感情に名前をつけることから始めましょう。「不快」のように一般的な語ではなく、「価値を否定された」や「孤独だ」のような、具体的な言葉を使ってください。その感情には、身体感覚、色、形、過去、あるいは「声」が伴うかどうか確認してください。

それから、好奇心を発揮してください。感情には目的があるので、その気持ちが出てきたときにはマインドフルに観察をして、それが何を意味しているのか、自分なりに解釈してみましょう。圧倒されてしまいそうに感じるのであれば、少し落ち着く必要がありそうでしょうか。会話をした後にイライラしたり、傷ついたように感じたりするのであれば、自分のことをもっときちんと表現する必要があったのでしょうか。その感情がいつ、なぜ、どのように根づいたのか、探ってみてください。過食症がその感情への対処にどのように役立っているのかに注目しましょう。感情を発散させる他の方法はありますか？　探偵になってみましょう。あなたの内的世界を探ってみること、特に、過食症がどのようにあなたから感情を奪っているのかを調査することがあなたの任務です。

慣れていない感情やどう扱ってよいかわからない感情が出てきたときには、恐怖を覚える可能性があります。過去の記憶や身体反応が表出してくるかもしれません。最初は特に強い反応が出かねません。今この瞬間の感情だけではなく、過食症行動の下に眠っている感情にも対処しているのです。たぶん、過食症であることについての感情も出てくるでしょう。ゆっくりと取り組んでください。理解してくれる家族や友人、回復仲間のような、信頼できる誰かの助けを得ましょう。治療者やカウンセラーは、あなたが言うことを判断したり軽く受け流したりはしないと理解して、このような専門家に正直に話しましょう。感情についての手紙を書きましょう。絵を描きましょう。それぞれの感情を尊重するようになるにつれ、自分自身に対する感じ方が少しずつよくなり、少し正直になり、自信がつき、本物になっていけるのです。*The Food and Feelings Workbook* の著者であるカレン・コーエンが書いているように、「忍耐強く練習することによって、感情も食べ物も両方とも、本来意図されている仕方で機能し始めるでしょう。つまり、感情はあなたの心に栄養を与え、食べ物はあなたの身体に栄養を与えるのです」(Koenig, 2007)。

《感情を感じる練習》

◆二十五の肯定的な感情と二十五の否定的な感情をリストにしましょう。できるかぎり、同じ行に横に並べてそれらを対比させましょう(例：「幸せ」と「悲しい」)。

◆音楽は感情を強化します。ブルースやロックの名曲を聴きますか？　気持ちが沈んでいるときには快活な音楽をかけてみましょう。違うタイプの音楽を聴いて、どのように感じるのか確認してください。

◆香りは強力な感情を喚起します。一日か二日、「香り」日記をつけましょう。何であれ気づいた香りと、それらが特定の感情とつながっているかどうかを書き留めましょう。例えば、オーブンから漂うクッキーの香りはあなたに安心感を与えますか？　それとも不安感を与えますか？

◆感情はしばしば、奥深く潜む、ときとして誤った信念に基づいています。あなたの信念のいくつかと、それらがあなたにどのような感情をもたらすのかをリストにしましょう。例えば、社交的な人の方が人気があると信じていて、あなたが内気であれば、自分はだめだと感じてしまうでしょう。

◆感情はまた、通り過ぎていく思考によっても誘発されるので、自分の考えていることを見つめましょう！「私は太って見える」や「私は食べすぎる」のように、あなたが考えそうなことと、それらがあなたにどう感じさせるのかをリストにしましょう。

◆もっと笑いましょう！ ジョークを音読してください（ウェブサイトでたくさん見つけられます）。面白い映画、テレビ番組、ビデオクリップを見ましょう。他の人々と共に、大声をあげて笑うふりをしてください。いつの間にか、お腹がよじれるほど皆が笑っているでしょう！

11．ボディイメージを改善する

一般的にボディイメージとは、私たちが自分の身体を「見る」見方であり、私たちがどのように身体を心理的にとらえているかを表すものと考えられています。これが真実である一方で、ボディイメージには、私たちの身体についての考え方と感じ方、この身体の中に存在することがどういうことなのか、私たちの外見に関して受け取るすべてのメッセージ（特に体重、健康、美に関する誤った情報）も含まれます。それは私たちの身体の受け止め方、他の人たちが私たちに反応する様子、私たちが抱えているかもしれない医学的な問題によっても影響を受けます。つまり、ボディイメージは皆にとって非常に重要で複雑な問題なのです。

子どものときに、私たちは家族や知人、友達、社会からのフィードバックにより、自分の外見についての思い込みが出来上がります。自分の身体に対する評価は年をとるにつれてさらに深く浸透し、不幸にもそのような評価はしばしば否定的なものです。女性と男性の八〇％以上が、自分の身体に不満を持っています。とはいえ、大多数の人では、これが人生を支配してしまうようなことはありません。けれども、摂食障害の人たちは支配されてしまうのです。実際、自分の身体に対する嫌悪感は、拒食症と過食症の決定的な一症状であり、両者のDSMの診断基準にも、その人の自己評価が「体型と体重に過度に影響されている」という項目が含まれています。

過食症の人にとって、身体は日々の戦場となっていて、ボディイメージの改善は必須です。回復は、ただ過食と嘔吐をやめただけで完了とはなりません。あなたはありのままの自己を受け入れられるようになる必要があるでしょう。一括取引なのです。というのも、ボディイメージと自己のイメージはとても緊密につながっているからです。あなたが自分の身体に対して行う仕打ちは、自分自身のとらえ方の反映なのです。

ですから、ボディイメージを改善する最善策は、独特で多元的な面をもつ人間としてのあなた自身を受け入れて、大切にすることです。多くの内的側面に注目すればするほど、外見はそれほど気にならなくなり、その一方で、そもそも自分に身体という枠があることすらも不思議であり奇跡であると感謝するようになります。

身体のことで頭をいっぱいにするのではなく、身体があらゆる方法であなたのためになってくれていることを認識しましょう。明らかに、身体がなければ生きてはいけないのです！　身体はあなたの心や魂の住処であり、喜びや楽しみを経験するための手段であり、人生を営んでいくために使う乗り物なのです。身体は子ども時代から老齢期に至るまでの段階を経るでしょうし、そのプロセスをコントロールしようとしても、あなたにできることはないのです。しかしながら、身体が変容していっても、あなたの存在の中核にあるアイデンティティは同じままです。内なる自己により高い価値を置くと、あなたは自分の外見をもっと受容できるようになります。そして、人生そのものへの旅へと連れ出してくれたことに感謝できるでしょう。旅は困難も伴うものですが、進んでいくことは全面的に可能なのです。

この章で言及した回復のためのツールの多くは、あなたのボディイメージの改善にも応用できます。あなたが内面で自分自身に語りかける内容を変えると、身体についての考え方と感じ方も変わります。「私は自分の外見が嫌いだ」や「私は太っていると思う」のような語句にはより深い意味があるとわかれば、批判的になるよりも、好奇心を持てるでしょう。批判することなしに自分の身体を見てみると、我が家に帰ったような感じがするかもしれません。このように、自己発見のためにこの章で推薦している多くの方法は、あなたが自分の身体に新しい方法で接することにも役に立つでしょう。

ボディイメージは大変重要な問題なので、この節は他の節よりも少々長めになっています。社会からの有害な影響を退ける、遺伝要因を考慮する、鏡にあげてしまった力を取り返す、その他の実際的なアプローチを活用するなど、いくつかの方策を使って否定的なボディイメージをやっつけられるよう構成してあります。

●この社会の改革者になる

マスコミに正しく対処して、ボディイメージを改善することから始めましょう。自分の中に情報として入ってくる、体重減少、健康、喜び、成功などの話題についての微妙な（そして微力とは言えない）メッセージを日々流し続けるマスコミに批判的になれば、即座にこれを実行できます。私たちは社会通念として、外見がすべてであり、細さには価値があると考えるように仕組まれてきました。私たちが自分の身体に自信がないと感じ、特定の外見のためにお金を費やすことの上に、何十億ドルもの産業が成り立っているのです。あなたが「消費している」ものに目と耳を向けましょう！

ファッションやスタイルで遊ぶのは楽しいことでもある一方で、それに支配されるのは楽しいことではありません。あまりに多くの人々が、「十分に」自信を持つためには、自分の肉体の何かを変えるか直すべきであると信じています。完璧に自然な加齢の結果なのですが、女性にはポッコリしたお腹も、しわも、白髪も期待されません。女性の胸は豊かであるべきだが、大きすぎても小さすぎてもよくないと信じられています。男性も、似たような社会からの期待に直面します。例えば、筋肉質で痩せていて、頭髪はあるべきだが体毛は必ずしも求められない、といった具合です。私たちは言われているのです。「正しい」ジムに通い、「よい」ものを食べ、太ももを引き締め、お腹を固くし、体重を落とすための「最高の」製品を購入すれば、誰でも「完璧な」身体を手に入れられる、と。

自分の身体を愛するためには、今のこの社会を改革しなければならないでしょう！　何とかして「よりよく」または違って見える必要がある、または痩せていることは価値がある、などという考えに呑み込まれるのはやめましょう。この種のメッセージをいかに頻繁に受け取っているかに意識を向けるようにしましょう。ダイエットは健康のためだと本当に考えていますか？　もう一度考えてみてください。ダイエットとは、企業が儲けるためにあるのです。ボティイメージに関する経済学について学び、あなたのお金と時間を賢く使いましょう。

●マスコミのイメージ

研究で常に示されるのは、マスコミのイメージにさらされると、人々は自分の外見についての感じ方に悪影響を受けるということです。モデルさんたち自身も影響を受けているのです。その「美しさ」に対して巨額の支払いを受けている多くの人たちが、自分がどう見えるか（特に身体の細かい部分）について、実際には不安を抱えていて、モデルさんたちは全体として、一般人よりも拒食症や過食症にかかる頻度が高くなっています。皮肉にも、ほとんどの画像は結局のところデジタル処理が施されていて、「ゴージャスな」身体として呈示されているものは、実際にはある製品を買わせるために企画されたプロの作品にすぎないのです。ですから、写真などのイメージには注意しましょう。イメージがあなたにどう影響するのか、それにどのように抵抗できるのかに心を向けてみましょう。

以下は、そのような影響に抵抗するための練習です。

《マスコミの影響に気づく練習》

スーパーマーケットのレジ近くなどに置いてある、光沢のある表紙の、人気のある週刊誌を買ってみましょう。ページをめくりながら、あなたに変わる必要がある、あるいは改善すべき点があるとほのめかしているような写真や関連記事をすべて破り取ってみてください。つまり、ダイエット、よりよい恋愛、ヘアカラー、お腹の引き締め方、若く見える方法、などについての写真や記事です。すべて破り終わったとき、その雑誌にはどのくらいのページが残っていますか？　ウェブサイトを見て、同じく役に立たない情報を見つけてみましょう。それから、これが不愉快である理由を説明し、代わりに見たいと思う内容について説明する手紙を編集者宛てに書きましょう！

●家族の中に自分の体型を探す

体型にはあらゆる形、大きさがあります。これは生物学的な事実であり、あなたの体型と大きさの傾向は、あなたの家系のどこかに見つかるはずです。食べるものの量と行う運動の量である程度は体重を変えられますが、強迫的な運動、外科手術、摂食障害などで自分自身を害することなく、遺伝的な身体のタイプを劇的に変えることはできません。

あなたの過食症からの回復は、たとえ生まれ持った身体、体型が不完全に思えるとしても、それを受け入れられるかどうかにかかっています。真実に目を向けてみましょう。完璧などというものはないのです。完璧というのは達成不可能な目標であり、控えめに言っても根拠があやふやです。自己の価値は身体の大きさではありません。あなたの身体はよくもなければ悪くもなく、ただあなたが受け継いだものです。それに、あなたが焦点を当てている「不完全」なところもたぶん遺伝的なものでしょう。母ゆずりの腰回り、父ゆずりのお腹、といった具合です。親の属性をあなたの中に探して、それを家宝だと思って大事にしましょう。

混雑している公の場で人々を観察してみれば、実際に体型、サイズ、肌の色には幅広い多様性があることがわかるでしょう。痩せている人は、平均的なサイズの人あるいは大柄な人よりも幸せそうに見えますか？　血のつながっている人々はすぐにわかります。親と子には、年齢に関係なく、しばしばとても明白な類似性があるからです。遺伝子を共有しているので似ているのです！　その人たちにもあなたにも、このことに関してできることは皆無なのです。

《あなたは誰に似ていますか？》

あなたが、家族の誰の身体の特徴を受け継いでいるのかを明らかにするために、あなた自身と家族の写真をよく見てみましょう。親や祖父母、おじさん、おばさんなどに似ているかもしれません。例えば、あなたの容姿がお母さんと似ているのであれば、子ども時代のあなた、十代のあなた、現在の年齢でのあなたの写真と、お母さんの一連の写真とを見比べてみましょう。子ども時代も十代の頃もお母さんの体型と似ているのであれば、年をとっても、それはそのままお母さんのように変わっていくでしょう。それを受け入れて、この特別なつながりに感謝しましょう。

注意してほしいのですが、写真にうつっている家族の誰かが摂食障害を抱えていたり、激しいダイエット中であったり、長年の過食の後や、長期の病気療養中であったりすれば、この比較は無意味なものになるでしょう。

●鏡を使っての練習

あなたはおそらく、一日を通じて数回、鏡で自分自身をチェックして、そのたびに不安を感じているでしょう。ひょっとすると、窓や銀器、車のクロムめっきに映る自分の姿を見ようとさえしているかもしれません。けれども、あなたは自分の姿を見るたびに、「完璧ではないところ」ばかりに注目して、他の皆もそこを見ていると信じているのです。

こんな行動をするのはあなただけではありません。鏡を見るたびに素晴らしい気分を味わう人はあまりいませんが、摂食障害の人たちにとっては、自分の気に入る部分を見つけることがほとんどないのです。自分自身を見るたびに、仕掛け鏡を見ているかのように、あなたは心の中であなたの像を歪めて見てしまいます。太ももを見て、醜いと考えます。顔を見て、たるんでいるとか、ひきつっていると思うのです。あらゆる膨らみやしみのことで頭がいっぱいになり、一日中ずっとそれらの部位に集中してしまいます——何週間も、何カ月も、さらには何年も。これほど長く習慣化してきている鏡の中の自分への否定的な思い込みに反論することは、違う考え方をするように心を鍛えて、あなたのその習慣になってしまっている儀式を変えることを意味します。

ボディチェックはやめなければなりません！　それほど頻繁にあなたの気持ちを逸らされないように、家の鏡にはすべてカバーをかけた方がよいでしょう。そうでなければ、鏡の前で過ごす時間を短縮し、ボディチェックをしすぎていると気づいたら、「今日は本当に素敵に見える」とか「見るのはやめなさい！」と自分自身に言ってみましょう。

●マインドフルに見る

あなたのボディイメージを改善するうえでの基本的なステップは、あなたの身体を知ることです！　恐ろしいことのように感じられるかもしれませんが、これには精神浄化作用があります。目にするものを恐れても、現実を邪魔するだけであり、私たちがここで目指しているのは真実なのです。

大きな鏡を持って、浴室のように一人になれる部屋に行き、服を全部か一部脱ぎましょう。数分間鏡の前に立って、マインドフルに観察するのです。できるだけその経験、その瞬間に集中してください。素早く自分自身を眺めることから始めましょう。自分自身に、「これが私の身体です。美しくて、ここに私の心と魂は住んでいるのです」と言いましょう。身体のことを批判せず、身体があなたのためにしてくれるすべてのことに感謝の気持ちを表しましょう。次に、ゆっくりと頭から爪先まで、やはり批判せずに、じっくりと眺めてみてください。これを行うときには、呼吸に意識を向けたままにしてください。そこに立っているうちに、否定的な思考や感情を経験したら、それに気づきながらも、それ以上考えないように。そのような思考は自分の中でやり過ごして、再び呼吸に注目しましょう。最後に、あなたの身体全体を見て、確信をもって五回繰り返してください。「この身体をありのままに受け入れて愛します」と。服を着た後、日記に自分の経験について書きましょう。以下の質問に答えることから始めてみてください。

《ボティイメージについての質問》

- ◆あのようにして自分自身を見て、どのように感じたか？
- ◆自分の身体に関して、何が気に入っていて、何が嫌いか？
- ◆外見の重要性に関して、私は何を信じているか？
- ◆何が私のボティイメージに影響しているか？
- ◆私の否定的なボティイメージがどのように私の対人関係の妨げとなっているか？
- ◆(身体的な外見ではなく）自分のボティイメージに関する思い込みをどのように変えたいか？
- ◆自分の身体についての感じ方を改善するために、具体的にはどのようなことができるか？

●ボディイメージを改善するための提案

私は、摂食障害に関する情報を専門的に扱う会社をこの三十年間経営してきたので、ボディイメージについて英語で書かれた、事実上あらゆる本を読む機会がありました。言うまでもなく、本書の一つの節でそのすべての知識を伝えることはできませんが、以下に、多数の文献から収集した最重要の教訓と実践法を十項目挙げています。

《あなたのボディイメージを改善する方法》

◆あなた自身への思いやりを持つ

あなたの身体と他人の身体についての思い込み、考え方のパターン、想定を検討する際には、あなた自身に対して正直かつ優しくなりましょう。これは実りが多いものの、骨が折れる仕事でもあります。

◆あなたの「美」の概念を拡大する

何が美しいかについて、あなたが持っている概念を広げてみましょう。芸術を鑑賞しましょう。異なる文化を観察しましょう。自然の中で過ごしましょう。誰もがその人なりに美しいのだということをいつでも思い出しましょう。あなたが憧れる人々について考えましょう。

その人たちはどのようなところが美しいのですか？

◆完璧主義は放棄する

自分自身を——欠点も何もかも含めて——受け入れられるようになるのと同じように、あなたはあなた独自の身体を受け入れられるようになるでしょう。完璧な身体を目指して葛藤することは、自己破壊行為の一形態であり、いずれにしても不可能なことなのです。

◆感覚を存分に味わう

あなたの全感覚を用いて、自分の身体ともっと触れ合いましょう。匂い、音、色、触り心地に集中しましょう。最善の方法は、味覚とつながることです！（過食の引き金になってしまわない）大好きなものを食べましょう。嫌いなものを試してみましょう！　あなたの身体は正直に反応してくれるでしょうから、勇気を出して、その経験を楽しみましょう。

◆あなたの心と身体を再びつなげましょう

ヨガ、ストレッチ運動、ダンス、ピラティス、太極拳のような活動は、その瞬間の身体感覚に集中することで、心と身体を一致させます。これらは、心を静めるためにも、身体との関係を改善するためにも、素晴らしい取り組みです。

◆自分の身体についての否定的なおしゃべりに気づき、それに基づく行動は起こさない

過食症から自分の身体を愛する状態に一日で到達できるわけではありません。それには時間

がかかるのだと認め、否定的なボディトークはやむを得ないと認めてください。けれども、昔からの習慣の方を向いてしまって、その思考に基づいて行動をしてはいけません。そうする代わりに、思考に言い返すことを学ぶか、今はただ耳を貸さないと決断しましょう。

◆自分の身体についての否定的な意見について、より深い意味を理解する

自分の身体についての否定的な意見は、過食嘔吐と同じように、摂食障害の症状です。「私は太って感じる」（私は無価値だ）、「体重を落とさなくては」（私の人生には意味が欠けている）、「私は自分の外見が嫌いだ」（私は自分の人生が嫌だ）のような言葉の背後には、より深い意味が存在し得るのです。あなたがこうした思考を経験するとき、それらはより大きな問題を表す暗号であると認識して、その意味を探ってみましょう。

◆自分に害となる身体についての思考には言い返す

自分を中傷していることに気づいたら、言い返しましょう。肯定的な言葉を使い、感情的な言葉ではなく、理性的な言葉を使うようにしましょう。

◆専門家からの支援を得て、身体に関する外傷体験に向き合う

ときとしてボディイメージの問題は、からかい、虐待、拒絶、無視など、過去の外傷体験に由来する症状かもしれません。外傷体験の痛みを癒すことは難しく、心の深奥に触れるプロセスです。資格があり、経験のある治療者と一緒に取り組むことをお勧めします。

◆あなたの身体にラブレターを書く
あなたのためにしてくれる、すべての素晴らしいことに対して、自分の身体に感謝しましょう。あなたに生命を与えてくれていることに感謝しましょう。心の友に言うような言葉で伝えましょう。なぜなら、結局のところ、あなたの身体はあなたの魂の伴侶なのです！

《ボディイメージを向上させるためにできること》
◆もっと微笑む。減るものではありませんから。
◆身のこなし方を意識する。威厳をもって歩き、話しましょう。
◆体重計は捨てる。私は自分の体重計を金槌で壊して捨てました。体重計にお別れの手紙を書きましょう！
◆マッサージや長く贅沢な入浴で身体をいたわる。
◆あなたのセクシュアリティを喜んで受け入れ、性的喜びを経験する！
◆今の体型に合う服を購入し、合わない服は捨てる。
◆優雅に、ほめ言葉を受け入れ、自分にもそういう言葉がけをする。
◆動く！　楽しめるような、身体を動かす活動に参加しましょう。
◆彫刻、編み物、楽器の演奏のように、手先の器用さを必要とする新しい技能を伸ばす。

◆あなたの身体を他人の身体と比べない。
◆ダンスのクラスに入る、公の場で水着を着るなど、身体に自信がなくて先延ばしにしていた何かをする。

私は、他人が私の身体を見ているようには自分の身体を見ていませんでした。今では自尊心が低いせいで自分の知覚が歪んでいると認めることができるようになり、それはそれでいいと思っています。私はかなりの低体重になっても「痩せて感じる」ことはなかったので、体重を落とすことはもう私にとっての答えではないのです。

私は自分の身体が好きです！　そして、私の身体は自分が受け入れられると考えていたよりも五キロも重いのです。私の肉体は地図のようなものであり、受胎のときからのすべての経験と、私の起源となった家族の遺伝的素因を反映しているのです。私と同じく、私の身体は唯一無二なのです。

私のボディイメージは、その瞬間に私が自分自身について感じていることに左右されます。言い換えると、私の自分自身を見る見方は、私の感情に基づいているのです。今では、自分のボディイメージと仲よくできる時間がどんどん増えています。なぜなら、内面的により安らいでいるからです。私は自分が健康であって、かつてのようにやつれていないので、嬉しいのです。

人生の大半で、私は自分の価値を判断するために、身体のサイズを使っていました。他人は私の外見ではなくて、人となりで私を評価するのだと認識し始めたのは、四十代も半ばになってからでした。

12．人間関係を開拓する

秘密を持つことと孤立は、摂食障害の生活様式の一部です。主要な関係性は、他人とではなく食べ物との間にあるからです。誰かに心を開き、拒絶、怒り、別れを体験するという危険を冒すよりも、おなじみの儀式とパターンに逃避して慰めを得る方がずっと楽なのです。あなたの過食症はいつでもそこにいて、あなたをあなた自身と他の人々から遠ざけておいてくれます。真実を知ったら他人はどう考えるだろうかとあなたは恐れているので、過食症は、他の人とは付き合わない方がよいとあなたを説得してきたかもしれません。

そこで、回復期には、障害とは切り離した本当の自分自身を知るにつれて、あなたは他人に対しても正直になり、健全で思いやりのある関係を築く方法を学ぶことになるでしょう。見返りはたくさんあります。他人を信頼することは勇気を呼び起こします。自分の話をして支援を求めることは、正直になって、率直なフィードバックを受け入れることを意味します。あなたが必要としていることと、好みを表現することは、あなたが闘ってでも守る価値のある人間であると肯定することです。そして軽く人と抱き合うことは、すっかり生まれ変わるかのようなさわやかさを感じさせてくれます。あなたはあなたの過食症とイコールではないということを思い出してください。あなたは人生に対処するための方法として過食症を用いていた人なのです。あなたの恥の感覚と、拒絶や孤立の感覚を捨て去りましょう。あなた自身を知って、他人を知れば、親密な関係の中にある豊かさを発見できるでしょう。

特にあなたと人々との境界線が不明確であったり、過去に傷ついた経験があったりするなら、自分のことを正直に話しても大丈夫と思える人たちを見つけることが決定的に重要です。治療者はよい選択肢です。話を聞き、ガイド役となり、おかしな点は指摘してくれて、あなたが必要とするときそこにいるように訓練を受けているからです（摂食障害の治療を専門にしている人を見つけることをお勧めします）。そのようなつながりを基盤とする安全な状況で、あなたは自分のありのままの考えと感情を探究して、それらを表現し始めることができます。コミュニケーションの仕方と、物事のとらえ方を練習できるのです。危険を冒しても安全だと感じられ、自分にもっと正直になれます。批判したり、辱めたりせず、あなたの力を信じてくれる協力者がいるのです。また、よい治療同盟では、他者との関係においてさえも自分自身とのつながりを維持するということを学ぶでしょう。

専門家に加えて、摂食障害から回復中の人たちのコミュニティからも援助が受けられます。地元の治療者を介して、またはウェブサイトの検索により、そのような団体を見つけられるでしょう。定期的な集会に加えて、摂食障害匿名会（Eating Disorders Anonymous）のような組織では、回復に取り組み始めたばかりの人に「スポンサー」を組み合わせます。摂食障害専門の治療施設では、すぐに支援を求められる卒業生を紹介してくれるところもあります。最後に、回復のための話し合いのグループもオンラインで見つけることができますが、明らかに親密度は劣るでしょう。

回復のための支援に前向きな友人や親類と時間を過ごすことは、過食や嘔吐では決して味わえなかったやり方で「あなたを満たして」くれます。誰か親しい人か、最近は話していないとしても、かつて親しかった人に連絡をしてみることから始めましょう。大事なのは、愛し、愛されることへのあなたの誠実な努力を鏡のように映し出してくれる人たちとの交流です。少しずつ、穏やかに、他の人たちにあなたの本当の姿を見せていきましょう。とても支援的な人が何人かいて、びっくりするかもしれません。最終的に、新しいつながりができ始めると、他人と一緒のときにありのままの自分でいることがより快適になり、より自信を持てるようになるでしょう。

《健全な人間関係を開拓するためのアイディア》

- 常に正直になる。
- 自己主張をする。思っていることを言いましょう。
- 手紙、電話、Ｅメールで遠くの友人に連絡する。
- 対面で話すときにはアイコンタクトをする。
- 質問し、よく聴き、支援的になる。
- 過食症になる前のあなたを知っていて、仲よくしていたけれど、長く連絡を取り合っていなかった友人を探し出す。
- 老人ホームでボランティアをして、孤独な人と「養子縁組」をする。
- 小さな子どもや動物と一緒に時間を過ごす。あなたのことを無条件に受け入れてくれるでしょう。
- ある人との会話が難しいものか、あるいは挑発的なものになりそうならば、友人か治療者と前もってのロールプレイを行ってみる。

- すべての人に、特に自分自身の中によいところを見つける。
- 望ましい相手と一緒にいる！

過食症を抱える私たちのほとんどは自分の行動を恥じているので、こそこそしがちで、過食症のことを秘密にする傾向があります。私たちを大切に思ってくれて、助けたがっている人々から離れてしまうのです。誰かに助けを求めたくなったことが何度もありましたが、拒絶されることを恐れて、孤立したままになりました。私の秘密がとうとう表に出たとき、どれほど安堵したかは表現できないほどです。秘密を知った人たちは皆とても支援的で、理解を示してくれました。

私を救ったのは、この本と、拒食症から回復した姉でした。来年一緒に大学に行く親友に話すことも考えています。話さないかぎり、二人の関係は誠実なものではなく、壊れてしまうことがわかっているからです。

私が過食症について話した人たちは、全員が同じように思いやりのある反応を示してくれたわけではありませんが、私はそれを受け入れることができました。どの人であれ、話したことに後悔はありません。実際、最も親しくて生涯の友になるであろう友人の一人が、同じ病気で苦しんでいると教えてくれました。それまでにはなかったような形で、私たちはお互いのために力になることができました。

回復へと向かうなかで、私は再び社交的な活動を始めて、今回は信用できて自分の秘密を打ち明けられそうな二人の友人を選びました。二人の反応は私が恐れていたのとは正反対でした——理解があって、支援的で、できるかぎり私を助けると申し出てくれたのです。とても安心しました。二人が受け入れてくれたおかげで、私はもっと自信が持てるようになり、他の人たちに話すことも容易になりました。

正直になれたとき、人々との関係は深まって、私は自分がよい人間だと実感することができました。それが自信を与えてくれました。今では親しい女友達がいて、他の人々と一緒にいることも、前より楽にできるようになりました。

●難しい関係

自信が増してくれれば、あなたの人生における、もっと難しい人々との関係にも取り組めるでしょう。昔の、制限的な役割関係に気をつけましょう。特に虐待を許してはいけません。誤解されたり、ひどい扱いを受けたりするよりは、そのまま離れて、孤立していた方がましです。また、あなたの自尊心が低ければ、同じく自尊心の低い他人と表面的な「友情」関係を持ちがちでしょう。誠実に回復の努力をしているときには、あなたを意気消沈させるような人々は不要です。気分を高めてくれて、自己受容的な人たちとの肯定的な関係を育みましょう。よい仲間を持ちましょう！　これは非常に重要ですから、繰り返します。よい仲間と一緒にいましょう！

あなたが実際に悪いことをされた、あるいは悪いことをされたように感じていて個人的に責めている人がいるならば、その特定の関係を振り返ることで、あなたの回復は進むでしょう。状況次第で、その件をその当人とじかに話し合うか、自力で、または治療者と一緒に、あなたのとらえ方を考え直してみることができます。その関係を継続したいのなら、修復できるように努めましょう。そうでなければ、自分の感情を外に出すためだけに、正直に自己主張をする手紙をその人に書いても、けりをつけたという感覚は得られます。後に、それを送るか送らないか、相手の人に許しという贈り物をあげるかどうか、自分で決めることができるのです。

許すことで、人々との関係を癒せるのと同じように、私は、あなたがあなた自身を許してみることをお勧めします。あなたはあなた自身の行為を認めて説明したり、責任をとったりできますが、もう自分自身を罰しなくてもよいのです。摂食障害になり、それを継続させてしまった過去の自分の決断を後悔しないでください。どのような形で過食症があなたの面倒を見てくれていたとしても、それは過去のものとなりつつあります。この、満足を与えてくれない強迫行動にあなたが費やした時間を生き直すことはできません。前に進みましょう。

回復してからの三十年間を振り返ってみるとき、私は、自分がとても病んでいて不幸であった遠い昔の日々のことも決して悔やんではいないのです。摂食障害になった自分自身を許すばかりではなく、回復を通じて教訓を得ることができたので、実のところ、自分の過食症に感謝してもいるのです。健康で、自分が何者であるかを知っていること、自分の選択を信じ、自分自身を信じることの心地よさを私は学びました。過食症であった自分がどのようであったかを振り返るとき、一日を乗りきるためには過食嘔吐が必要であると感じていた若かりし頃の自分に同情を感じるばかりです。

●性の問題

最後に、人間関係に関することとして性の問題を取り上げてみましょう。過食症はおそらく、あなたが性的な関係で心地よさを感じるうえでは妨げとなってきたことでしょう。あなたは、否定的なボディイメージ、性的な感度についての不安、十分に成熟していないのではないかという懸念、自由奔放で狂気じみた、コントロール不能と思われる性への情熱に対する恐怖を抱えているかもしれません。例えば、かつて性的な被害を受けたことへの反応として、または親密な関係においては自分自身を見失いかねないという思い込みのせいで、摂食障害はしばしば肉体的な親密さを回避するために用いられます。過食症は、身体からエネルギーを計画的に発散できる一つの方法として、性的な刺激の代用にもなり得ます。過食と嘔吐は性交の行為や感覚に似ている部分があるのです。気持ちが高まり、人と親密になりたいという思い、身体の脈動、そして身体感覚の発散、また、一部の人にとってはその行為に伴う罪悪感といったものがあるからです。

しかし、回復すれば、人生においてあらゆる愛情を体験する機会が生み出されます。自尊心が高まり、ボディイメージが改善され、人と親密になる能力が高まってくると、満足のいく性的な関係を持つ準備も整ってくるでしょう。

心が満たされる恋愛をしたり、幸せな結婚をしたりするためには、あなたのパートナー、そしてあなた自身のまるごとを受け入れる必要があります。たとえ不完全だと感じるとしても、それも受け入れ、その人の身体を抱きしめ、そして逆に、もっと難しいことでしょうが、自分の身体をその人に預け、心おきなく楽しませてあげるのです。遊び心を持って、積極的にお互いを楽しんでみましょう。満ち足りた性生活を築くためには、お互いにバランスがとれていて、信頼し合っていることが大原則となるでしょう。これらはすべて、対人能力を高めることによって育んでいくことができます（Zerbe, 1996）。

《あなたの性的関係を改善するために》

- ◆性行為とセクシュアリティについて勉強する。
- ◆一人で自分の性を楽しんでみる。
- ◆誰かと性的関係になる前に、固い友情を確立する。
- ◆あなたのパートナーがあなたの外見に魅力を感じていることを受け入れる。
- ◆性行為中には、自分の身体に対する否定的な思考のスイッチを切るように努める。
- ◆自分自身と自分に必要なことを主張する。パートナーに、あなたの喜ばせ方を伝えましょう。
- ◆安全で新しい性的な活動を試すことに前向きになる。

食べることは性的な感覚とつながっているところが多分にあります。それが偶然の一致ではないと確信していますが、嘔吐をやめるまではオーガズムを経験したことがありませんでした。過食症はほとんど一種の口を使った自慰行為でした。

たぶん、最初は夫のために回復を目指していたのだと思いますし、最終的には自分のために回復を目指すことができればと願っていました。これがその通り実現して、私たちの性生活も改善しました。

13. あなたの人生の目的を発見する

人生の目的を見出すことは、過食症を抱えていて症状が頻出しているときには困難なことです。例えば、他人がどう考えるかを気にするので、不安はあなたの正直さに影響しますし、恐れのせいであなたは意見を表明したり危険を冒したりすることができませんし、完璧主義により、全体像を見たり新しいことに挑戦したりする代わりに、重要ではない細部に集中し続けてしまいます。あなたは過食症のプロかもしれませんが、過食症はあなたの時間、エネルギー、柔軟さを奪い取ってしまうのです。

けれども、回復に向けて前進を続けていくと、そして過食症を手放していくと、その代わりになる何か、つまり、もっと健康的な情熱や代わりとなる達成感を見出したくなるでしょう。あなたはどんな人間で、どのような問題があなたにとって重要でしょうか？　あなたの才能や情熱はどのようなものですか？　過食症に費やさなくなった時間をどのように使いたいでしょうか？

ナチスの強制収容所での生き残りについて書かれた一九四六年の古典的名著 *Man's Search for Meaning*（邦題：『夜と霧』）の中で、ヴィクトール・フランクルは、次の三つの方法によって人生の意味を発見できると述べています。「一、何かやるべきことを探して、それを実際にやることによって、二、何かを体験したり、誰かと出会ったりすることによって、三、避けられない苦痛にどういう態度で臨むかによって」。彼の意見は、摂食障害に苦しんできた人々にも当てはまるでしょう。

この時点であなたが第一にすべき「行為」は、あなた自身の回復した姿を思い描いてみることです！　食べ物や体重に関する強迫観念を手放して、それを心、精神、魂との有意義なつながりで置き換えることは非常に意味のある目標です。その内なる知恵――あなたの回復――をより大きな世界に運び込むことは、さらに大きな力となるでしょう。最終的には、最後の過食は遠い記憶の彼方に押しやられ、次の過食のことは考えなくなるでしょう。過食症状がなくなれば、あなたのカレンダーには大きな空白ができます。何でもできるのです！　芸術でも、音楽でも、文章を書くことでも、何かを建てること、何かを作ること、コンピューター関連のこと、科学実験、ビジネスなど、人はあらゆるものを試してみることで満足を得ることができます。パートナーたちは子どもをつくるでしょうし、人々は友情を育み、教師は生徒たちに知恵を吹き込むのです。何をすると決めても、恐れずに、そして情熱を持ちましょう。何か、信じられるものを選びましょう。結局のところ、あなたは過食症を信じることはできないのです！　結果よりも、やっている過程に価値を見出し、完璧主義にならないようにしましょう。完璧な芸術家、音楽家、発明家、親、教師、友人などは存在しないのです。

フランクルの、意味を見出す第二の方法、つまり「何かを体験したり、誰かと出会ったりすること」は多様なやり方で達成可能ですが、特に私が好きなのは、無私の気持ちで奉仕することです。あなたの時間や労力、そしてあなた自身を提供することは、大きな善であると同時に、個人的な問題から注意を逸らしてくれます。他人に奉仕するという行為は、些細なことでも、大がかりなことでも、何でもいいのです。知らない人に微笑むことも、友達が自分の抱えている問題についてあなたに話すのを聞いているときも、あなたは肯定的な影響を他者に及ぼしています。奉仕活動や何らかの主義主張に貢献するとき、高齢者施設や動物保護施設でボランティアをするとき、スポーツのコーチをするとき、放課後に学生の勉強を見てあげるとき、地元の公園でごみ拾いをするとき、あなたは他人のために何かをしているのです。皮肉にも、これらのことはあなた自身の外に焦点があるので、あなたの存在の一番深いレベルであなたを豊かにしてくれます。与えることで、あなたは自分自身から解放されるのです。

フランクルの三番目のポイントは態度に関するもので、これは「肯定的に考える」というテーマの節で触れました。要約すると、人生には私たちがコントロールできないものが数多くある一方で、物事への接し方は自分でコントロールできるということです。ですから、自分の考えていることに耳を傾けて、もっと肯定的になりましょう。

それでも、人生は「一、二、三」というふうに単純ではありません。自分が何者なのか、何が自分にとって大切なのかを明らかにすることは、直線的なプロセスではないのです。自分の中の意見に気づき、新たな発見、何らかの選択をするたびに、あなたは自分自身のことを前よりも少し深く知るようになります。さらに別のことを学べば、理解がまた少し深まります。自己発見への道はまっすぐな道ではありません。曲がりくねっていて、引き返したり、行き止まりに出くわしたりすることもありますし、幾度かは高速道路にのることもあります。この旅路には終着点もありません。あなたの生きる目的はずっと展開を続けますし、あなたが死んだ後でさえも、続いていくかもしれないのです。

過食症を患っている間、あなたは人生の意味を発見することから遠ざかっていました。過食症はあなたの幸福に貢献していませんし、他の人々にも、世の中にも貢献していないのです。想像してみてください。あなたが回復し、明るい展望を持ち、満足できる仕事をしていて、何らかの形で人々の役に立つことができたなら、そのときは間違いなく、あなたは人生の目的を実際に経験できているでしょう！　毎日をいきいきと暮らすということは、肯定的な態度で、全面的に人生に参加すること、人生には意味があると感じることに関係しています。このすべてが回復を通じて生まれてくるのです。

それでも、どのようにしたら自分の人生をどうすべきかがわかるのでしょう？　自分の本当の気持ちに従えばよいのです！　内面的に気分よく感じられるように行動しましょう。あなたの長所、才能、創造的な興味を育てましょう。恐れや不安があったとしても、その危険を引き受け、あなた自身を信じてみましょう。型にはまらない生き方をすることを恐れないでください！　何よりも、そのプロセスを信頼しましょう――宇宙があなたの努力を応援してくれるでしょう。

《熟慮すべき質問：人生の意味の発見》

- どの問題が自分にとって重要か？
- 人生で何がしたいのか？
- 他人に奉仕するために、自分の才能や関心をどのように使えるか？
- どのように生きたいのか？　観想的にか？　それとも活動的にか？
- 何を達成したいのか？
- 自分の人生の遺産として何を残したいのか？

14. スピリチュアリティの追求

この章の至るところで私は、内面に入り込み、自分自身のことをよく知るようにとお勧めしてきました。自分自身の健康について知り、魂からの願いに耳を傾けることは、回復期にできる、最も変容をもたらすことの一つだと信じているからです。あなたがそれをどのように定義づけるにせよ、あなたの心の中に神聖になれる場所を作れば、それとあなたが結びついていきます。そしてその「神聖なもの」との関係の中で、あなたは計り知れないほどの価値がある教訓を学ぶことでしょう。それはあなたの存在の一番深い部分に触れるような教えなのです。

ほとんどの人々が、このように自分の内面を探究することによい反応を示します。三十年以上前に私たちが過食症から回復した人と回復中の人を調査したとき、六〇％の人がスピリチュアリティというものが回復を助けるだろうと思っていて、最近の研究（Ricahrds, 2007）においても類似の結果が出ています。ここでは祈ることが最も役に立つスピリチュアルな介入として挙げられていました。多くのプログラムと治療者がアルコール依存症者匿名会から翻案した十二ステップモデルに従っていて、これは、神あるいは人知を超えた力との密接な関係を認め、それに従っているのです。キリスト教を基本とする十二ステップのプログラムでは、神の導きを求めて聖書の言葉を引用しています。どのような方法をとるにしても、スピリチュアルな実践をすることは、医学と心理学の専門家によって広く推奨されていて、とても多くの人々の回復の土台となってきました。

スピリチュアリティを追求するために、神を信じたり何らかの宗教の崇拝者になったりする必要はありません。単に心の中に愛を抱いて、自分の人生に向き合えるようになることがスピリチュアルな実践なのですが、これは誰にでもできることです。共感的になり、誠実になり、感謝することも、あなたの一番深いところにある価値と結びつく方法です。親切な行為をして、内面的に気分がよくなれば、それはスピリチュアルな輝きなのです。ですから、私があなたに「スピリチュアリティを追求するように」と助言するとき、私が意味しているのは、自分自身について、そしてこの世の中の自分の存在についての感じ方がよくなるように考え、感じ、振る舞うということです。回復の燃料になるのは愛です。認めてほしがっている、内面的な自己なのです。このように見ると、摂食障害と共に生きることは、スピリチュアルな生活をすることとは正反対です。

高い賞賛を受けている専門家向けのテキスト、*Spiritual Approaches in the Treatment of Eating Disorders* の中で、著者たちは多数の実践可能な活動について記述しています。私が特に気に入っているのは、ハートの形を比喩として使っているものです。治療の早期段階では、患者の芸術作品にはしばしば壊れたハートのイメージがあり、これは「スピリチュアルなアイデンティティとそれに付随する価値、威厳、能力」の喪失を象徴しています。けれども、回復が進むと、自画像には癒されたハートの形が示されるようになり、多くは明るい色合いで輝いていて、その上に力強い言葉が書かれています。あなたのハートの状態はどのようになっていますか？

スピリチュアルな道のりを歩むことは、私の人生に意味を与えてくれました。皮肉にもその点では過食症に感謝しているのです。摂食障害からの回復が、私に自分自身の愛し方を教えてくれたからであり、このことが大きな違いをもたらしたと思っています。私たちは、*Self-Esteem Tools for Recovery* という著書の中に以下のように書きました。

愛を実践するとき、私たちは本当の自己と結びついているのです。この愛は、私たちが自分を守るためにまとっている偽物の層を切り割いてくれ、私たちは芯のところでは欠陥などなく素晴らしいのだということを明白にしてくれるのです。私たちは内面に備えている、共感力、創造性、ユーモア、善良性、愛の能力と接触するようになります。そして、自らが真の自尊心をもつに値するということを認識するのです。

《あなた自身のための特別な祭壇》

ちょうど愛する人の写真や宗教的な聖像に対してするように、あなた自身の写真を置くために、テーブルやその他の場所に小さな一角を設けましょう。ろうそくと花を飾り、貝殻、宝石、石などのように、特別な品やあなたにとって重要である他のものを何でも並べましょう。あなた自身への短い手紙や承認の言葉を書いて、それも一緒に置いてみましょう。毎日時間をとり、大いなる愛情と敬意をもってあなたの写真を眺めましょう。そして、できれば、何でも心に浮かんでくる言葉を口に出してみましょう。

《さらなるスピリチュアルな活動》

◆品格、誠実さ、奉仕などのスピリチュアルな概念を意識する。
◆あなたの選んだ宗教の聖典やニューエイジ系のような、宗教的またはスピリチュアルな本を読む。
◆祈る、瞑想する、静かな時間を持つ。
◆自分の中にいる賢い教師を想像する。その人に質問をして答えを聞く。
◆神聖な音楽や気分が高揚する音楽を聴く。

◆魂を鼓舞するような言葉のリストを作っておく。
◆宗教団体、スピリチュアルなコミュニティ、自己啓発のグループなどに参加する。
◆前向きな、気分を高めてくれる人に、スピリチュアルなガイダンスを求める。
◆自然の中で過ごす、音楽を演奏する、芸術活動をする、ガーデニングをするなど、あなたが「魂をこめて」行える活動に参加する。

私を助けてくれた主なものと言えば、神への信仰心でした。私たちには、自分を無条件に愛してくれていると信じられる誰かが必要です。外見や行動のためではなく、ありのままの私たちであるだけの理由で愛してくれる人です。

今では、私は自分の感情を取り戻しつつあって、自分は愛されて評価されるに値すると実感するために、とても懸命に努力しています。私には喜びに満ち、充実した、平穏な人生を生きる価値があるのです。何度も私は、過食をする代わりに散歩に行きました。帰宅するときに、過食をしたいという思いを引きずっていたことはありませんでした。

通常、歩きながら、自分の心の重荷、不安、喜び、希望のすべてを注ぎ込んで祈っています。神が私の祈りを聞いてくださっていて、私のことを喜ばしく思っていてくださることがわかるのです。神様と二人きりのこの時間を本当に楽しんでいます。

15. つまずきに対処して再発を予防する

私は「完璧な」身体などというものはないという事実と、それを求めて必死に努力をするのは無駄な行為であるという事実について話してきました。回復も同じです。回復のための完璧な方法も正しい方法もありません。成長と学習の過程の一部なので、事実上、全員がつまずきます。感情に呑み込まれてしまう日があるかと思えば、過食への衝動がひどく強烈となる日がやってくる可能性もとても高いのです。回復がそこそこうまくいっていても、隙ができてしまうのです。では、どうしたらよいのでしょうか?

つまずきからは多くを学べますし、罪悪感や恥の感情が妨げともなるでしょうから、あなたがどのように対応するかはとても重要です。批判しようとはせずに、好奇心を持つようにしてください。過食や嘔吐のきっかけになったことと、それをめぐっての感情について書いてみてください。秘密にしておいても非生産的なので、誰か支援者に話してみましょう。あなた自身を許し、前に進みましょう。たとえ絶望的に感じる瞬間があったとしても、あなたの回復は絶望的ではないのです。つまずいたからといって、振り出しに戻ったわけではありません。それに、次回のための価値ある情報を手にしたのです。つまずきは道の上の出っ張りであり、一時的な迂回であり、行き止まりの道ではないのです。

また、過食の瀬戸際や真っ最中に自分自身を止めることは可能です。過食症よりも回復の方が大事であると自分自身に証明しているわけですから、これは非常にあなたを力づける経験になります。その瞬間に、健康的で自分を慈しむ選択ができるという自信も得られます。

けれども、介入しないでおくと、つまずきは全面的な再発につながりかねません。例えば、（嘔吐を伴うにせよ、伴わないにせよ）過食、体重や体型についての懸念、否定的な自分への話しかけ、孤立しがちになるなどの危険信号に気をつけましょう。摂食障害患者のおよそ三分の一は、治療開始後六カ月から十八カ月の間に再発に直面します。よくある原因としては、回復についての相反的感情、治療の事後ケアの欠如、不可抗力的な感情状態、人間関係での問題、ストレスの多い環境などがあります（Pearle, 2007; Wasson, 2003）。

再発防止は回復へと向かううえでの極めて重要なステップです。治療者は一般的に、自分の患者の再発を防ぐために、治療後も工夫を重ねています。継続的な診察を予定したり、支援グループを推薦したり、メールで継続的に関わったりするのです。元患者さんであった人たちに連絡を取ったり、つながりを継続させたりするための方法として、定期的に近況を短く報告するように促す治療者もいます。

あなたが純粋に自助的なアプローチをとっているのであれば、回復に関しては勤勉でなければなりません。あなたにとって効果的である技法を使い続けてください。過食嘔吐の行動から回復した後も、日記を書くこととリラクゼーション技法を継続して行ってください。人間関係、特にあなたが助けを求めた人たちとの関係も持ち続けましょう。そして、過食症へと再度滑り落ちかけていることに気づいて、何をしてもだめなら、できるだけ早く専門家の治療を受けましょう。再発を逆転させるのは早ければ早いほどよいのです！

●摂食障害についての啓蒙活動家になる

私は、再発を予防する最善策の一つは、摂食障害についての啓蒙活動家になることであると気づきました。ある主義主張のために努力をしているとき、あなたは自分自身よりも大きなものを大切に思っています。同じような気持ちの他の人々と関われるばかりではなく、より大きな「善」とつながるようになり、寛大になって、未来の世代の福利を向上させられるのです。

摂食障害から回復した多くの人々はお返しをしたいと思って、この分野の医療従事者、作家、メンター、啓蒙活動家になります。ありとあらゆる方法で摂食障害のコミュニティに奉仕できるのです。インターネットを見て、摂食障害の教育、治療、予防に専念する組織を見つけましょう。どの組織もボランティアは大歓迎です！　地元の中学校や高校はしばしば、摂食障害についての啓蒙家仲間や支援グループの人たちと生徒たちをつなぎたいと思っていて、回復した演者を喜んで迎え入れています。

最終的には、あなたは自分自身を守るために主張する必要があるのです。あなたの回復に役立つと思うことは、何でも積極的に行ったり、意見を述べたりしましょう。そして、その目標から退かないように。あなたのすべての経験、あなたの選択、あなたの決断、そしてあなたがする会話とは、あなたがあなた自身の代弁者として活動家になっている証です。そこで、あなたが回復への道のりにおいて活動的であり続けられるように、私も励ましたいと思います。自分が何者であるのかを知るために必要なことは何でもして、自分の奥底にある価値観を大切にして生きてください。

第6章 健康的な体重、食事、運動

回復過程の多くの部分では、食べ物とは無関係の内面的な作業に焦点を当てますが、それでもなお、あなたは毎日、食べることについての問題に直面することでしょう。これは明らかに、定期的に過食嘔吐をしてきた人にとってはかなり難しい挑戦です。あなたは身体が発する空腹や満腹の信号とは疎遠になっていたので、どのくらい食べたらよいのか、たぶんはっきりとはわからないでしょう。一時的に流行したダイエットの情報に頼ってきたせいで、何がよい栄養素なのか、どんな食べ方が正常なのか、わからなくなっているかもしれません。特定の「禁じられた」食べ物を恐れているかもしれませんし、「許している」よりも一口でも多く食べてしまうと、コントロール不能になってしまうのではないかと恐れているかもしれません。けれども、食べ方の練習と回復を目指す内面的努力は並行して進みます。健康的な一口一口が、自分自身のためになる行為なのです。そして、自分自身をもっと愛して、尊重できるようになるにつれて、よい栄養の摂取と健康によい運動で自分自身を慈しむ選択が容易になってきます。一挙両得というところです！

正常に食べながら、あなたにとって自然かつ健康な体重を達成することは可能です。まずは大原則を定めましょう。

健康体重

体重の話となると、ほとんどの人が「健康」とは痩せていることだと誤って考えています。この考え方は私たちの文化にとても深く根ざしているので、大きな身体でも体調が良好で精力的で高レベルの機能を果たせるとは事実上信じられていません。とはいえ、体重は実際のところ健康や長寿の指標として用いるには、優れたものではありません。さらに、すべての肉体は細くなれるという誤った前提が、何千億ドルをも動かすダイエット産業の燃料源であり、部分的には摂食障害という疫病の原因でもあるのです。

過食症から回復中のあなたの目標は、ダイエットすべきという文化や家族、友人からのプレッシャーに反してでも、あなたの身体があなたにとって適切で、健康的で、「自然な」体重で、バランスがとれるところに戻るように、食べ物と平和条約を結ぶことです。あなたが全般的によい食事をして、ほどよく定期的な運動をすれば、その体重を達成できるでしょう。その体重はあなたが望んでいたよりも重いかもしれませんし、予想したよりも軽いかもしれず、今現在と同じ場合さえあるでしょう。けれども、それは過食症行動をやめて（少なくとも）数カ月経つまでは確かめようがありません。長い間過食症であったならば、あなたの代謝機能が再調整されるのに、より長い時間がかかるかもしれません。あなたにとって自然な体重に到達することは、コントロールしたり急がせたりできないプロセスであり、時間をかけて穏やかに、忍耐強く促していくものなのです。

新しい食べ方は新しい考え方を必要とします。あなたは体重に関する今までの思い込みを捨てなければなりません。代わりに、次の三つの基本概念を受け入れられるようになるとよいでしょう。一、ダイエットには効果がない。二、体重は主に家族からの遺伝で決まる。三、痩せていること自体に価値はない。では、それぞれ順番に見ていきましょう。

1．ダイエットには効果がない

ここでダイエットの話題を持ち出すのは、過食症の人々の大半はダイエットをしてきたか、体重を「コントロールする」方法として過食症を使ってきているからです。けれども、カロリー制限、嘔吐、下剤や利尿剤の乱用によって体重を減少させたり体重をコントロールしたりしようという考えには根本的に欠陥があります。人間の身体には、最もよく機能できる体重を維持するようにデザインされた、多様な生存メカニズムがあるからです。食物や水の供給が不十分であると、それは緊急事態として感知され、身体は貴重な少量を逃さずに溜め込むべく調整を行います。こういうわけで、ダイエットをする人たちの九五％は、落とした体重分が（それ以上ではないとしても）また増えてしまうのです。

すべての人の身体に、最も効率的に機能する特定の体重幅（約五ポンドから十ポンド＝約二・三キロから四・五キロ）があります。この**規定値**あるいは定着値は、食事法、年齢、健康、活動レベルに多少影響されますが、一般的には、私たちの一人ひとりに身体が望む自然な体重があるのです。そして、私たちの生物学的構造はこの最適な体重を維持するために闘っています。食べ物が少なすぎれば飢餓として解釈され、カロリーを保存するために代謝が遅くなります。食べ物が多すぎれば、必要とされていないカロリー分を賄うように代謝を加速する信号が出されます。

このようにして私たちの身体は、この規定値を維持するため、痩せようとする私たちの努力と争うのです。繰り返しますが、この自然な体重はあなたがそうあるべきと考えているよりも重いかもしれませんし、軽いかもしれませんが、あなたの身体が一番健康でいられる体重なのです。あなたが飢餓状態になったり、食べすぎたりしないでいるかぎり、あなたは多種多様な食べ物を――日によって量は多くなったり少なくなったりするでしょうが――きちんと食べることができ、それでバランスを保てるのです。あなたのベスト体重は、あなたが決定するものではなく、受け入れるべきもので、結局は愛すべきものなのです。

あなたが気づいていないかもしれないことの一つは、過食中に摂取されたカロリーのうち、かなりの部分が嘔吐後にも吸収されているということです。たとえあなたが食べたものを一切残らず吐ききっていると考えているとしても、あなたの身体はあなたの生命を維持するという目的のために、何であれ、できることを必死でしているのです。ですから、あなたの過食症はあなたが考えているように、あなたを「助けて」くれてはいないのです。

回復の早期には、まだカロリーを保持しようとするサバイバルモードになっているせいで代謝機能が通常よりも遅いため、皆がそうというわけではないのですが、あなたの体重は増えるかもしれません。これは、一時的に流行したダイエットをやめた人たちが経験する、体重のリバウンドと似ています。あなたの身体は過食症なしの生活に適応する期間を通過しなければならないということを覚えておいてください。

2. 体重は主に家族からの遺伝で決まる

先に述べたように、あなたもきっと自分の体型を家系図の中に見出すことができるでしょう。広範囲の研究が実施されていて（別々に育てられた一卵性双生児の研究もいくつか入っています）、調査は完全なものではないにしても、体重は主に受け継がれた遺伝子によって決まることが実際に示されているのです。例えば、生まれつき痩せている人が肥満の親の養子になったとしても、その人は痩せたままである可能性が高いのです。同じように、肥満の素因がある人は、痩せた養父母に育てられても、通常は成長して肥満になってしまうのです。

体重は、食物の選択、活動レベル、生物学的因子――代謝や疾患など――に多少影響されますが、あなたは本質的に特定の身体タイプを持って生まれてきています。自然が与えてくれた以上に背丈を高くしたり低くしたりできないのとちょうど同じように、遺伝によって受け継いだサイズや体型を変えようとするのは時間、エネルギー、そして多くの場合はお金の無駄です。運動のレベル、代謝機能、筋肉の状態を向上させることの方がずっと価値があり、達成可能な目標なのです。

3. 痩せていること自体に価値はない

私たちは細さを崇拝する社会の中で生きています。これは誰にとってもおなじみで、ましてや摂食障害で苦しむ人にとっては当たり前のものとなっています。マスコミは、健康そうで、幸福そうで、成功していて、才気煥発で、セクシーに見える、ガイコツのようなモデルのイメージを強調していて、このような素晴らしい人生を手に入れる秘訣は痩せていることだとほのめかすのです。生まれついた姿とは違う姿になる必要があると私たちを信じ込ませるために、毎年何十億ドルもの金額がダイエット産業、ファッション産業、美容産業、アンチエイジング産業によって費やされています。この情け容赦のない広告の集中砲火のせいで、私たちは、髪はもっと軽い感じであるべきだとか弾力性が必要だとか、歯はもっと白くあるべきだとか歯並びをもっとよくするべきだとか、何より重要なことに、もっと痩せているべきだと考えさせられてしまうのです。

痩せることを追い求めることと表裏の関係にあるのが脂肪についての恐怖です。私たちの社会は、人種、宗教、性別などの違いに、より寛容になってきた一方で、体重への偏見はいまだに猛威を振るっています。身体が大きい人たちはしばしば頭が悪い、意志の力が欠如している、望ましくない、負け犬などという固定観念で軽蔑的にとらえられています。「痩せていることはよいことだ」や「太っていることは劣っていることだ」のようなメッセージを浴びせかけられているので、私たちが体重増加に怯えたり、もっと痩せたいと願ったりしても無理はありません。けれども実際には、痩せていることには何の価値もないのです。これはマスコミが言いふらしている恣意的な尺度なのですが、私たちはその尺度を用いて、他人と私たち自身を測ってしまうのです。正直なところ、あなたは痩せている人たちは太っている人たちよりも価値があると信じていますか？　痩せている人たちの方が高潔ですか？　愛情深いのですか？　体重を落とすことが自分自身についての感じ方を改善する方法の一つに思われるかもしれない一方で、それは一個人としてのあなたのあり方ではなく、社会の期待にどれだけうまく調和できているかということなのです。身体は変わりますし、スタイルもそうですし、あなたの健康と年齢も変わっていきます。どのくらい痩せているかではなくて、どれほど共感的か、あるいは寛大か、よき友人であるか、などのように、心から恒久的な意義があると思える性質や能力に、あなたの自尊心をつなぎとめる方がよいのではないでしょうか？

それに加えて、繰り返し聞いてきたこととは違うでしょうが、より痩せていればより健康というわけではないということが研究で証明されているのです。実際、全般的に健康である人たちの間で、体重表上で「理想」の基準値より重い人たちは、「理想」より体重が少ない人たちよりも有意に死亡率が低いのです。対照的に、大幅な体重の増減やヨーヨーダイエットは早期死亡率と関連しています（Gaesser, 1996）。

金儲けに貪欲な産業、無意味な保険会社の基準、脂肪を悪者とする誤った偏見によって私たちが洗脳されてきたことを考えると、大きな体格が健康であり得るという事実を受け入れることは難しいでしょう。肥満という流行病が蔓延する現代において、本当の健康に関しての犯罪者は体重と体脂肪ではないのです。座ってばかりいて身体を動かさない生活と過度の食物摂取こそが犯人なのです。

よい健康状態とは、血圧、心拍数、血液中の脂肪（コレステロール、低密度リポタンパク質、高密度リポタンパク質）、耐久力、体力、心理的状態などの要因で決まるのであり、体重で決まるのではありません。運動をして、よい食事をしている太めの人は、そうでない痩せた人よりも健康である可能性が高いのです。摂食障害、過度の運動、劇的な脂肪の削減は、一時的な体重減少をもたらすかもしれませんが、あなたの気分をよくすることも、身体的に健康にするということもないのです。その代わりに、飢餓、うつ、怒り、喪失感、虚弱、集中力低下、食べ物にとりつかれたような状態、そのうえ、おそらくは体重増加を引き起こしてしまいます。

以上の三つの考えが、広く普及している世間の思い込みと真っ向から対立していることは、私も理解しています。狂気の沙汰だとさえ思われるかもしれませんが、過食と嘔吐を介して体重をコントロールしようとするよりは、明らかに道理にかなっています！　いずれにしても、この三つは真実であって、新しい食べ方をしたいというあなたの希望を支持するものなのです。あなたにはこの社会に存在する価値があり、愛、笑い、創造性、奉仕、そして他の多くの素晴らしいことで満ちあふれた人生を生きることが可能なのです。それを生まれ持った小さな身体で実行しても、大きな身体で実行しても、問題ではないのです。

《今日、体重計を捨てましょう！》

体重測定は役に立たない習慣ですし、あなたが過食と嘔吐を最近やめて、代謝機能がまだ飢餓モードにあってカロリーを保持しているのであれば、とりわけ苦悩の元になりかねません。すでに本書のはじめの方で、浴室の体重計を捨てるようにと提案しましたが、まだ捨てていないのでしたら、今日、捨ててください。

私は回復に向けて歩き始めたときに自分の体重計を大きなハンマーで壊して、それ以来、体重を量っていません（病院へ行ったときに測ることはありますが）。体重計を手放してみるまでは、これがどれほど解放感をもたらしてくれるか、想像できないでしょう！　あなたの体重計は呪われていて、乗るたびにあなたを不安と恐怖で満たすのです。リサイクル屋さんに持っていかないでください——他の誰も、体重計に呪われる必要はないのです。車でひき壊すか、部品をリサイクルの回収ボックスに投げ入れるか、別の（安全な）方法で処分しましょう。とにかく、手放すのです！

私は、私自身を受け入れるという難題に立ち向かう必要がありました。以前、「完璧な」スタイルになりたいと思い込んでいたように、「完璧」を求める強迫的な衝動と闘う必要があり、自分の遺伝子では、決してモデルのような体型にはなれないということを受け入れ、それでもいいんだと自分に納得させる必要がありました。

女性は思春期になると出産準備として体重が増えるのだという事実を、誰も私に教えてくれませんでした。私は自分だけだと考えていたのです！　ダイエットでうまく減量できなかったとき、私は過食症に頼り、そのまま十三年間もとらわれてしまいました。今では自分の「自然な」身体を取り戻そうとして闘っていますし、サイズや形がどうであっても、自分の身体を愛しています！

もしも友人が太りすぎていると感じるとか、体重を落としたいと私に話してくれたなら、必ず何か言おうと昨年決めたのです。そのように正直になることは難しいことでしたが、私が経験したことを話すと、友人たちは自分自身をもう少し受け入れてくれるようになりました。こんな私ですら、何かを教えることができるのです！

健康的な食べ方

食べ方に関しては、皆それぞれの考えを持っています。ですから、食べること、調理法、ダイエットに関する本やウェブサイトが何千何万とあるのです。摂食障害領域の専門家でさえも、意見が一致していません。多くの専門家が食べ物を「すべてよしとする」ことと直感的に食べることを提唱する一方で、他方では、砂糖や炭水化物のようなある種の食べ物を断つように勧める専門家もいます。また、患者さんに詳細な食事計画に従うように促す専門家もいるのです。私は異なる人々には異なるアプローチがうまくいく――そして、すべての人にはそれぞれのやり方がある――と考えます。私はこの節で、回復してからの三十年間に私にとって効果的であったことをお話ししていきます。

これまで、私は何らかの食べ物を制限することなしに、食事を大いに楽しんで、栄養のあるものを食べてきました。栄養について読んで学びましたが、減量する努力はしてきませんでしたし、既存の食事計画にも従いませんでした。ほとんどの場合、私は自分の内なる声に素直に従ってきました。つまり、空腹のときに食べたいものを食べて、満腹になったらやめるのです。規則正しい食事と間食を組み合わせて、概ねバランスよく食べ物を選び合わせて食べています。ゆっくり食べて、風味や食感をじっくり味わうことにより、空腹と満腹の感覚をわかるようにしています。ときどきはたっぷりの食事を楽しみ、少量のデザートで締めくくるのが好きです。つまるところ、回復の過程で私は怖がらずに食べられるようになりましたし、この章でお伝えすることに従えば、あなたもきっとそうなるでしょう。

●肉体的な飢えと感情的な飢え

人は、肉体的、感情的、社会的、精神的、性的など、多種多様な飢えを経験します。あなたが摂食障害を抱えているのであれば、内面的な経験と切り離されてしまっているので、こうしたさまざまな飢えを認識することは難しいかもしれません。そこで、回復の過程では、自分自身の内面とつながり始めながら、いろいろな空腹感を区別して、それらを適切に「満足させる」ことを学ぶでしょう。

感情的な飢えというのは、愛されたい、自己の価値を感じたい、理解されたい、人生に意味を見出したいという心からの叫びです。平安を見つけたい、健全で幸福になりたい、人とつながりたい、有意義な仕事がしたいという願望なのです。過食症の人はこのような心の飢えに気づくことなく、代わりに体重や自己嫌悪、孤独、恥じる気持ちで頭をいっぱいにしてしまいがちです。感情的な食行為はこのような苦痛な感情を麻痺させる方法であって、過食症患者さんにとってはすべての食行動が感情的なものから引き起こされていると言えます。

感情の赴くままに食べる人たちは、**肉体的な飢え**、栄養を求める身体の生理的欲求ともつながっていません。身体の自然な要求を認めることができず、食欲をコントロールしようとして、拒食と過食の間で揺れ動くのです。

過食症は、身体レベルでも感情レベルでも依存のサイクルに陥っています。次ページの図で見て取れるように、この連鎖には出来事とそれに対する予測可能な反応が自動的に続いていくという特徴があるのです。

「過食 - 嘔吐サイクル」には始まりも終わりもありませんが、ここでは簡単な説明のために、**拒食**から見ていきましょう。体重を減らせば自分自身についての感じ方がよくなると信じていれば、あなたは自分の食べるものをコントロールすることになります。ほどなく、あなたは明らかに肉体的な**飢え**を経験し、それが（「食べたい」と「食べるべきではない」の間の緊張関係として）不安を喚起します。ある時点で、あなたは最終的に**食べる**のですが、罪悪感、恥、挫折感や不安、その他の否定的な感情に圧倒されそうになります。過食症の人では、これが**過食**に移行し

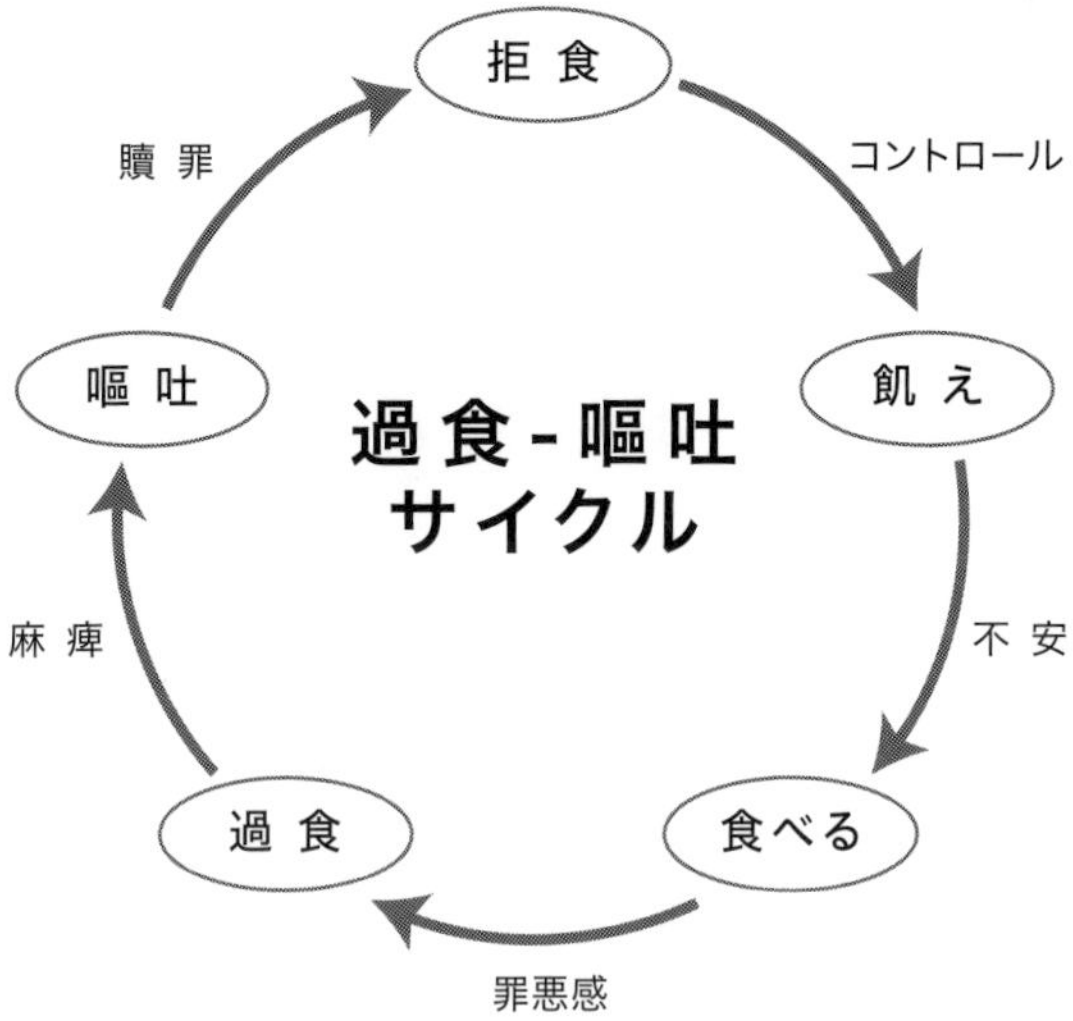

ます。過食はこれらすべての感情から一瞬注意を逸らし、麻痺させてくれるのです。けれども、プレッシャーが高まり、贖罪には**嘔吐**あるのみです。「気分が高揚した状態」が続き、これには「もう二度としない」、これからはもっときちんと減量してみせる、という決意が伴います。その後、このプロセスが繰り返されるのです。このように過食 - 嘔吐のサイクルには、食べ物と食行為だけではなく、苦痛な感情と、それに対処するために食べ物を用いることも含まれてくるのです。

このサイクルは、感情レベルか身体レベルで介入することにより、どの時点でも中断できます。介入にはさまざまな方法があるでしょう。例えば、過食後に嘔吐をしないでおくこともできますし、罪悪感なしにデザートを食べたり、減量することの価値に疑問を呈したりもできるのです。少なくとも、疑問を持ち始めましょう。あなたが食べ物に飢えているのであれば、生物学的な飢えとしてとらえ、あなたの身体は何が欲しいのかを通常はわかっているのだと認め、自分自身に問いかけてみましょう。「私の身体は何を必要としているのか？」、「何が私に満足と満腹の感覚を与えられるだろうか？」、「私の身体に栄養を与えるため、今すぐに何を——罪悪感なく——食べられるだろうか？」。過食を始める前に、「私の飢えを本当に和らげてくれるのは何だろう？　どの感情を表現する必要があるのだろう？　食べ物を用いる代わりに、私の感情的な飢えを直接満足させる方法はあるだろうか？」と問いかけてみましょう。過食の最中には、「自分のパワーを取り戻して、今すぐやめられるか？」と自問してみましょう。この種の質問は、あなたのあらゆる飢えを区別し、それぞれを満たすことに向けて歩み出せるよう助けてくれます。これは回復の過程でも、最も難しい挑戦の一つです。

　健康な食べ方のパターンには、過食、嘔吐、拒食は入っていませんし、これらに伴う否定的な感情も入っていません。次の図は、「健康的な食べ方のサイクル」とはどのようなものなのかを示すものです。

　この第二のシナリオでは、自然な**空腹**の後に次の食事の期待が続きます。「正常な」食べ方をする人にとって、これはどの食べ物を望んでいるのかについて考える、ワクワクする時間です。

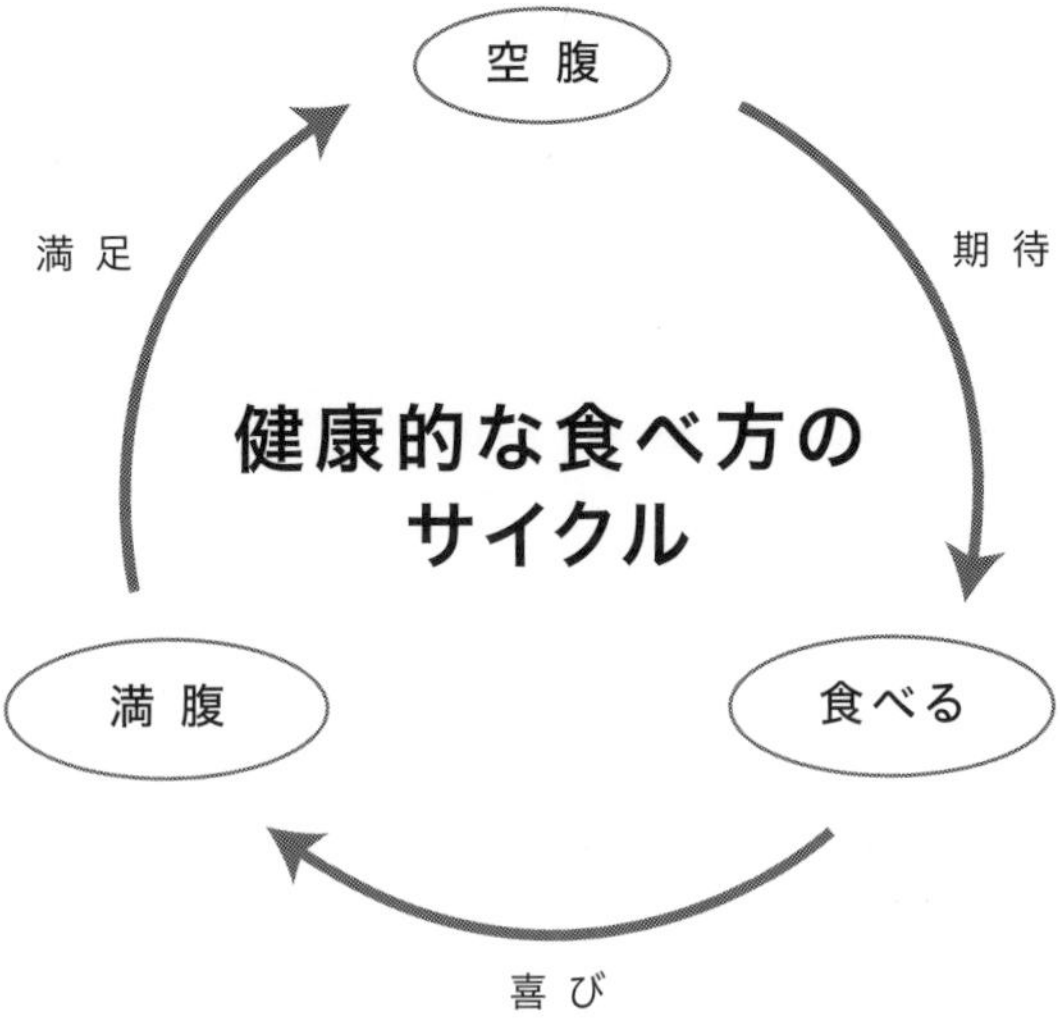

食べるときには喜び、楽しみが伴い、**満腹**、そして満足と滋養が得られたという感覚につながります。過食症の混乱の代わりに、肉体と精神の飢えが満たされて、エネルギーを得たと感じ、再び空腹を感じるまで、人生を続けていく準備ができるのです。

あなたの身体には炭水化物、タンパク質、脂肪、水、ミネラルを組み合わせたものが必要であるということを心に留めておきましょう。どのくらいの期間であっても、嘔吐や、食事制限をしてきているのならば、あなたの身体も脳もおそらく栄養素が不足しているでしょう。健康的な食べ方をし、嘔吐しないでいるときのように、明確に考えたり、肯定的に反応したり、よい決断をしたりできないかもしれません。こういう理由で、回復過程での洞察をよりうまく日常生活に組み込めるように、あなたは規則的に食事をし、間食をして、身体自体の飢えを満たさなければならないのです。

空腹を感じたときに食べることが、私にとって一番心地よく感じられます。これは私自身の心に素直に対応しているような感じです。お腹は空いていないのに、感情的に飢えているときに食べるということは、強迫的な食べ方だ、というのが私の定義です。

愛していた人からひどく虐待されたことが、過食症のきっかけになりました。心の傷を埋めようとして、何も感じなくするために過食をしていたのです。今では、自分自身に対する自分の中からの愛に満たされていて、他人からの愛に期待することはありません。

無意識でしたが、私はいろいろな感情を感じなくするために食べ物を使っていたのです。回復の過程で、突然生じる空腹感や食への欲求は、実際に私の中に起きている感情であり、何かが気になっている印なのだと私なりに理解しつつあります。

●マインドフルな食べ方

第5章でご紹介したように、マインドフルネスというのは、今この瞬間を価値判断なしに、ありのままに経験することです。そこでは心を落ち着けて、どのようなものであれ外的な状況で起こっていることではなく、あなたの内面的な反応をより綿密に感じ取り、見つめてみるのです。あなたの思考、感情、身体感覚に対して——批判的にならずに——好奇心を持ってください。常に自分の中にある、変わることのない「観察者の自己」とつながり始めるのです。この自己は、予想不可能で不安定な過食症のサイクルを引き起こす自己とは異なります。そして、マインドフルネスの実践では、自分には選択肢があることに気づけるのです。あなたは過食症とイコールではありません。過食症はあなたが人生に対処するために用いてきた方法であり、今、回復へと向かうなかでは、別の方法を選ぶことができるのです。

マインドフルな食べ方は、過食‐嘔吐のサイクルを断ち切るためのとても有効な方法です。マインドフルに食べるとき、あなたは食べ物の意味や価値を気にすることなく、自分の身体感覚に気づきながら、自分の身体としっかりとつながることができるのです。これはあなたの身体をコントロールしたり、恥じたり、あるいは遠ざけたりすることとは非常に異なるアプローチです。あなたは毎回、食事のスピードを落とし、味や食感に気づくようになり、一口一口をじっくりと味わうのです。噛むことや呼吸をすることが不安や苦悩を紛らわせてくれると気づくかもしれません。心ここにあらずのサイクル（マインドフルの逆）にとらわれてしまう代わりに、空腹と満腹の感覚を見極めることを学び、何をどのくらい食べるかを決めることに慣れてくるのです。食べることが脅威ではなく、身体に栄養を与える――タンクに燃料を入れる――行為となります。これが自分の身体からの自然な信号に沿った食べ方であり、身体の反応を信じて尊重する食べ方なのです。

あなたの身体の反応を素直に観察することに加えて、マインドフルな食べ方では、心の中に生じるあらゆる思考と感情に素直に気づくことができます。心をありのままの今の状態に向けることで、心は気になっていたさまざまな問題から離れることができ、そしてそれらの問題は背後に押しやられるのです。「これは食べられない、太ってしまう」などの考えに圧倒されそうになったら、それを一度は意識して、そしてそのまま前を通過させるようにしましょう。罪悪感、恥、怒りのような感情が湧き出てきたら、それらの感情は大切なことを教えてくれているのだと認め、そして自分を観察する立場に戻してください。このようにすると、あなたは自分の実際の体験と、その経験が回復の過程で教えてくれることを見据えながらも、強い衝動や渇望に基づいて行動しなくてもよいと学ぶことができるのです。落ち着いて自分自身を観察するという体験の中で、あなたは多様で難しい内面の状態を受け入れること――回復の土台となる教訓――を学べるのです。

新しい方法を身につけるときはいつもそうですが、マインドフルな食べ方も、練習をすることでより簡単になってきます。自分の内面に目を向けて観察するとき、あなたはいわば精神的な筋肉を鍛えているのです。練習すればするほど、内面を観察することが容易になってきます。以下にいくつか例を挙げますので、試してみてください。

《マインドフルな食べ方を実践する方法》

◆ゆっくりと食べて、一口ごとに身体の感覚に注意を払う。
◆あなたの空腹と満腹のレベルを一から十までの尺度で評価する。
◆食べ物の色、香り、味、食感に注意する。
◆テレビを見ながらとか、他のことをしながら食べるというふうに、気が散るような状況で食べるようなことをしない。
◆意見をまとめたり、その瞬間に起きていること以外のことを考えたりしないで、食べることに全神経を集中させる。
◆心から尊敬する人にご馳走するかのように、あなた自身にご馳走しているつもりで食べる。

●健康的でバランスのとれた食べ方

誰にでも食べ物の好みがありますが、あなたの場合、それは味、身体的欲求、バランスのとれた栄養という原則ではなく、ダイエットの原則に基づくものになっていたでしょう。お気に入りの過食用の食べ物を除くと、どのような味や食感が好きなのかさえ、忘れてしまっているかもしれません。

一生をかける覚悟で食べ方の学習をしていくことを、私はお勧めします。各食品グループの中で何が好きなのかを確かめて、炭水化物、タンパク質、脂肪、ビタミン、ミネラルを含む、バランスのとれた食事をしてみましょう。カロリーや脂肪のグラム数、炭水化物の量を計算しないようにしましょう。体重を減らすことを目的としたどんなダイエット法にも従わないでください。これが食べ物に関する安全なとらえ方なのです！

この食べ方は簡単そうに思われるかもしれませんが、私にとっては非常に効果がありました。以下は基本的なガイドラインです。

《健康的な食べ方のガイドライン》

◆複合**炭水化物**をたっぷり食べましょう。全粒粉のパン、グラノーラ、玄米、野菜、豆類が優れた供給源です。精製された小麦製品（白いパン、白米、ケーキやクッキーなど）と糖類（果物、蜂蜜、砂糖入りの炭酸飲料など）のような単純炭水化物は、代謝作用でより早く燃焼され、すぐにエネルギーを感じられる食べ物です。

◆ほとんどの食事に**タンパク質**を含めるべきです。これは例えば、乳製品、肉、魚、鶏肉、豆腐、豆類などに入っています。乳製品の消化に問題がある人たちは大豆の方を好むでしょう。タンパク質は消化がゆっくりで、より長い時間エネルギーを供給してくれ、腹持ちもよいでしょう。

◆**脂肪**はエネルギーとして蓄えられ、血液で使用され、脳が適切に機能するために重要です。最も健康的であるとみなされているのは一価不飽和脂肪酸（アボカド、アーモンド、オリーブオイル、ピーナッツオイル、キャノーラ油）で、コレステロールや危険なＬＤＬに対抗する、健康的なＨＤＬの生成を助けます。多価不飽和脂肪酸（コーン油、サンフラワー油、胡桃、ゴマ、マグロ）はほぼ中立的です。飽和脂肪酸（バター、硬いチーズ、ココナッツオイル、動物性脂肪）は控え目に使われるものです。ほとんどの食べ物が異なる種類の脂肪の調和でできています。脂肪の摂取だけから取り入れられるビタミンもあります。

◆ビタミンとミネラルの大半はバランスのとれた食事に入っています。栄養補助剤を考慮するなら、専門家の指導をきちんと受けましょう。

◆食べたいと思ったときには、いつでもデザートを食べることを許可してあげましょう。楽しめることに加えて、甘いものは身体の食欲調整装置に食事が終わったという信号を送ります。人工甘味料は避けましょう。
◆水をたくさん飲みましょう！
◆多種類の食べ物を食べましょう。

●食べ物への恐れを克服する

過食症の人たちは通常、食べることに関する無数のルールでがんじがらめになっています。たいてい、これらは別の誰かの（あるいは時代遅れな）食べ物、体重、健康についての考えに基づいていています。例えば、何であれ砂糖入りのものを食べると体重が増えるという信念は真実ではありません。同じように間違っているのは、脂肪を排除すべきであるという思い込みや、果物と野菜だけを食べるのが健康的なベジタリアン食であるという信念です。食べ物に「よい」か「悪い」かのレッテルを貼れば、安心したり、目標達成の喜びが得られたりするかもしれませんが、これはコントロール地獄を作り上げてしまうのです。「悪い」食べ物を食べることは規則違反であり、失敗したという感情を引き起こし、それがしばしば過食の引き金となって、嘔吐ですべてが再び「大丈夫」になるだろうという悪循環を誘発してしまいます。明らかに、大丈夫にはならないのです。

実際、食べ物とは本質的に「よい」ものでも「悪い」ものでもありません。他より栄養のあるものもありますが、デザートを食べることはあなたを悪い人にしませんし、健康食品を食べても聖人にはなれません。この考えは、回復においてとても重要なポイントです。ある方法で食べるからといって、もはやあなたが「よい」と定義されないのであれば、何がそのように定義するのでしょう？　よく生きられている人生とは、いったいどのような人生なのでしょう？　どのようにしたら、「正常な」人のように食べられるようになるのでしょう？

簡単そうに聞こえますが、食べ物に対する恐怖を克服することは、あなたが人生について抱えている恐怖に直面してさらに一歩近づくことでもあるのです——そういうわけで、ひどく難しく感じられるのです。この挑戦を見くびってはいけません！　食べ物と平和な関係を築くことは、人間であるという事実を受け入れ、あなたがこの世に対して行っている貢献と、存在すること自体の重要性を強調する一つの方法です。この考え方は、もっと小さくなって、なるべくスペースをとらないようにしなければ、というあなたの衝動とは根本的に異なっています。さらに言うなら、回復を通じてあなた自身を知り、あなたの持つ多くの肯定的な性質に気づいて大切にすれば、新たな現実が見えてきます。自己価値はあなたの食べるもの（あるいは食べないもの）や身体のサイズでは測れません。どんな食べ物を口にするか、どんな食事をするか、どのような食べ物を食べるかという自分の中での問いかけは、その都度、あなたの身体とともに、あなたの魂をも豊かにしてくれるものなのです。

あなたが食べ物に関連づけている否定的な思い込みは、特に真正面から体系的に、かつ断固とした態度で認識し、取り組めば、排除できるものです。最初にいくつかの「安全な」食べ物を特定しましょう。今現在、自分自身に許可できるもののリストを作りましょう。これでスタート地点が決まって、(「食べられない」ではなく)肯定的に「食べられるもの」があるという意識が確立されます。準備ができたら、徐々に危険を冒してみましょう。新しく挑戦する食べ物はあなたを戸惑わせるものなのだということを認識しつつ、マインドフルネスやリラクゼーションのような、この本で学んできた技能をいくつか試してみてください。あなた自身を大切にしましょう。日記を書いたり、支えてくれている人々に助けを求めたり、肯定的な言葉を繰り返し自分に言い聞かせましょう。辛抱強くなりましょう。長年の行動、思い込み、勝手に湧き上がる反応を変えるには時間がかかりますが、可能なのです。時間が経てば、より自信をもって食べられるものの種類も量も増やせるでしょうし、この習得したのだという感覚と達成感は、あなたの人生の他の分野をも満たしてくれることでしょう。

食べ物に対する恐怖についての議論では、特定の食べ物には依存性があり、過食の引き金になると主張する人々もまだ存在します。このような人たちは、これらの食べ物に対する「断絶」アプローチを使用します。人によっては、これも効果的で適切です。しかしながら、この方法は食べ物への恐怖に直面しないでおくための言い訳として使われるべきではありません。限定的にするか多様性を重視するか、その選択の指標として使用すべきなのです。

《新しい食べ物を取り入れる》

新しい食べ物を取り入れる一つの方法は、以前には禁じていたものを選び、一口食べてみることです。触感、味わい、香りに集中しましょう。噛むという感覚に焦点を当てて、悩ましい思考は根気強く外に押しやりましょう。飲み込むときには一〜二分、後味を味わいましょう。それから十分間、時間を計り、日記を書く、友人に電話をする、公園に行くなど、他の何かをしましょう。「この食べ物を身体の中に入れておくわけにはいかない。吐きたい」といった、それまでの習慣的な思考にいつまでも振り回されないように。自分は新しいやり方を学び、食べ物と肯定的な関係を築き上げようとしている強い人間である、と自分に言い聞かせましょう。時間になったら、信じていてもいなくても、「いい気分だった。私は怖がらずに食べることができた！」と大きな声でしっかりと言ってみましょう。

私は自分が望むものは何でも、自分自身に許すようにしています。ただ、控えめに。ケーキもアイスクリームも、パンもバターも食べますし、コーヒーにクリームまで入れます。一回の量は、そのときの私が欲している量に見合うくらいです。自分自身に何を食べてもよいと許すことができたので、罪の意識に悩まされることがなくなりました。前は「禁止している食べ物」を一口でも食べてしまうと過食につながっていたというのに。食べて、楽しんで、もう吐いたりする必要がなくなったのです。

私には禁止している食べ物がなくなりました。いくつかの食品は、かつて私がそれらに与えてしまっていた力を持たなくなりました。

●構造化された食事

回復期にある多くの人々は、それまでの日々の食べ方が非常に混沌として衝動的になってしまっていたので、構造化されたやり方で食事に対処することが役に立ったと言っています。食事計画を具体的に書き出すことが役に立ったと言う人もいて、ここで大切なのは、何を、いつ、どのくらい食べるかを自分で選択することの責任と恐怖を取り除くことです。回復早期では、特にこのような食事計画を立てることが役に立ちます。この時期には感情が表面化してきていて、空腹と満腹の信号を認識するのが難しく、昔からの習慣にそのまま従ってしまおうという誘惑が強いのです。

多くの治療者も、大半の摂食障害の入院と外来治療を提供するプログラムでも、患者さんに対して食事計画を使うことが多いようです。独力で回復の努力をしているのであれば、少なくとも過食症に精通している栄養士か管理栄養士に相談することをお勧めします。けれども、専門家の援助が得られないか、それがあなたの選択肢の一つではない場合、自分専用の構造化された食事計画を作ることもできます。

食事計画を立てる際の最終目標は、身体が最も健康で自然な体重に落ち着くように、適切な栄養を供給して代謝機能を回復させることです。専門家は一般的に、毎日バランスのとれた食事を三回とり、間食を二、三回とるように勧めています。六回に分けて少量ずつ食べたり、二時間おきに食べたりすることでうまくいく人もいます。可能であれば、炭水化物、タンパク質、脂肪を組み合わせたものを取り入れましょう。間食は、明らかに量的には少なくなりますが、これらも事前に計画しておくことができます。袋からじかにクラッカーを食べるというのではなく、クラッカー数枚とチーズを数切れというふうに、あらかじめ決めた量を準備しましょう。また、何かを我慢していると感じないように、あるいはとても空腹だと感じて過食に走ってしまわないように、食事と食事の間は三〜四時間以上空けないようにしましょう。

どの食べ物を、どのような分量で、どの時刻に食べるのか、書き出しましょう。食事時になって計画していた食べ物が家にないということがないように、あらかじめ買い物をしておきましょう。栄養士はよく一食分やカロリーを指定しますが、摂食障害の治療ではそのようなことはお勧めしません。代わりに、ある食べ物を食べるということがあなたにとっては新しい体験であることを考慮して、栄養についての知識を得て、そしてできるだけ正確な判断ができるようになってください。少しでも安全に感じられる食べ物から始めてみましょう。それから、自信ができてきたら、ゆっくりと新しい食べ物を導入しましょう。一回分の少量の「お楽しみ」の食べ物やデザート（過食用に選んでいるような典型的なものであっても）をその食事計画に入れておくと、実際にはあなたの過食を防いでくれるような満足感を得られるかもしれません（Herrin, 2007）。計画にきちんと従う努力をして、多少外れてしまっても、またその計画に戻るようにしましょう。そして、もし必要ならば、自分が少しでも実践可能と思えるものに変更しましょう。

食事計画とは、誰にでも同じように使えるというものではありません。食べ物に焦点が当たりすぎると考える人たちもいて、ルールや制限がダイエットに似ていると感じられることもあります。そして、ダイエットのように、一食飛ばしてしまったり、決められた時間ではないときに間食をしてしまった場合など、その計画から「外れ」てしまい、回復に失敗したかのように感じられることもあるかもしれません。また、回復の早期段階では食事計画が役に立つかもしれませんが、回復が進んできたなら、もっと身体の感覚に従った、直感的で自発的な食べ方の方が好ましいかもしれません。空腹感と満腹感の両方の内的な合図に敏感になり、それに素直に反応することを学べば、構造性を減らす準備が整うでしょう。あなたにとって効果的なことをしてください。食事計画を守ることで、食べ物と体重増加の心配から解放されるのであれば、大いに結構です！　もっと自由がほしいのでしたら、柔軟になりましょう。

《食べ物と食べることへの新しいアプローチ法》

◆楽しめる食べ物を食べる。
◆少なくとも週に一回、新しい食べ物を導入する。
◆「お楽しみ」食やデザートを含める。
◆異なる料理を（味見だけでも）試してみる。ちょっとした冒険をしてみると、自信が強まり、達成感が得られるかもしれません。
◆誰か別の人があなたのために食事を用意してくれることを許す。
◆友人がどのような食べ物を好むのか確認するため、一緒に食料品を買いに行く。あなたの心配事、気がかりなことについて話しましょう。
◆安堵感を得るためにあなたの支援チームに頼る。例えば、食事をするときには、「食事友達」

に一緒に座ってもらいましょう。

◆「完璧に」食べようとしない。

◆食べることを神聖な出来事にする――感謝の言葉を口ずさんでみましょう。

◆食事を作るときにも、愛情をこめて調理し、品格ある盛り付けを！　これは宣伝文句のように聞こえるでしょうか？　そう、食事を作ること、食べること、そしてそれを楽しむことの価値を、私はぜひみなさんにもわかってもらいたいのです！

私は少しの量を一日に数回食べることにしています。今、私が食べている食べ物は、私に満足を感じさせてくれて、過食したいという欲求はありません。

私はケーキやクッキーを「食べてもいいのだ」と自分に常に言い聞かせる必要がありましたが、すべての食べ物を（少量ずつ）食べることを自分に許してみてよかったです。糖分のすべてを排除したせいで過食に走ってしまい、それによって自分は「悪い」のだ、自己管理ができないのだという思い込みが強化されていたのです。砂糖と炭水化物はとらないふりをして、一人になるとそれで過食をしていました。今ではダイエットで「完璧」を目指さず、皆の前でも少量の甘いものを食べるようになりました。

●特別な状況

特定の食べ物が過食症から回復中の一部の人にとって非常に困難な問題になるのと同様に、他人と一緒に食事をする場面も困難になる可能性があります。公の場で食べるということは、それがおなじみの場であろうと、全く新しい場であろうと、なかなか難しく感じられるかもしれません。祝日の食事、パーティー、レストランは、すべてがストレスになり得る状況ですが、あらかじめ対処方法を考えておけば、これらの機会でも楽しめる行事に変えることは可能です。

多くの過食症患者さんは、十月のハロウィーンから年末の大晦日までは不安と恐怖の中で生活していますが、十一月の感謝祭とクリスマスの集まりが、当然のことながら一番の気がかりでしょう。前もって対処方法を考えておくことは、少しでも苦痛を和らげ、これらの休日を無事に過ごすための効果的な方法です。誰かの家に招待されて食事をするのであれば、多くのご馳走が出されるであろうことを予想して自分自身を抑えようとするのではなく、その中でも普段自分が食べているものを、普段のように食べる練習をしてみましょう。不安は未知のことに対して生じますから、前もって電話をして、どんな料理が出されるのかを聞いておくのもよいでしょう。できれば、招待してくれた人にあなたの状況について話し、少しでもよいので支えてくれるようにお願いしてみましょう。出されるメニューが心配ならば、自分が安心できる安全な食べ物を持参しましょう。自分の分の料理を取り分ける場合には、楽しめると思う食べ物だけを普通の量、とりましょう。こってりした炭水化物だけではなく、十分なタンパク質を必ずとってください。いつも以上に礼儀正しくしなければという思いから、すべてを試してみる必要はないですし、お皿の上のものをきれいに平らげる必要もありません。それほどおいしいとは感じられない食べ物を残しても構いませんし、満腹であれば勧められても断ってよいのです。あなたの家での食事で、残り物を過食してしまうのではないかと心配なら、皆に家に持ち帰ってもらいましょう（Keddy, 2007）。

祝日の食事を切り抜けるための方法の多くは、レストランでの食事にも応用できるでしょう。可能であれば、ネットであらかじめメニューを調べておきましょう。そこで実際に何を注文するか決めておけば、少しは安心できるでしょう。異なる状況で何と言うか、練習してみましょう。例えば、自分が食べきれないと思うほどの量を出された場合、その食べ物が好きではない場合、残りを家に持ち帰りたい場合などです。レストランではしばしば一食分の量が多めなので、どのくらいの量を食べたいのか、食べるのか、きちんと伝えましょう。自分のお皿の上で適量と思われる分だけをより分け、それだけを食べることはいつでもできるのです。前菜メニューから量の少ないものを注文することも、友人と料理を分けることもできるのです。出されたものが気に入らなければ、それを絶対に食べなければならないわけではないということを覚えておきましょう。何よりも、あの冷静な内なる自己とのつながりや、どのような状況でも食べられるという決意とのつながりを維持するようにしましょう。

ときとして、祝日、パーティー、レストランでの食事にまつわるストレスは、食べるという行為よりもその状況の社交面に関係しています。自分が評価されている、あるいはあなたの食べ方に人々が注目しているように思えて、心配になるのかもしれません。一人でいるのが好きだったり、グループの中では居心地が悪かったりするのかもしれません。このようなところでこそ、マインドフルネス、自己の正しい評価、信頼、すべての人の中によいところを見出すことなど、これまで練習してきた努力が報われるのです。そうした集まりに向かう前に、自分自身を落ち着かせるための時間をとりましょう。その集まりで使えるような自分への肯定的な言葉、話し合う簡単な話題数件、出席する人の何人かについてのあなたの感情を書き留めておいてもよいでしょう。ひとたびその場に行って不安になり始めたなら、リラクゼーションの技法を使うか、同席している人の中の支援的な人とあなたの恐怖について話し合いましょう。

社会的状況での食事はダブルパンチです。食べ物と食べることをめぐる問題に直面するばかりでなく、それを社会的な場でやっているのですから！　最初は気分よく感じることなど期待できませんが、練習することで楽になります。招待をしたり、招待を受け入れたりして、挑戦してみましょう。最終的には、あなたは複数の場面で、自分自身に栄養を与えることができたと感じられるでしょう。

過食症だったときには、レストランに行くことが怖かったのですが、嘔吐ができないように、一緒に行った人に洗面所まで一緒に行ってくれるように頼みました。これが本当に助けになりました。

今では、私の過食症や過食症からの回復について正直に打ち明けたので、実際、祝日の食事の場で家族に会うことが楽しみなのです。家族はもう出されたものを全部食べるようにと押しつけてはきませんし、食べ物ではなくて、家族との時間を楽しむことに集中できるようになりました。

健康的な運動とは

運動は、幸福感と全般的な健康を向上させる素晴らしい方法ですが、効果がある適度な運動と、運動しなければという強迫的な思い込みには違いがあります。過度な運動は、見かけ上はさらに健康になるためという理由にもとれるので、実際はそうでなくても、「よい」ことをしているのだと自分を無理やり納得させることになりかねません。週に数キロ程度のジョギングなら健康的である一方で、毎日これほどの距離を走るのは極端です。

摂食障害の人々は、しばしばさまざまな理由から運動を乱用します。最もわかりやすいのは、望んでいないカロリーを燃焼させて、過食をしてしまったときに失ってしまったコントロールを取り戻すため、というものです。他の理由としては、責任逃れ、難しい問題や圧倒的な感情からの逃避があるかもしれません。そこで、自分がどのように、なぜ運動をしているのかを知り、バランスのとれた運動計画を立てることが、過食症からの回復では何よりも重要な目標となります。

●摂食障害の一症状としての運動

健康のために運動することと、運動のしすぎの間には紙一重の差しかないのですが、その違いは、運動する動機と強迫性の度合いを見ればわかります。主として体重をコントロールするために、あるいは食べたもの——特に過食したとき——を帳消しにするために運動をしているのなら、それはある意味、有害な運動の仕方と言えるでしょう。これは、ケガや病気のときでも運動をしなければと感じる場合や、あなたのその毎日の運動が、対人関係や他の重要な活動の妨げとなっていたり、あなたを危険な状況に陥れたりしている場合にも当てはまります。いつも極度の疲労に達するまで運動しないと気がすまなかったり、運動をしない日をつくれなかったり、（平均で）一日に何時間も運動し続けたりすることは、誰か専門家の指導を受けているのでないかぎりは、やはり健康によくありません。

研究では、拒食症と過食症の人の三三％から八〇％が過度の運動をしていることが示されています。幅が広いのはおそらく、「過度の」という用語の定義が統一されていないせいでしょう。しかしながら、統計値とは関わりなく、摂食障害と過剰な運動の間には強い関連性があり、（食べ物に関係する行動として前述されたものに加えて）深刻な心理的、感情的、身体的問題を引き起こす原因となっているのです。脳内の神経化学物質の変化のせいで、運動には中毒的な構成要素が伴うので、これが回復をいっそう困難にしてしまいます。

過度に運動し、毎日の決められた日課へと逃避して孤立する人たちは、疲労、睡眠障害、うつなどで苦しむことがあります。生じ得る医学的問題には、性ホルモンの減少、免疫機能の低下、致命的ともなり得る心血管の合併症、筋肉や靭帯の捻挫や損傷、骨折につながる骨の喪失（骨減少症や骨粗鬆症）などがあります。女性の運動選手の多くは、「女性アスリート三主徴症候群」（無月経、骨粗鬆症、摂食障害）に苦しみますし、男性は、（ホルモン構成要素としてのテストステロンの減少に伴う）「男性アスリート三主徴症候群」に苦しむ恐れがあります。そのうえ、過度の運動をする摂食障害患者は、通常より深刻なレベルの身体への不満、体重へのこだわり、過度の活動性を抱えていて、しばしば治療をしてもその結果がよくないのです（Powers, 2008）。

エリートのスポーツ選手が摂食障害の好発症グループになっていることは、何ら驚くべきことではありません。女性を対象としたある研究では、細身向きと思われているスポーツ（痩せた身体を要求するもの：体操、ダイビング、長距離走など）に参加している人の四六％と、細身でなくても受け入れられるスポーツ（より筋肉のついた身体を要求するもの：球技、スピードスケート、短距離走など）に参加している人の二〇％が、摂食障害の臨床的基準を満たしていました。男性対象の別の研究では、体重別のスポーツ（レスリング、格闘技、騎手など）で、特に高い割合の過食症が見られました。理由はとても明白です。運動選手は一般に、けれども誤って、体重は少ない方が身体的にも美的にも有利だと考えるのです。けれども、真実はと言うと、摂食障害は実際にはそのような競争にとっての障害となるのです。運動選手は、実際の運動自体よりも、食べ物と外見に集中してしまうときには実力が出せません。選手としての自信が不安や低い自尊心に圧倒されてしまいますし、摂食障害によって強靭さ、体力、持久力も減ってしまうのです（Thompson, 2010）。

痩せることから健康になることへと目標を変えることは、食べることと運動の両方にバランスを生み出すことを意味しています。あなたを摂食障害へと駆り立てている精神的、感情的、そしてスピリチュアルな問題を見つけ出しながら、それらがどのようにあなたの運動の量や質に影響しているのかも見ていってください。

●健康的な運動

運動が大好きな人もいます。体温が上がって汗をかき、心拍数が上がり、呼吸が苦しくなるのが好きなのです。嫌々ながら運動する人もいますし、全くしない人もいます。しかしながら、年齢、体型、性別、どれくらい運動するのかに関係なく、身体を動かすことで誰もが恩恵を得ることができます。食べることと同じで、運動に対しても、一生を見据えて考えてみることをお勧めします。あなたも、心待ちにすることができ、ずっと長く楽しめるような多様な活動を探し出してみましょう。

運動には主に四つのタイプがあり、それぞれによいところがあります。**有酸素運動**（心血管運動または持久運動とも言います）は心臓と肺をより激しく活動させ、身体の細胞組織に送る酸素を増やします。**無酸素運動**（筋力トレーニングや負荷トレーニング）は筋肉と骨をより強くします。**柔軟体操**は筋肉の調子を整えて、ケガを予防するうえで重要です。これは**バランス運動**にも言えることで、バランスをとることは加齢と共にますます難しくなってきます。理想的には、これら四つのすべてがあなたの毎日の運動に含まれるようにしましょう（Powers, 2008）。

定期的に運動しましょう。医学上の制限がないかぎり、一週間に数回は、何らかの運動を平均で少なくとも二十〜三十分（そして六十〜九十分は越えないように）試してみてください。筋力トレーニングなどの無酸素運動をときどきは含めましょう。いろいろな運動を行うとケガが減り、より多くの筋肉を使うことになります。さらに、いろいろな変化があると、飽きることなく運動に興味を持ち続けられるでしょう！　毎回、あまりにも激しい運動をしないでください。ある日に走ったら、翌日は歩くとよいでしょう。あなたの身体に無理をさせ続けないでください——一流のスポーツ選手でさえも、回復のために休む日があるのです。運動を避けるという選択をするのではなく、むしろ、どのくらいの量があなたにとって適正なのか、賢く判断しましょう。節度をもって運動をすることが鍵なのです。

運動を楽しめるものにしましょう。あなたがチーム競技が好きであっても、一人で行う競技が好きであっても、効果的な有酸素運動をする機会はたくさんあります。テニス、サッカー、バスケットボール、バレーボールのようなスポーツは、社交、競争、遊びの場としても優れています。その一方で、ハイキング、サイクリング、ジョギング、水泳などは、いつもの場所を離れ、一人になって考えることができます。犬の散歩、庭の草むしり、その他の毎日の家事なども、意識的に動き続けるための素晴らしい方法です。そして、ストレッチ運動をお忘れなく！

運動がとても役に立つとわかりました。運動後には、いつものように過食をするのではなく、正常に食べることができるのです。私はジョギングが好きですが、たっぷり汗をかけるような運動ならばどれでもよいと思います！

不安感や欲求不満のイライラを和らげるために、私は泳いだり自転車に乗ったりしています。運動をした後には、自分自身に対する感じ方が大いに変化し、改善するのです。投げやりに過食をする代わりに、自分のためになる何かをすると決めたので、自分でも満足しています。

かつては一日に数キロ、強迫的にジョギングをして、ジムでトレーニングもしていました。ときどき、長い間食事をせず、めまいがしたりふらふらしたりしていました。回復の道を歩み始めたときには、運動と食事の仕方を同時に正常化するのは難しかったので、はじめは運動を全面的にやめ、食べ物への恐怖だけに集中的に対処することにしました。かなり上手に食べることができるようになってから、ウォーキングを始めて、今では週に数回、水泳かジョギングをしています。とても順調です。

私の精神と感情と身体と魂の健康にとって、毎日運動することはとても大切です。ウォーキング、水泳、サイクリングなど、毎日何らかの有酸素運動をするようにしています。けれども、一日運動ができなかったとしても、それはそれで構わないのです。

第7章 大切な人が過食症であるという皆さんへ

リーからの言葉です。

リンジーと私はお互いに一目惚れでした。数週間後、彼女はおぞましい秘密を抱えていると私に告げました。それが「ただの」摂食障害だと判明したときには少し安心してしまいました。もちろんその当時、一般の人々は摂食障害について事実上全く認識がなく、私も同様に何も知りませんでした。実際、彼女は「摂食障害」や「過食症」という言葉さえも使いませんでした。「過食症」はまだ用語として確立してもいなかったのです。その代わりに、彼女は自分の過食と嘔吐のひどさを言葉で説明してくれたので、私は彼女の問題の深刻さを過小評価していたとわかりました。

すぐに私は、リンジーの過食症に対する即効性のある治療は存在しないのだと認識しました。過食症は彼女の時間と関心を九年間も独占していたので、誰も――別居していた夫さえも――知らないということに驚愕しました。彼女は、自分が抱えている食べ物をめぐる問題が結婚生活にも悪影響を及ぼしたと認めていて、私たち二人は、彼女の過食症が回復しないかぎり、私たちの関係も危うくなるのではないかと恐れました。そこで、私たちは共に、彼女の回復のためには何でも積極的に行うことにしたのです。これが私たちの生活の中での最優先事項となりました。

私は摂食障害について何も知りませんでしたが、共感を持ち、創造的に対応しました。私は高校教師をしていたので、授業計画と評価の明確化の技能を彼女の回復を構造化するために活用しました。彼女が過食をせずに、自分自身をよりよく理解できるように、私たちは彼女がすべきこと――本書に書かれているようなこと――について思いつくままにアイディアを出し、話し合いました。このような「奇怪な」行動をしていることについて、彼女はとても気に病んでいましたが、私が目にしている彼女の素晴らしさ――愛情深く、面白く、才能があって、才気煥発で、美しい女性――を大事にするように、私は彼女に言い続けました。最終的には、彼女も自分自身をそのように受け入れられるようになりました。

リンジーが過食症を過去のものとするための段階を踏んでいく際には、何カ月間も、彼女の過食症との闘いが私たちの最優先事項でした。この間、その作業をできる唯一の人物は彼女であることを、私は継続的に自分に言い聞かせるようにしていました。私は提案をしたり、考えをまとめるために意見を交換する話し相手の役をしたりできましたし、ボクシング用のグローブをしてパンチを受けることさえもできましたが、彼女を「治す」ことはできなかったのです。もちろん、私はただの傍観者ではありませんでした——私たちがずっと一緒にいられるかどうかは、彼女の回復にかかっていたのです。彼女の葛藤のおかげで、私も家族の力動関係、体重主義、マスコミのあり方、フェミニズム、健康的な食べ方のようなテーマについて、自分自身の価値観を検討しなければならなくなりましたが、回復を目指しているのは彼女であるという事実を決して見失わないようにしました。

ときとして、彼女の話を聞いた人が私を過大評価します。私は単に、愛、支援、アイディアを提供しただけなのです。私は食べ物や自尊心をめぐる問題を抱えていなかったので、リンジーが耐えた痛みや回復に必要であった勇気は、直接的には全く経験しなかったのです。代わりに、私は彼女の回復による実りを得ました。私たちの愛は三十年以上も花開いたままであり、私は生涯の仕事へと、ぶつかりながらもたどり着きました。

摂食障害の専門家になるなどとは夢にも思っていませんでしたが、そうなったのです。この分野の本や査読付きの学会誌に記事を書き、編集し、出版して、長いキャリアを過ごしてきました。私はアメリカとカナダの至るところを飛び回り、大学や専門家の会合に出向いて講演をして、食べ物の問題に関わる何千もの人々と交流してきました。患者さんと彼らを愛する人々の両方の相談に乗ってきましたし、この章でリンジーと私がお伝えする内容があなたの役に立つであろうことも確信しています。

全般的な提案

回復中の誰かを支援しているのであれば、ぜひ摂食障害についての知識を増やしてください。本書の情報を活用することから始めてください！　過食症についての知識と洞察も、回復のための提案と指針についても情報を得ることができるでしょう。また、あなたが支えようとしている相手があなたの関わりに何を期待しているのか、その人と話し合いましょう。同時に、その人が自分自身の回復に対して責任があることを明確化するような境界線を設定してください。ただし、あなたも支えるためにできることは何でもすると明言しましょう。以下に挙げるのは、より一般的な提案です。

◆あなたの愛する人は食べ物に関する問題を抱えていて、回復に取り組むのはその人であるということを忘れない。
◆全面的に正直になるという約束をする。
◆忍耐強く、共感的になり、勝手な判断はせず、よい聞き役になる。相手の人に、その人を思う気持ちを伝え、その人のためになることを考えていると知らせる。
◆回復は時間のかかる過程であって、即時には起こり得ないということを受け入れる。そして、本人が忍耐強くなれるように支える。
◆その人の行動があなたに影響を及ぼすときには、その人を悪者にしたり、その人を非難したりせずに、自分自身の気持ちを表現する。相手の行為を、わざと自分に向けてしていると受け止めないようにする。あなたの気持ちや懸念を説明して、「私」を主語とするメッセージを使う。自分自身をケアするために、その人から離れる必要もあるかもしれない。
◆思いやりを持つ。あなたの愛する人は、過食症行動の根本にある苦痛をもたらす問題と向き合い、圧倒されているのかもしれません。その人は、このようなときにはそれまで以上にあなたの愛と支援を必要とするでしょう。
◆あなたの愛する人は人生に対処する方法として過食症を使っていることを常に念頭に置いて

おく。より健康的な方法を発見できるように、その人のことを支える。

◆その人が望むことを推測しようとせず、自分のニーズや境界線を表現するように相手を促す。ときには「嫌、ダメ」と言えるのだと、その人に示してあげましょう！　疑問があれば、直接聞いてみましょう。

◆女性に対する社会からのプレッシャー、痩せていることをよしとする風潮、体重に関する偏見、基準とされる数値、家族の力動関係、自尊心など、摂食障害と関係している問題について学ぶ。

◆誰にでも有効な唯一の回復へのアプローチなどはないと心に刻みつつ、専門家の治療を受けられるように援助する。カウンセリングに同席できるようにしましょう。その人がどのような方法を選ぼうと、その支援にあたっては柔軟性を持ち、寛容になりましょう。

◆その人の外見についてコメントしない。褒めるつもりで口にした言葉でも、ときとして誤って解釈されてしまうのです。

◆愛する人は自分自身で決断できるようになる必要があり、回復への道のりをどのように進んでいくのかはその人の責任であると認識する。その人が求めないかぎり、絶えず干渉しないように。

◆過食症が深刻でコントロール不能になっていれば、専門家の介入という選択肢を考慮する。

食べ物と食事

過食症は食べ物だけに関わるものではありませんが、健康的な食行動を習得することは回復にとって不可欠です。場合によっては、特に摂食障害の人が未成年であれば、保護者はすべて責任をもって食事支援をするように勧められます。これが意味するのは、回復早期に、すべての食事と間食を準備し、食べている様子を観察し、追加で食べること（過食）や嘔吐や運動を防ぐため、食後に子どもと一緒にいるという責任を、典型的には親が担うということです。未成年のそのお子さんが回復という点でより成長し、信頼できるようになれば、もっと自由を与えられるでしょう――目標は、食べ物に関して健康的な決断をすることと、過食症の症状に戻らずに生活の中のストレス源に対処できるようになることです。

あなたが親であってもパートナーであっても、別のタイプの支援者であっても、以下のガイドラインが有効でしょう。

◆食べ物が問題なのではなく、過食症は症状であると覚えておく。目の前の状況を越えて、より深い問題を見つめましょう。

◆その人に、食べ物と食べることについて合理的な約束と目標を立ててもらうが、あなたの言いたいことも主張する。守れるルールだけを取り決めましょう。失敗ではなく成功という結果が出るような枠組みの中で取り組みましょう。

◆過食症行動の結果については、本人に責任があることをはっきりさせる。例えば、その人が家族の食べ物で過食をしてしまったら、自分のお金でその食品を補充してもらうというのはどうでしょう。嘔吐したら、自分で洗面所をきれいにしてもらいましょう。

◆過食をしてしまったら、本人がどうして過食をしてしまったのかについて話したり、日記に書いたり、似たような状況がまた起きたときに過食をしないためにはどうすればいいかの選択肢をあなたと一緒に考えたりすることで、その事実に直面できるようにする。

◆食事時間を戦場にしない。その人の食行動を争いの場に変えてしまわないように。対決姿勢をとらず、冷静に、どっしりと構え、その人を批判することなく、そしてあまり深刻にならないように努めましょう。

◆食事の時間は過食症の話題を中心にしない。

◆あなたの愛する人が、安全で、健康的で、達成可能な食事計画を自分で、あるいは栄養士や管理栄養士と共に作成できるよう支える。

◆食べ物を軸にしない活動を計画する。一緒に散歩をしたり、博物館を訪問したり、映画館に行ったり、スポーツをしたりしましょう。本人が、他の人々がいる場所で食事をすることを気まずく思うのであれば、楽しみのために、レストランに行くことの他に何か別のことも加えましょう。

支える人のためのケア

通常、支える側の人は、愛する人の状況について多くの感情を経験します。警告サインを早期に察知し、もっと早く介入すべきだったのに、と自分を責めるかもしれませんし、何らかの形で問題の原因になってしまったのではないかと罪悪感を持つかもしれません。その人を動揺させたり、事態をいっそう悪化させたりすることを恐れて、しばしば「薄氷をふむ」思いでいるのです。コミュニケーションの欠如に関する憤慨もよくありますし、進歩がないことへのフラストレーションや、孤立感、無力感もよくあります。摂食障害のせいで、自分の子どもは潜在能力を活かせないのではないかと恐れる親もいます。皆が健康についてと、回復が本当に可能なのかどうかを心配します。

多大なストレスがかかるので、支える側の人は愛する人の回復過程を支援しながらも、自分自身のことを思いやることも大切でしょう。以下はいくつかの提案です。

◆あなた自身のために専門家のカウンセリングを受けることを考慮する。
◆一人で考えられるように、毎日静かな時間をとる。愛する人にとって瞑想や日記を書く活動が重要であるのと同じように、そのような活動はあなたにとっても効果があるでしょう。
◆あなたが支えたいと思って必死になっているにもかかわらず、どういうわけか問題の一因になってしまっている可能性を——非難抜きで——受け入れる。あなた自身の行動と信念のいくつかを疑ってみる必要があるかもしれません。
◆あなたの強さや限界を認識する。やりたい、あるいはできると思える以上のことをしようとしないでください。
◆健康的な食べ方をして（けれどダイエットはせずに！）、定期的に運動をし、自尊心を肯定的に表現して、よき見本となる。
◆摂食障害をあなたの生活の唯一の焦点にしない。食事、家事、責任、友情などをめぐる日常生活を維持するように努める。
◆ときどき、温かいお風呂に入る、マッサージを受ける、あなただけのための時間を持つなどして、自分自身を癒す。

◆愛する人が恐れているデザートや食べ物を口にする喜びを自分自身に禁じず、代わりに、その人がそれを正常なこととして目にするように、健康的な楽しみ方のモデルとなる。

親である皆さんに向けて

その子の年齢に関係なく、わが子が苦しむのを見ることほど心が痛むものはありません。ほとんどの親が、自分の子どもが摂食障害から回復するのを助けるためであれば、何でもしたい、何でも与えたいと思うでしょう。治療の財源にするために、家を売り、借金をしなければならなかった親御さんもいますし、私たちは、子どもを助けるためにすべきことについて、恐怖、混乱、絶望を経験してきた、大勢のお母さんたちやお父さんたちと話をしてきました。あなたの痛みはまさに切実で、挑むべき課題はとても手強いものです。以下に、私たちからの提案をいくつか挙げてみます。

◆他の家族と重荷を分かち合い、また、支援してもらえるように、友達にもあなたが経験していることを知らせる。
◆前向きな気持ちであなたの家族の力動関係を見直し、回復の過程をうまく進められるように、必要であれば修正する。
◆愛する人だけではなく、家族全員、特に自分自身に思いやりを示す。
◆摂食障害の子どもを持つ親のための本、あるいはそのような親が書いた本を何冊か読む。
◆地元の治療専門家を通じて家族支援団体に参加することを考慮するか、オンラインで得られる支援について調査する。
◆家族基盤の治療か、親による食事支援の技法があなたの家族にとって適切かどうかを見極める。
◆可能であれば、子どものための治療費を支払う。

配偶者や生活を共にしているパートナーである皆さんに向けて

親と比べて、配偶者や生活を共にしているパートナーの役割や、結婚と摂食障害という話題についてはあまり取り上げられてきませんでした。しかしながら、これらは回復に取り組む多くのカップルにとって決定的に重要な話題です。過食症患者さんは秘密を抱えていて、自分を恥じていることが多く、こうした特徴――そして、悪いボディイメージ、低い自尊心、罪悪感――が愛情関係を邪魔するのです。また、過食症とその治療は高くつく可能性があり、回復のプロセスは長い時間がかかることもあるので、最高の夫婦でさえもストレスを受けやすいのです。このような重荷に直面しても、ほとんどの配偶者やパートナーは愛する人の回復の役に立ちたいという熱意を持っています。

　この章のはじめに論じたように、カップルは摂食障害を克服するために共に努力できます――そうでないと関係が悪化してしまうでしょう。二人は大きな目標を共有していて、治癒の過程を通じてお互いに支援し合うことにより、回復は両者に報酬をもたらします。この章の前半で提案したことに加えて、以下のことも、過食症の人の配偶者、恋人、ボーイフレンド、ガールフレンドである人たちにお勧めします。

- ◆パートナーの回復をあなたの最優先事項にする。
- ◆無条件にその人を愛する。
- ◆どのように助けてほしいのか、相手に問う。
- ◆批判することなく、議論に勝とうとするような発言をせずに、話を聞く。

◆買い物と料理を一緒にする。
◆可能なときは一緒に食事をする。
◆カップルセラピーを受けてみる。
◆愛していると伝える。
◆愛情豊かになり、相手の人のことを美しくて性的に魅力的だと思っていることを知らせる。
◆性生活上であなたが必要としていることを正直に伝え、必要であれば共に改善する。
◆本人がつまずいたときには、その人があなたに接しやすいようにし、思いやりを示す。失敗経験に対処できるように援助し、あなたがその人を素晴らしいと思っている理由を思い出させてあげる。
◆支援的なコーチとなり、応援し続け、建設的な助言を行う。
◆あなたの方が圧倒されてしまって、その人に支えてほしいときには知らせる。
◆愛する人を責めたり、罪悪感を持たせたりせずに、失望と不信に対処する。
◆何日も問題を抱えて、一気に話すのではなく、直接的に、正直に、早めにコミュニケーションをとる。
◆あなたが過食症行動の継続を可能にしていたり、助長していたりする点を認めて、変化に前向きになる。

◆子どもたちには、お母さんが病気で治療が必要であるという基本的な事実を隠さないようにする。

第8章 過食をやめるための二週間プログラム

このプログラムの目的は、回復への道のりへとあなたが踏み出せるよう、あなた——過食症に悩んでいる人——に具体的な目標と課題を示すことです。すぐによくなるような治療法ではありませんが、回復のために必要なことと、回復に至るための方法のいくつかを経験していただきます。これは、過食症を患っている家族がいる場合にも、その人に治癒過程への洞察を与えるものですし、治療者にとっては貴重な情報源となります。また、男性にも女性にも、同じように適しているると言えるでしょう。

このプログラムを実行するには、時間をかけ、努力をするという覚悟が必要です。二週間分すべてを実行する準備ができていなくても、丸一日実行することさえ難しく感じても、このプログラム内の多数の提案のどれかを実行すれば、何らかの効果があるでしょう。この二週間プログラムは単に、リーと私がこの本でお勧めしていること（例：過食する代わりにできることを探す、日記を書く、自分自身をもっとよく知る、リラックスすることを学ぶ、専門家による治療を活用する、家族や友人と話す、など）をまとめて構造化したものです。

これはテストではありません。そのやり方が正しいとか、間違っているということはないのです。けれども、忠実に毎日のスケジュールに従ってみると、自分の中の多様な部分が成長して、ある程度、自己への気づきと自信を育むことができるでしょう。この気づきと自信を、治癒の過程が進んでいくときに応用できるのです。少なくとも、あなたの過食は少しは減るでしょう。

明らかに、あなたには過食症以外の生活がもちろんありますが、学校に通っていても、仕事をしていても、家族がいても、これら以外の重要な責任を担っていても、このプログラムは実行可能です。課題をこなすための時間は、過食を計画することや、過食をすることに費やさなくなった時間からとれるでしょう。あなたの日常の多忙な生活に収まるように、実行の順番は一日単位で自由に並び替えてください。

今一度、思い出していただきたいのですが、あなたの過食症は多くの点であなたの面倒を見てきたのです。特に注目すべきは、複雑な感情の大群からあなたを保護してくれていたことです。

過去の傷、現在の恥辱、他の不慣れで圧倒されるような感情を経験するのは非常に恐ろしいことかもしれません。そのうえ、感情を経験することに慣れていないか、ある感情を別の感情と区別することにさえ慣れていないならば、あなたは安全のために、今までの親友である過食症に頼りたくなってしまうかもしれません。これは自然な反応ですが、あえて私たちはそれと闘ってほしいと言っているのです！

私たちの助言は、「注意をして準備をしておくように」です。156～158ページには過食をする代わりにできることのリストが載っています。このようなリストを常に手元に置いておきましょう。そして、必ずあなた独自のアイディアをいくつか付け足してみてください。どのくらいうまくいくのか評価してみましょう。医療従事者、友人、親戚、（オンラインでも対面でも）摂食障害の支援団体、あなた自身による自分への励ましの言葉の録音、特別な音楽、また、日記やその他の本など、利用できる多様な資源を準備しておきましょう。そして、もし実際に過食をしてしまったら、あなた自身を許し、それを学習経験として活用するつもりでプログラムに戻りましょう。一つの課題で悪い点をとったからといって、学校をやめますか？　いいえ、次回はもう少ししっかりと勉強するでしょう。ここにあるのは、万一過食をしてしまったとき用の、特別な加点用の宿題です。日記帳に、これらの質問のどれか、あるいはすべてへの答えを（より多くの質問を選んで）書いてみてください。

《振り返りの質問：過食をした場合》

◆何が過食をすることにつながったと私は考えているか？
◆その前、その間、その後の私の頭の中にはどのような考えがあったか？
◆その前、その間、その後に私は何を感じていたのか？
◆何を食べたか？
◆嘔吐したか？
◆過度な運動をしたか？
◆過食の代わりに何かをしようとしたか？
◆どうしてそれがうまくいかなかったのか？
◆他に何かできることはあったか？
◆次回、過食欲求がそれほど激しかった場合には、過食をする代わりに何をしてみるか？

ついでながら、*Bulimia: A Guide to Recovery* は一九八六年に初めて出版されてから、大規模な変化を遂げてきました。初期の版には、「過食をやめるための二週間プログラム」を含めていましたが、一時期は三週間のプログラムに変更したりもしました。しかしながら、この版では、以前のプログラムのすべてから「最善のもの」を選び、最も行いやすく、脅威を与えないような長さのものへとまとめ上げました。

長年の間に、私たちのプログラムを使った方たちから何千通ものお便りを受け取りました。厳密にプログラムに従った人もいますし、単に本の中のさまざまなアイディアを使っただけという人もいます。以下の引用からもよくおわかりになると思うのですが、読者の声を聞くと、満足感を得られるとともに、謙虚な気持ちにさせられます。

私は十七歳で、あなた方の二週間プログラムの十三日目をやっています。どのように感謝の気持ちを伝えたらいいのでしょう？　奇妙なことですが、最初はプログラムをやりたくなかったですし、本を読むのさえ嫌でした。自分には問題なんてないかのように感じていました。今では否定的な思考を認識できて、ノー！と言えます。私は病気なのだという言い訳に抵抗します！　過食症は私がコントロールできるものであり、過食症に勝たせたりはしません！　思いやりのある本をありがとうございます。あなた方はまさに天使です。

治療を受けたりやめたりを繰り返してきましたが、今はまた回復に向けて努力中です。再発しかけているとわかったときにはいつでも、正しい道に戻れるように、あなた方のプログラムを使います。

簡単なお礼状です。過食症からの回復を目指すと決意したとき、あなた方お二人は大きな影響を私に与えてくれました。あなた方の本はありがたい贈り物でした。ちょうどプログラムを終えたところで、状況がずっと好転したと正直に言えます。私自身、本当の自分ともっと触れ合うことができていると感じます。必要なときに助けを求める方法を学びました。

二週間プログラムを終えたばかりで、今日から二回目を始めるところです。

あなた方の本がとても役に立ちました。特に、二週間プログラムです。毎日、自分自身のための時間をとるように導いてくれました。ゆっくりと、実際に三カ月かけて、プログラムに丁寧に取り組みました。

私は、あなた方の本にとても助けられました。ほとんどいつも持ち歩いています。持っているというだけで、より安心しますし、いつかは本を棚に置いて、ときどき見直す程度になればいいなと思っています。でも、今のところは持ち歩いて、まだできていない宿題をやっています。自分のニーズに注目するという構造化された方法を教えてくれたことに感謝します。本当にありがとうございました。

導入

始める前に、二週間コース専用の日記帳を購入するか、コンピューター上に毎日記述ができるようなフォルダーを作成してください。これはあなたの一番奥に秘められた思考と感情を書くための、神聖で安全な場所をあなたに提供するだけではなく、多様な課題を実行してもらう場でもあります。日記はよき「聞き役」になって、あなたの回復過程のパターンや進展具合の記録となり、大いにあなたの役に立つでしょう。

このプログラムの教材をそろえること、あるいは外出して課題を行ったりするための少額のお小遣いも準備してください。これらの出費は全般的に低額ですし、コースの終わりまでには、たぶん食べ物に使ってしまっていたであろう分のお金を節約できているでしょう。また、九日目は前もっての計画や他の活動の再調整を必要とするでしょうから、あらかじめ目を通して、準備しておいてください。

おわかりになるでしょうが、十四日間のプログラムの各日が類似の予定になっていて、そこには以下の項目が含まれています。

テーマ：一日を通じてあなたが注目すべき大まかな主題で、摂食障害からの回復に関連があるもの。例としては、態度、自己主張する力、食べること、ボディイメージ、楽しむこと、その瞬間に生きること、などです。

本日の言葉：テーマを象徴する一つの文章。朝一番に日記に書き写して、一日中、何度も何度も繰り返してください。座るとき、立つとき、ドアを開けるとき、車を発進させるとき、手を洗うとき、そして、特に食べるときに言ってください。確信をもって言い、何よりも大切なのは、繰り返すことです！

朝のウォームアップ：朝一番に何らかの形であなたをあなたの身体に結びつける、短時間の身体のエクササイズ。あなたがお世話しなければならないルームメイト、配偶者、子ども、他の誰かがいるのであれば、待たせてもよいのです。自分にこの少しばかりの時間をプレゼントしましょう。

朝の日記を書いてみる：日々の通常の生活を始めたり、朝食を食べたりする前に、回復に集中して、あなたの人生について書くことで、より深く考えることができる課題。

本日の「過食の代わりにすること」：あなた自身のリストに追加するさらなるアイディア。日記に、さまざまな選択肢があなたにとってどのくらい成功したかを記録する。これらのうちのいくつかは、過食回避と並んで、自己改善の目的でも使用可能です。

宿題：書いて完成すべき、さらなる宿題や課題。これらは一日の中のどの時間にやっても構いません。宿題は全部やることを強くお勧めしますが、どうにもできない日もあるでしょう。まずはその日のワークをその日にやって、必要であれば、後で遅れを取り戻しましょう。

瞑想とよい眠り：毎晩規則的に十分から二十分を、何らかの瞑想をする時間（アイディアについては、226～231ページを参照）としてとります。私たちからあなたへのメッセージが続きます。それから、あなたが自信を持ち、支援されていると感じながら、ぐっすり眠ることができるとよいでしょう。

1日目

回復への旅が始まる……

「千里の道も一歩から」ということわざがあるように、すべての旅は最初の一歩から始まります。あなたには準備ができたのです！　赤ちゃんの歩みのように、小さな歩幅でスタートしましょう。今日、この一日目の回復のための課題をこなしてみましょう。（まず、毎朝起きたときに丸一日分の課題に目を通してください）

◈本日の言葉

私の人生は過食をしない方がよくなる！

確信をもって、この宣言を何度も何度も繰り返してください。全面的に真実なのですから。食べ物と体重に集中することをやめて、あなたがこれから発見することに注目すると、何もかもが改善します。

◆朝のウォームアップ

今日は、およそ十分間の効果的なストレッチで始めましょう。音楽をかけた方がよければ、そうしましょう。以下は、ストレッチで最大限の効果を上げるためのヒントです。

1. 誰か別の人のやり方を真似るのではなく、実行しながらだんだんと自分独自のものを考えていきましょう。
2. リラックスして、筋肉の感覚を楽しみましょう。指で筋肉を触ってみてください。
3. うなり声をあげたり、ため息をついたり、笑ったり、音を出したりしましょう――楽しくて、緊張を解いてくれます。
4. 顔に緊張を感じるのであれば、身体にも緊張があります――顔をリラックスさせましょう。
5. 気持ちよく感じる以上にストレッチしすぎたり、無理をしたりしないように。
6. 全身をゆっくりと伸ばしましょう。目、首、背中、肩、胸、腕、指、太もも、ふくらはぎ、足もです。バランスをとるため、背中を交互に曲げたり、弓状に反らしたりしましょう。一方向から別方向へとひねります。

7. 本日の言葉「私の人生は過食をしない方がよくなる！」を繰り返し言い続けることを忘れずに。

◆朝の日記を書いてみる

あなたの人生で最も幸せだった瞬間を一つ書き出してみてください。そのときに、自分自身についてとてもよい気分になれた理由を思い出してみてください。一日中、そのよい気分を思い出していただきたいのです。

◆本日の「過食の代わりにすること」

1. 本書のはじめの方で、また第3章でもご紹介しましたが、あなた自身のリストをまだ作っていないのであれば、今、作ってください！

2. あなたの胸の中にため込んできた欲求と、自分の中の緊張を解放して、呑み込んできた感情を声に出して表現しましょう。殴り、蹴り、叫び、ワイルドに！　ベッドと枕、サンドバッグ、ハンマーと木など、生きていない物体を使ってください。時計を見つめ、一ラウンドにつき二分間を、三回やりましょう。枕にあなたの怒りをぶつけ、叩きのめしてやるのです！

3. 過食しなかった日をカレンダーにマークするため、色つきの星型のシール（ご褒美シール）を買いましょう。

4. 近所で長時間の散歩をしましょう。天気は障害にはなりません。雨や雪の中でのきびきびした散歩は活力を与えてくれます。歩いている間に浮かんだアイディアを記録するために、メモ帳かコンピューターを持参しましょう。文字通り、バラの匂いを嗅ぐために足を止めましょう！　会った人に微笑みかけるか、話しかけましょう。相手の目を見ましょう。すべてのもの、空をも、観察してみましょう。この散歩中には食べないようにして、お店にも入らないように。

重要な注意事項：私たちはしばしば過食を避けるために「その場を離れる」ように勧めますが、通常の環境に戻ってきたときに、肯定的な気持ちと回復への真摯な態度を維持することが非常に重要です。ですから、戻ってきたら、五分間静かに腰かけて、リラックスしましょう。その後、また日記に書き込みましょう。リラックスすることはあなたをあなたの心につなげてくれますし、日記に書いたことについては後から何らかの洞察を得られるかもしれないので、これは実際、二つの素晴らしい回復方法の組み合わせです。他の選択肢は、誰かに電話をする、温かなお茶を一杯飲む、メールをチェックする、あるいは何であれあなたにとって有効なことをする、などです。

◆宿題：1日目

1．この何週か何カ月、または何年かのあなたの過食症習慣について書きましょう。過食と、嘔吐や過度な運動の頻度を含め、最後のエピソードを詳細に記述してください。そして、次の質問に答えてください。毎日どのくらいの時間を過食症行動に費やしていますか？どのくらいの時間、あなたは過食について考えていますか？　過食症を抱えていることの不利な点は何であると考えますか？

2．あなたの人生のさまざまな面で、過食症がなければ改善するであろうことをリストにしてください。全般的なことと細かいことの両方をリストに含めましょう。例えば、過食症が改善すれば、もっと時間とお金が残るでしょうが、何のための時間とお金でしょうか？健康状態も改善するでしょうが、何をしたいでしょうか？

3．宿題1と2への答えを読み、二つの違いについて、簡単に感想を書いてください。

4．最後の日記記入をします。今日あなたがしたことについて、どのように感じますか？　このプログラムを始めたあなたの意図は何ですか？　可能であれば、具体的に書いてください。「私の人生は過食をしない方がよくなる！」を必ず加えてください。人生は本当に過食をしない方がよいものになるのです。

◈瞑想とよい眠り

このプログラムへの短い導入部で触れたように、毎晩、十〜二十分を、何らかの瞑想のために使いましょう（毎晩これを促すことはしませんので、ご自分で行うようにしてください）。できれば毎晩繰り返せるように、同じ時間と場所を選びましょう。最初に、このプログラムに取り組もうというあなたの意図を思い出し、短い祈りのようなものを捧げましょう。

よくあることですが、あなたにとって、今日はつらい一日であったかもしれません。私たちとあなたは直接会ったことがないとしても、私たちがあなたのことを思っていて、あなたの努力を全面的に支援しているということを知っておいてください。今夜、眠りにつくとき、前に書いた幸せだった瞬間を思い出してください。その状況にいる自分を想像して、温かさと喜びを感じましょう。どこか近くに私たちもいて、あなたのことを素晴らしい、愛情豊かな人として思っています。ぐっすり眠ってください。

2日目

問題ではなく解決策を探す

おはようございます！　よく眠れたでしょうか。このプログラムを続けていくことに、わくわくしてくれているでしょうか。あなたは過食することで自分の問題から逃れることに慣れているかもしれませんが、過食症は事態を悪化させるばかりです。代わりに、その状況について徹底的に考えて、よりよい方法を見つけ出し、解決策を探しましょう。

◆本日の言葉

私には自信と能力がある。

こんな言葉は信じられないと最初は思っても、繰り返せばそれが真実であることを確信できるでしょう。あなたにできることで、自信を持っている一つか二つの特定の部分に集中することから始めましょう。

◆朝のウォームアップ

ゆっくりと温かなシャワーを浴びるか、入浴しましょう。その間に、少なくとも一つの歌の一部を声に出して歌いましょう（歌詞を持ち込んでもいいでしょう！）。入浴しながら、優しく身体を伸ばし、マッサージもしてみましょう。これから日記に何を書くか考えて、朝食に食べるものとして何があなたにとって安全なのかを考えましょう。

◆朝の日記を書いてみる

これまでの人生で、壊れた何かを修理できたこととか、何かをとてもうまくこなせたこと、あるいは、革新的な方法で問題を解決した出来事などについて記述してください。それがどのような感じであったのか、書いてみてください。そのときに解決策を探し求め、それを発見できたあなたの性格特性とは、どのようなものですか？

◆本日の「過食の代わりにすること」

1．過食用の食材になりそうなものを集めて、流しで水に漬けてしまいましょう。無駄にしてしまうと悩まないでください。いずれにしても、嘔吐して無駄にしたでしょうから。

2．地元の公園や浜辺でゴミ拾いをしましょう。

3．コップ二杯の水を飲みましょう。ゆっくりと人参を食べて、噛むときのポリポリという歯ざわりを感じましょう。

4．ゆったりとしたドライブに出かけるか、美しい場所で散歩しましょう。

5．もしもまだそうしていなければ、家の浴室の体重計を破壊しましょう！　金槌で十分うまくいきますが、車でひいてしまうのも同じように満足感が得られるでしょう。お望みであれば、最初にお別れの手紙を書くこともできますが、ただ捨てないでください——とにかく壊すことが大事です（そして部品をリサイクルしましょう）！　二度と数字に支配される必要はありません。

◆宿題：2日目

1．積極的に支援を得ることも解決策探しの一つの方法ですから、あなたの**支援者リスト**を作り始めましょう。すでにあなたの過食症について知っている人たち全員のリストを一つ作りましょう。別に、伝えたい人たちのリストも作りましょう。これには、あなたと親しい人のほぼ全員を含めるべきです。誰にもまだ連絡はしなくてよいので、この考えに慣れるようにしましょう。

2. あなたの過食を誘発する五つの原因について書き出し、それらへの対処の仕方をいろいろな視点から考えてみてください。過食をする通常の時間や場所、否定的で嫌な影響を与える友人、あなたがとらわれている儀式や決まり事などのように、状況に特に注目してください。それから、各誘因に対応する、異なる方法をできるだけたくさん挙げてみましょう。例えば、車で職場に行く途中で過食をするのであれば、(a)バスに乗るか、他の人も同乗する乗り物を利用する、(b)車に乗るときに食べ物を持ち込まない、(c)いつものパターンを変えるため、オーディオ・ブックを聞いたり、行き方を変更したりする、といった具合です。

3. 過食症と縁を切り始める際には、その代わりとなる他の活動、考え方を必要とするでしょう。今日、新しく学びたい何かについて考え始めましょう。あなたの人生の一部となり、二週間のプログラムが終わった後でも続けていけるようなものがいいでしょう。いくつかの例を挙げると、ヨガをする、楽器を演奏する、外国語を習う、新しいコンピューター・プログラムについて学習する、絵を描く、スカイダイビングに挑戦する、などです。この新たな活動にある程度の時間を費やすことになりますから、それは何かあなたにとって楽しめるものであるとよいでしょう。

◆瞑想とよい眠り

ときとして、リラクゼーションと瞑想の空間の中で、何らかの解決策が静かな心に自然と浮かび上がってくることがあります。今日、解決策を探しながら得られた喜びと達成感を、今ここでも感じてみましょう。あるいは、イライラや不安を感じたのであれば、また一日が過ぎた――そして、そのような感情も過ぎ去るであろう――と自分に言い聞かせましょう。このプログラムを続けていくのだという決意を再確認しましょう。できます！　やっています！　楽しい夢を見てください。

3日目

軽やかに！（これは体重とは無関係です）

誰にでもユーモアのセンスがありますが、ときには人生のプレッシャーのせいで、心から笑えないこともあります。そこで、今日はお楽しみの日にしましょう。とても気分がいいですよ！　この課題から最大の楽しみを引き出すため、必要であれば今日の予定を組み直してください。

◆本日の言葉

私は楽しんでもいいのだ！

過食症の人は深刻になりがちで、否定的な事柄に集中しがちです。お腹がよじれるほど笑うことがどのような感じか、覚えていますか？　今日は、たとえ自分の中に否定的な考えが潜んでいるとしても、より明るい世界観を持ちましょう。もっと心が軽くなるように、あなたの周囲の世界の流れをもっと気楽に受け止められるように、試してみましょう。

◆朝のウォームアップ

洗面所に腕時計かタイマーを持って入り、ドアの鍵をかけましょう。三分間、鏡であなたの顔を見ましょう。目を逸らさないように。自分自身と長時間のアイコンタクトをとりましょう。そこにいるのは誰ですか？　最後にあなたの顔を本当に見つめたのはいつですか？　瞳の中のすべての色を見ましょう。その色に最後に気づいてから、どのくらいになりますか？　別の誰かと会うとき、あなたは何を基準にその人のことを判断していますか？　あなたは自分自身について、どのような判断を下していますか？　その判断の代わりに、いくらか肯定的に自分のことを受け入れてみてはいかがでしょうか？

鏡の中の顔を見ながら、間抜けな表情をしてみましょう。顔を引き伸ばし、唇をくねくねと動かし、鼻をぐしゃっとつぶし、耳を引っ張ってみましょう。ブーブー、キーキーなどと声を出し、「ホー、ホー、ホー」、「ハー、ハー、ハー」、「ヒー、ヒー、ヒー」と言ってみてください。たとえ作り笑いだとしても、声に出して笑ってみましょう。抵抗せずに、軽い気持ちで、本当にお馬鹿さんになってみてください！

◈朝の日記を書いてみる

何かおかしなことについて、覚えていることを書いてみましょう。子ども時代の話かもしれませんし、別の誰かがあなたに言ったことかもしれません。どこかで読んだか、映画、テレビ、コンピューター画面で見たお話かもしれません。なぜそんなにおかしかったのでしょうか？　笑いころげるというのは、どのような感じでしたか？

◆本日の「過食の代わりにすること」

1. 日記に、一つにつき十五回ずつ、「今日は過食はしない」、「気持ちを軽く持っていこう！」、「毎日、あらゆる方法で私の過食症はどんどんよくなっている」などの言葉を書いてみましょう。まだ過食をしたいという誘惑に駆られている間は、書き続けましょう！
2. ウェブサイトで好きなコメディアンについて調べ、その人のそれまでの生育歴を読んでみましょう。可能であれば、オンラインで見ることのできる短い動画も探してみましょう。
3. 本当に馬鹿馬鹿しいものでもいいので、誰かに冗談を言ってみましょう。思いつかなければ、オンラインなどで探しましょう。
4. あなた自身についての四コマ漫画を描いてみましょう。

◆宿題：3日目

1. オンラインで笑えるテレビ番組の動画を見ましょう。年齢に関係なく、世代を超えて笑えるようなものがよいでしょう。馬鹿馬鹿しさを味わってみてください。
2. そしてオンラインで、三つ、おかしなジョークや動画を探し出しましょう。ネット上の多くのネタは実際はそれほど面白くないので、これには少し時間がかかるかもしれませんが、声を出して笑えるまで探してみましょう。今日、他の誰かにその冗談を言ってみるか、動画のリンクを送ってみましょう。

3. 洗い落とせるマーカーか、安い舞台用の化粧品を購入して、顔にペインティングをしてみましょう。口ひげや、眼鏡を描いたり、道化師の顔にしてみましょう。そのような見た目だと、どうにも自分自身を深刻に受け止めることはできません。恥ずかしいかもしれませんが、他の人々に見せましょう。

4. 昨日の宿題で触れた、あなたの新しく習いたいこと、始めたいことについて、真剣に（今日は実行するのは難しいかもしれませんが）考え始めましょう。

◈瞑想とよい眠り

過食症とは全く笑いごとではありません。けれども、回復はときとして、とても楽しいものにもなり得ます。今日やった面白いことのいくつかを思い出しながら、微笑みましょう。私たちにとってそうであったように、あなたにとっても楽しめるものであればと思います。試行錯誤しながら、私たちは楽しく忍び笑いをしました。あなたも少しは笑えたでしょうか？

4日目

食べ物に対する恐怖に立ち向かう

私たちがまだ食べ物や食べることについてはあまり触れていないことに気づかれたかもしれませんね。今日は、そのことについてお話ししましょう。あなたの過食症の原因が何であろうと――家族、文化、化学物質のバランスの悪さ、遺伝に関係するにせよ、痩せ願望や他の何かに関係するにせよ――なおも食べることは必要です。あなたの「なぜ」のすべてに回答が得られるまで待たないでください。それによってあなたの過食を止めることはできないので。おいしさと栄養を与えてくれる食べ物を大切にして楽しみ始めましょう。そして、あなたの否定的で、強迫的な考えは放棄しましょう。

◈本日の言葉

私は怖がらずに食べることができる。

今日は、食べ物を選ぶこと、その準備の仕方、そして実際に食べることに取り組むので、この食べ物をめぐる葛藤が始まって以降、最大の勇気を必要とするかもしれません。本当に怖がることなく――来る日も来る日も――食べることができるのだと信じるには時間がかかるかもしれませんが、しばらくは、特に食べ物についての課題に取り組むときには、この「私は怖がらずに食べることができる」という言葉を意識的に繰り返して自分に言ってみてください。言うたびに、より真実として感じられるようになるでしょう。

◈朝のウォームアップ

短い五分間のストレッチ運動をして、その後、何かバランスをとるエクササイズをしましょう。二十秒間片足立ちをし、それから反対の足で立ちます。次に、かかとから爪先という順で足を床につけて、十メートルほどまっすぐ歩いてみましょう。最後に腰かけて、手を使わずに五回立ち上がってください。

◆朝の日記を書いてみる

今まで食べることを恐れていたけれども、第6章の329〜330ページに描写されている、「新しい食べ物を取り入れる」の技法を使って、今日試してみてもいいと思えるような食べ物を一つ決めてください。その特定の食べ物の何があなたを怖がらせているのでしょう？　もしかしたら、過食を始める前には、それを食べることも肯定的な経験だったのでしょうか？　なぜ、それをこの練習に選んだのでしょうか？

◆本日の「過食の代わりにすること」

1. 勇気を出して何かしたときのことを思い出してください。それがどのような感じであったのかを書きましょう。
2. 過食用に準備してある食べ物を袋に入れましょう。袋を車でひいてしまいましょう。その袋はごみ箱に捨ててしまいましょう。
3. 自分自身に質問してみてください。過食をすることの見返りは何でしょう？　それは過食をしないことによって得られる満足と比べてどうですか？　例を挙げてみてください。
4. 小さな、新しい責任を引き受けましょう。植物か、金魚のような新しいペットを飼ってみましょう。

◆宿題：4日目

1. 二日目に作成した支援者リストから一人か二人の名前を選び、今日の宿題について知らせましょう。食べ物に触れることで少しでも過食への誘惑を感じたなら、支援を求めて誰かに電話をしましょう。一人でこれらの課題に取り組まなくてもよいのです。

2. 今日のメニューを考えましょう。朝食、昼食、夕食、飲み物、間食（大丈夫だと感じる場合にのみ、デザートを加えてください）を含め、そして後で食料品の買い出しに行くので、具体的に必要なものを書いてください。ガイドラインとして324～326ページを読んでください。朝の日記に書いた「怖い食べ物」を忘れないでください。今日のあなたの食事はバランスがとれていて、おいしくて、恐怖を与えないものであるべきです。このメニューに忠実に従ってください。これはあなたが食事計画を今後も使用するときの練習になります。

3. 食料品を買いに行きましょう。必要な食材の買い物リストを作り、準備したメニューに必要な食品だけを買ってください。リストに載っていないものは何も買わないように。買い物リストに書いてあるものだけを買いましょう。きっとできます！

4. 今日どこかで時間をとって、先ほど選んだ「怖い食べ物」をただ何も考えずに食べましょう。そしてその後で散歩に出ましょう。帰宅後、自分の心の中に湧き上がる気持ちについて書いてください。

5. 今日は一食、特別な食事を計画しましょう。例えば、ろうそくの明かりと穏やかな音楽に包まれて食事をする、よい食器を使う、食卓を美しく整える、公園のような自然の中で食事をする、などです。短い感謝の言葉で食事を始めてもよいでしょう。ゆっくりと、自分の心に正直に食べてください。一口ごとに間をおいて、食べ物をじっくりと味わってみてください。

6. 今日の食事について、どのような経験だったのか、日記に書きましょう。

◈瞑想とよい眠り

多くの人々が、過食症は食べ物が問題の本質ではない、と言います。私たちは概ねこれに同意する一方で、食習慣の改善は回復にとって必須だと思っています。過食嘔吐行動は何らかの時点で学習されたもので、これからはそれを手放さなければなりません。あなたは恐れることなく食べることができるのです。友人に手伝ってもらい、自分自身を信じてみましょう。毎日の食事でもっと多くの「怖いと思う食べ物」を試しましょう。そうすれば、味覚と満足感について、全く新たな世界を発見することができるでしょう。今日のあなたの勇敢な努力のすべてに私たちは敬意を表したいと思います。明日はもっと楽になるでしょう。

5日目

素敵なことを考える！

あなたの心は創造的な力を持っています。心に浮かんでくる気持ちとは何であれ、それに圧倒されそうでも、そうでなくても、幸せだとしても、心配でも、自己嫌悪だとしても、健全な自尊心でも、その瞬間にあなたに起こっていることです。今日は、あなたの自分を卑下するような考えに注目し、それを何か肯定的なものへと置き換える練習をしてみましょう。あなたは価値のない人間などではありません。時々、あなたが、そう考えているだけなのです。あなたの考えを変えると、実際にあなたの経験が変わるでしょう。今日は明るい面を見るようにしましょう。

◆本日の言葉

私の人生は上々だ。

すべての人、すべてのものの肯定的な面を見るように努力してみましょう。否定的な思考が湧き上がってきたら、立ち止まって、それを肯定的なものへと変える努力をしてみましょう。意識して、積極的に、愛情や承認、自信を感じてみましょう。

◆朝のウォームアップ

今日は、あなた自身のことをちょっと違う見方で見てみましょう。十〜十五分間、このリラクゼーションの練習を行ってください。静かな場所で仰向けになり、目を閉じましょう。あなたの身体のあらゆる部分の筋肉を緊張させ、それからゆるめましょう。爪先や足から始め、曲げて、緊張を保ち、それからゆるめて、その部分を穏やかにリラックスさせましょう。この手順を身体の上部に向かって、ふくらはぎ、膝、太もも、お尻、ウエスト、胸、背中、肩、腕まで行いましょう。ひとたび完全にリラックスした状態になったら、勝手な思い込みは捨てて、自分自身のことを「猛烈に太っていたら」、「すごく痩せていたら」、「背が高かったら」、「背が低かったら」、

「違う人種であったら」、「異性であったら」、「形のない純然たる光だったら」と想像して、数分間を過ごしましょう。

◈朝の日記を書いてみる

あなたの人生において、よいと思える五〜十項目について、それぞれ一文ずつ書いてみてください。これが難しすぎたら、あなたが恵まれていると思うことを五〜十個、その理由と共にリストにしてください。

◈本日の「過食の代わりにすること」

1. 今までに大切に思った人、あるいは愛した人すべてのリストを作りましょう。
2. 過食症がどのようにあなたの面倒を見てくれていたのかについて考えてみてください。それから、過食症にお礼の手紙を書いて、別れを告げることを伝えましょう。
3. 庭園、美術館、その他のきれいな場所を歩きましょう。
4. お気に入りのラブソングをかけて、歌いましょう。

◆宿題：５日目

1. 好きなこと二十五項目のリストを作成しましょう。どんな活動でも、人でも、目に見える物体、出来事、場所、感情など、何でも構いません。
2. 今日、自分の中の否定的な気持ちに気づいたときには、それを書き留め、それからその紙を破ってバラバラにしてしまいましょう。そして、それらの思考を肯定的なものと置き換えましょう！
3. 終日出かける予定となっている九日目の計画に目を通しましょう。終日出かけるためには、あなたの予定を変更して、前もって予定を立てないといけないでしょうから、今日から始めましょう。誰か一緒に行ってくれそうな友人がいないかどうか探してみましょう。
4. 今夜は、たとえ一口でも、少しのデザートを自分自身に許してください。それについて考えすぎず、単に過食症を克服しようと努力していることへのご褒美として、選んで食べてみましょう。カロリー計算はしないでください。否定的な考えが浮かんできたら、やっていることをすぐにやめて、この種の課題に取り組むだけでもどれほど勇気が必要かについて書き出してみましょう。

◈瞑想とよい眠り

言葉には、話されたものでも、自分の頭の中に浮かんできたことでも、偉大な力があります。どのように言語化するかによって、それをどのように知覚するかが変わってきます。否定的な言葉が使われると、否定的な感情が表面化します。あなたは自分自身のことを無価値だ、愛される資格がない、魅力がない、などと考えることに慣れてしまっているかもしれません。これらの言葉を、内面に浮かんだことでも口に出たものでも、あえて意識して、私は価値がある、愛される資格がある、魅力的なのだ、に変えて、それをどのように感じるのか確かめてみましょう。あなたは「一過食症患者」ではなく「過食症から回復中の人」なのです。素敵な夢を見てください。

6日目

あなたはひとりぼっちではありません

何百万、何千万という人々が摂食障害で苦しんでいます。世界中で十五万人以上の人がこの本を読みましたし、今現在、あなたと同時にこのプログラムに沿って頑張っている人たちもいます！　お互いに名前も知らない間柄ですが——そして直接会うことはおそらく決してないのですが——私たち皆が深く、有意義なつながりを共有していると理解してください。知らない人からでさえも、そこには支援があるのです。

◆本日の言葉

私は他人からの支援を受け入れることができる。

支援を得るとは、真剣な話し合いをすることだけを意味するのではありません。支援関係は、両者にとって楽しくて実りあるものとなり得ます。回復を目指すうえでの支援を誰かに求めることにより、あなたは正直になっていて、相手の人の視点を尊重していて、友情の絆を深めているのです。それ以上に素晴らしいことがあるでしょうか？　あなたはこの二週間のプログラムを実行しながら、多くの新しい経験と思考を手に入れているのです。それを分かち合いましょう！

◆朝のウォームアップ

シャワーの途中や鏡の前で、想像上の親友が過食症からの回復努力をしているとして、励ましの言葉をかけましょう。その人と心を通わせるために、あなた自身の経験の中核を探りましょう。あなたを支えてくれている人からあなたが聞きたいと思うようなことを、その人に伝えましょう。声に出して言いましょう！

◆朝の日記を書いてみる

誰か困難を乗り越えることができた人について書きましょう。個人的に知っている人でもいいですし、歴史上の人物でも構いません。どうしてこの人物を選択したのですか？　その人の経験は、何らかの刺激をあなたに与えてくれますか？

◆本日の「過食の代わりにすること」

1. 近所の人に話しかける。ちょっとした雑談でも、過食から気持ちを逸らすことができます。
2. 新鮮な水をあげる、お風呂に入れてあげる、ブラッシングしてあげる、散歩へ連れていくなどして、ペットを可愛がりましょう。あるいは大事にしている植物でも結構です！

3. 園芸店に行き、何かを購入して、それを植えてみましょう！

4. あなたにとって最も思い出のある大切なものを集めて、テーブルや棚の上にあなた自身のための小さな「祭壇」を作りましょう。貝殻、手紙、写真、ろうそく、本――何であれ、あなたの人格を表すようなもの――を集めてみましょう。

5. 誰かに愛していると伝えましょう。

◆宿題：6日目

1. あなたの過食症の物語のすべてを、特に回復に関する部分を、誰かに新たに伝えましょう。支援者リストに載せた人や、長く付き合いをしていなかった友人や親戚でもいいですし、治療者や管理栄養士のような人でも構いません。

2. 変えたいと思う五～十個の思い込みと、五～十項目の食事に関する決まりをリストにしてください。思い込みというのは、「痩せている人々の方が幸せだ」のようなもので、決まりとは、「太るから夜にアイスクリームは食べてはいけない」のようなものです。

3. 想像上の支援グループを構成しましょう。誰を、なぜ、含めますか？　実在の人でも、想像上の人でも、フィクションの世界の人でも、歴史上の人物でもよいのです。あなた方皆で、何について話しますか？

4. メンターを探す努力をするか、ジェニー・シェーファーさんやジェニーン・ロスさんが書いた本のように、摂食障害から回復した誰かが書いた本を注文しましょう。

◆瞑想とよい眠り

今日、思いきって誰かに支援を求めることはできたでしょうか？　これはとても重要なステップです。今日、誰かに話さなかったのであれば、今後するべき宿題ができたというわけです！　私たちは、あなたがかなり好かれる人だと信じています。過食症について話してくれた大勢の人たちは――私たちは多くの場合、最初に話を聞く人間でした――それぞれに感受性が強く、良心的で、他にも素晴らしい特性を持っていました。今夜、眠りにつきながら、あなたの心と、世界中で回復中の他の人々の心とのつながりを感じてください。

一休みしましょう！

今日で、過食をやめるためのプログラムの第一週が終了します。このことについて少しの間、考えてみてください。今週、過食が減りましたか？　特に気に入った、新しい対処方法を実践してみましたか？　これまでのところ、このプログラムでは主に、あなた自身をよりよく知ることと、支援を求め始めることを強調してきました。次週にかけて、私たちはあなたが他の人々との交流ができるように、さらに促していきます。けれども、今日はちょっと一休みしてください。

◈本日の言葉

私は休みをとって、リラックスしてもいいのだ。

多くの過食症患者さんは高度なことを成し遂げる人たちで、生産的でないと、罪悪感がつきまとってしまいます。人生は競争でもコンテストでもありません。誰もがときには休息を必要とするのです。もし、過食をすることでくつろげたり、気を紛らわせたりすることができていたのなら、あなたには新たなリラックス法が必要でしょう（226～231ページ参照）。あなたはただの「何かをしている人（human doing）」ではなく、「ただそこにいる人（human being）」でもあるのです。ただ自分自身をリラックスさせて、その瞬間に「自分はこれでいいのだ」と感じてみましょう。

◈朝のウォームアップ

五日目の段階的リラクゼーション技法を使いましょう。ただし今日は、あの深い身体的なリラックス状態になったときに、特別で、安全で、美しい場所を心の中に思い描きましょう。よく知っている場所でもいいですし、想像上の場所でも構いません。風景を見て、音を聞いて、香りをかいで、その安息の場にあなたの存在のすべてがあることを感じましょう。

◈朝の日記を書いてみる

想像してみてください。リラックスするために一日、世界中のどこへでも行けるとしたら、あなたはどこへ行きたいですか？　そして何をしますか？

◆本日の「過食の代わりにすること」

1. 心が癒されるような音楽を鑑賞するか、演奏する。
2. あなたの過食用の食品になるであろうものを、ごみ箱に捨ててしまいましょう。そのことについてどのように感じますか？
3. ガーデニングやゆっくりの散歩、ヨガのクラスへの参加、あるいは、ただ景色を見るためだけのドライブをしてみてください。
4. 今朝のリラクゼーションを思い出し、あなたの大好きな場所でもう一度行ってみましょう。ただし、屋外の新鮮な空気の中でやってみましょう。

◆宿題：7日目

1. 大切な誰かに手紙やメールを書くか、電話をかけてみましょう。幼なじみや親戚など、長く会っていないけれども大切に思っている人のことを思い出してみましょう。
2. 今日は、おしゃべりを減らしてみましょう。あなたの内面的な経験をもっと振り返ってみましょう。沈黙は金なり、です！
3. 長く優雅な入浴をするか、（ろうそくをつける、あるいは音楽をかけながら）静かな時間を過ごしましょう。

4. 今週の宿題で未完成のものを仕上げましょう。

5. 九日目の計画を読み、必要な準備をしましょう。

◆瞑想とよい眠り

仕事、遊び、休息のバランスがとれると、とても深いレベルで滋養を得たように感じられます。今週はずっとそれをやってきましたから、その感覚を楽しんでください！　今夜は早めに横になり、たっぷりの睡眠をとりましょう。ここまでプログラムを遂行できたことに、おめでとうを言わせてください。素晴らしいことです！　もう半分まできました。

8日目

愛の日！

今日は「愛の日」で、あなたも大いに気に入ることでしょう！　先週は内面的な成長に焦点を当てました。今週は、人々、場所、外的経験を取り入れて、さらに範囲を広げます。ご参考までに、私たちが受け取った多くの手紙で、この日がお気に入りだとの感想をみなさんからいただいています。

◆本日の言葉

私は私のことが大好きです。

愛は「そのあたり」からやってくるものではなく、あなたの内部から湧き出てくるものです。誰もあなたのことを愛していない、親も愛してくれなかった、友人にも愛されていないと考えるのであれば、そして、「運命の人」でさえ自分を愛してくれないだろうと確信しているのであれば、どうして自分自身を愛せるでしょう？　あなた自身が愛の源なのだと、つまり、内なるものに向き合うだけで、あなたが愛のある状態を実践できるのだと認識する必要があるでしょう。

◆朝のウォームアップ

気分がよくなるように、シャワーや入浴をしましょう。ただつかったり、身体を洗ったりせず、筋肉をマッサージしてください。肌が触れ合う感覚を楽しみましょう。恋人から優しく抱かれるように、自分自身のことも抱きしめてみましょう。状況が許せば、この経験を誰か他の人と分かち合ってみてください。

◆朝の日記を書いてみる

あなたの愛の定義を書いてください。どのような方法で、より多くの愛をあなたの生活に取り入れることができるでしょうか？

◆本日の「過食の代わりにすること」

1. タイマーを十分間、セットしましょう。目を閉じて、呼吸に意識を向けて、リラックスしましょう。
2. どこへでも、バスや電車で周遊の旅に出かけましょう。人々を観察して、その一人ひとりを愛情深い目で見る練習をしましょう。この旅の間は何も食べないように！
3. あなたなりの祈りの言葉を書いてみましょう。
4. 公園、海辺、美しい景色が見える丘の上、あるいは特別な樹や木立のある場所など、家から離れた景色のよい場所に行きましょう。

5. 愛する人々、好きな場所、好きなものの一覧を作りましょう。それらを選んだ理由について考えてみてください。

◆宿題：8日目

1. 善行とは、任意の親切行為ですが、それを実践してみましょう。可能性としては、老人ホームを訪問し、年配の人たちと話をする、小さな子どものいる友人のためにベビーシッターをする、誰かを訪問して掃除や料理を手伝う、何らかのボランティア活動をする、ホームレスの人たちのために食べ物や衣服を寄付する、などがあるでしょう。電話だけ、考えるだけではだめです。これが今日の主な課題ですから、どこかに出向き、実行してください！
2. 誰かに、その人のことを愛しているということと、その理由を伝えましょう。これは書くことによってでも構いません。
3. 明日、九日目にあなたと一緒に行動してくれる人は見つかりましたか？
4. 一日を通じて、鏡や窓に映る自分を見てみましょう。あなたの気分はそこに見えるものに反映されているでしょうか？　それについて考えてみてください。
5. 愛の感情を呼び起こすために、お気に入りの古い歌や曲を聴くか、集めた記事のスクラップブックやアルバムを見るか、恋愛映画を鑑賞しましょう。

◆瞑想とよい眠り

あなたが実践すれば、毎日が「愛の日」となり得ます。すでに述べたように、愛というのは外側からやってくるものではありません。私たちがこの本を書いている間も、愛情が言葉を生み出してくれました。善い行いをすること、他人を助けること、自分自身について肯定的に感じることと――これらは食べ物にはできないほどに、私たちを「満ち足りた」気分にさせてくれるのです。

9日目

あらゆる種類の人がいて世界は成立している

今日の活動に付き合ってくれるように、誰かを誘ってください。ロールプレイが中心になります。あまりにも多くの時間、私たちは自らの価値観や特定の役割にとらわれてしまっていて、親や上司や教師や友人を喜ばせるように振る舞っています。あなたはどうですか？ あなたは自分自身の感情にあまり構わずに、他人のために生きていますか？ 恋人、親、社会を喜ばせるために痩せたいのですか？ あなたについての判断を下しているのは誰ですか？ 基準と違っていても平気です！ 他人の考えることを恐れないでください。怖いもの知らずになりましょう！

◆本日の言葉

違っていても構わない。

今日、あなたは違う人になります！ あなた自身のために新しい自己を創造して、それを演じてください！ 風変わりな人物になる必要はありません――あなたが「普通」と思うような人間になれるのです。明らかに、この違う人になったふりを終日続けるのは難しいでしょうが、最善を尽くしてください。できるだけその人物になって、自分自身をよりよく知るために、この「距離感」を使ってください。これはいろいろなことを明らかにしてくれると同時に、楽しい実験ともなるでしょう。もちろん、過食症ではない人になる選択をしなければなりません。

◆朝のウォームアップ

今日の計画を読んでおわかりのように、今日は別人のふりをしてみます。髪を洗って、その別人がするような髪型にしてください――スカーフを使ったり、カールしたり、真ん中で分けたり、ひょっとすると帽子をかぶるのもよいかもしれません。服装もその人らしくしましょう。通常、カジュアルな服を着ているのであれば、もっとフォーマルな服を着てください。通常は化粧をしているのであれば、この別人はしないかもしれません。「衣装」を身につけたら、新しい人格も装ってみましょう。

◆朝の日記を書いてみる

あなたがなりすましている人物について書きましょう。好き嫌いはありますか？　どのような経歴でしょうか？　どのような特別な才能がありますか？　何を食べるのが好きですか？　あなたの書く内容を興味深いものにして、完成させてください。

◆本日の「過食の代わりにすること」

1．あなたがなりすましている人物は過食はしません！

2. あなたの支援者たちを活用しましょう。

3. 人通りの多い交差点に行き、人々の様子を観察してみましょう。いかに皆が違っているかに注目しましょう。

4. 動物の保護施設か動物園へ行ってみましょう。生物の多様性を鑑賞するのです。

5. 過食症でない自分になることがよいことである理由を説明して、今日の仮のあなたから「本当の」あなたに手紙を書きましょう。

◆宿題：9日目

1. 今日は一日中、あるいは、少なくとも数時間は外出します。休暇をとることがどうしても難しければ、一番近い、休むことが可能な日とこの日を交換してください。

2. あなたにはすでに今日のレッスンを読み、付き合ってくれそうな友人を探すという宿題が出ていました。友人と一緒に取り組んでいるのであれば、あらかじめ、これから「役を演じる」と伝えましょう。相手の人も役柄を演じたいかもしれません。狂気じみて聞こえるかもしれませんし、この提案をすることを少々気まずく感じるかもしれませんが、二人とも楽しめるでしょう。

3. あなたの新しいキャラクターにふさわしい外出をして、いつもの環境を離れてください。

例えば、あなたが芸術家役であれば、美術館を訪問できるでしょう。サーファーならば浜辺に繰り出しましょう！「仮の」あなたが持っていくであろうものを、何でも持っていきましょう。さらには、途中で会う人々に、この別人として自己紹介をしてもよいでしょう。その気になってください！

4. 通常のあなたより、あなたの仮の姿が向こうみずであっても、判断力を失わないでください。

5. 帰宅したとき、少なくとも五分間は静かに腰かけて、リラックスしましょう。日常を離れることは役に立ちますが、戻ったときに、あなたの肯定的な感情と行為を継続させることが決定的に重要です。

6. 日記を書きましょう。あなたのなりきりキャラクターのどの面を自分用として維持したいですか？「本当」のあなたのどの面が決して変わりませんでしたか？

◆瞑想とよい眠り

どこに行くとしても、あなたは昔から引きずってきた重荷を担いでいくこともできれば、置いていくこともできます――選ぶのはあなたです！　あなたは他の誰かと同じ人間ではないのですから、あなたを独特な人にしている事柄に喜びを感じましょう！

10日目

自己主張しましょう！

昨日、あなたは他の誰かになってみました。今度は本当のあなたであることを楽しむ番です。過食症の人たちはしばしば、真の自己を表現することを恐れています。感情を抑えて、他人のニーズを自分自身のニーズより優先するのです。今日は、自分自身をよりよく理解していきながら、自分自身と自分にとって必要なことを表現する練習をします。

◆本日の言葉

私は自分自身のために発言できる！

自分の感情、意見、本当の自己をさらけ出してみましょう。人々があなたに常に同意しなくても、あなたが人々に常に同意しなくても構わないのです。これは、違う友人を探すことや生活環境を変えることさえ意味するかもしれません。重要なのは、あなたがあなた自身に対して忠実であることです！

◈朝のウォームアップ

活動的かつ攻撃的になって、少なくとも五～十分間、過ごしましょう。例えば、釘を打ったり、激しく踊ったり、穴を掘ったり、木を叩き割ったり、紙を破ったり、枕の詰めものをつかみ出したりするのです。大声を出して、騒がしく！

◈朝の日記を書いてみる

自分自身のためにはっきりものを言えなかったときのことを振り返ってみてください。言えばよかった、あるいはすればよかったと思うことを書き出してみてください。

◈本日の「過食の代わりにすること」

1. 強い意見を表現する。例えば、不快な番組やコマーシャルについて、テレビ局に苦情の手紙を書きましょう。
2. 過食や嘔吐、運動に対して「ノー！」と大きな声で言いましょう。それから家を出て、リストから選んだ活動を一つしましょう。

3. 食品棚から缶詰や他の食べ物を取り出すか、タンスから古い服を取り出して、ホームレスの人たちの施設かお気に入りの慈善団体に寄付しましょう。これはあなたの信念を実現し始めるということです。

4. 「過食症を手放すことができたので、私は自分を誇りに思う!」と二十五回書きましょう。

◆宿題:10日目

1. 「これが私です」というタイトルで短い回顧録を書いてください。自分自身への評価においては率直に、真実を述べ、バランスもとってください。言い換えると、肯定的な性質を加えつつ、あなたには弱さもあることを受け入れていただきたいのです。

2. 自画像を描きましょう。写真を使うか鏡を見ましょう。芸術作品にする必要はありません!

3. あなたの過食症からの回復について、家族に話すか手紙を書きましょう。すでに話をしたのと同じ人でもよいですし、別の人でも構いません。

4. 異なる状況で誰かに「ノー」と言えるようになるための十の方法を書き出してみましょう。できれば、「私」を主語にした形がよいでしょう。例えば、「どのように言えばよいのかちょっとわからないのだけれど、私はあなたがやっていることに賛成できないのです」、「理解してもらえたらありがたいのだけれど、私は今日はあなたと一緒に出かけたくないの」のようにです。感じていることを述べる練習をしておけば、そのような状況が実際に発生したときに楽になります。

5. これまでの宿題を仕上げてください。この件については、実行するようにと言う以外、他に言うことはありません。プログラムを無事に進んできているのであれば、すでにあなたは何らかの恩恵を受けていることでしょう。

◈瞑想とよい眠り

世界に対してあなたが何者であるかを表現することは、摂食障害の中に隠れていることとは非常に異なります。人と一緒にいながら、目に見える存在となり、真の姿を保つことが楽になるまでには、時間がかかるでしょう。過食をしたとしても、しなかったとしても、ここまで進んできた自分自身を褒めてあげましょう。ベッドに横たわりながら、あなたの身体から次第に緊張がとれていくのを感じてください。過食症から離れて過ごす時間が長くなればなるほど、気分がよくなるでしょう。

11日目

望むものを手に入れる……

過食をすることがこれまでのあなたの最優先事項であったのなら、あなたは素晴らしい可能性に満ちた世界を無視してきたことになります。小さな子どもに、大きくなったら何になりたいか聞いてみましょう。宇宙飛行士、世界一のお金持ち、映画スター、大統領、プロのスポーツ選手のような答えが返ってくるでしょう。「過食症患者になりたい」とは誰も言いません。今ではあなたも過食症患者にはなりたくないと決めたのです。ではいったい、代わりに何になりたいですか？

◆本日の言葉

私は望むものを手に入れることができる。

あなたがすでに過食症患者であり続けたくないと思っていることは、私たちも十分に承知していますが、それでは、何になりたいですか？　まず、物理的な性質の「望み」が存在します。新しい車が欲しい、休暇をとりたい、などです。内面的な「望み」もあります。幸せになりたい、自分自身を愛したい、などです。あなたが望むことについて考えてみてください。

◈朝のウォームアップ

十五分ほど、散歩かゆっくりめのジョギングに行きましょう。最初に必ずストレッチ運動をしてください。競争にならないように！

◈朝の日記を書いてみる

何かがとても欲しくて、自分自身の努力を通じて、あるいは他の人たちの寛大さのおかげで、それを手に入れられたときのことについて書いてみてください。どのような感じでしたか？

◈本日の「過食の代わりにすること」

1．食べることを本当に楽しめる食べ物を選び、誰か支えてくれる人と一緒に食事をしましょう。お皿に少し残し、食事への感謝を表現しましょう。

2. 観光客が行く場所へ出かけましょう。気に入ったお土産を買いましょう。
3. 過食に費やしてしまったであろうお金を慈善事業に寄付しましょう。
4. 「私は過食症から回復できる！」とノートに二十回書きましょう。
5. 流れる水を見つめるため、どこかに出かけましょう。川でも、湖でも、池でも構いません。少なくとも十五分間は水の音を聞き、心をさまよわせて過ごしましょう。否定的な考えが浮かび上がってきたら、肯定の言葉でそれらを打ち消しましょう。

◆宿題：11日目

1. 所有したいもの、やりたいこと、感じたいことを含めた、二十五項目の「私の望み！」リストを作りましょう。それらを短期目標（二～四週間）、中期目標（一～六カ月）、長期目標（六～二十四カ月）に分けてください。全般的かつ具体的にも書いてください。三つを選び、望むものを手に入れるための行動計画を立ててください。
2. 想像上の、心のこもった受賞スピーチを書きましょう。アカデミー賞や最優秀選手賞（MVP）のような実在のものでも、「最優秀過食症回復体験者賞」や「最も感受性の鋭い人物賞」のような、あなたが考えたものでも構いません。
3. あなたはこれまでの学習で何を学んできましたか？　達成感、知的満足、よい刺激を受けたなど、それについてどのように感じるか、振り返ってみてください。もしもこのプログラムの課題、宿題が終わっていなければ、他のどの活動あるいはどのような心の中の抵抗が実行を阻んできたのかについて書いてみてください。

◆瞑想とよい眠り

あなたは自分の「望み」のいくつかに注目し始めました。これらは過食についての強迫観念よりもはるかに健康的な考えです。何か前向きな目標について考え続けてください。自分に自信を持ちましょう。あなたが望むもののいくつかは手に入れることができます。今はゆっくり眠ってください。

12日目

ボディイメージを改善する

生まれたときから老齢期に至るまで、あなたの身体は変化し続けます。子どものときは、食べて寝て「ウンチ」をすること以上の身体の概念はありません。もちろん、身体についての価値判断は身についていません。では、自分の身体への価値判断はいつ始まったのでしょう？　それはなぜでしょう？　太っていても痩せていても、背が低くても高くても――あなたの身体はこの、私たちが人生と呼ぶミステリーを経験するための乗り物です。受け入れて、ケアをして、そして何よりも大切なことですが、それに価値判断を加えるのはやめましょう！

◈本日の言葉

私のよさは、私のサイズや体重とは無関係である。

あなたがどのような人間かということは、あなたがどう見えるかということよりも重要です。私たちはこれまで、あなたの内なる自己を愛して信じるようにとお伝えしてきました。今度はあなたの外側の自己を受け入れ始めるときです。あなたの価値は、体重計の数値に基づくわけではありません。どのサイズ、どのような体型の身体でも、あなたは愛されますし、愛せるのです。これが、痩せていることよりもずっと重要なのです。

◈朝のウォームアップ

271〜272ページの「マインドフルに見る」のエクササイズを行ってください。鏡の前に立ち、あなたの身体をマインドフルに観察する練習です。

◈朝の日記を書いてみる

朝の日記として、「マインドフルに見る」練習の書く部分を完成させてください。

◈本日の「過食の代わりにすること」

1. ゆったりとストレッチ運動をし、それから速いペースでの短い散歩をしましょう。単純な動きの感覚を楽しみましょう。
2. あなたの身体があなたにしてくれる、二十五個のよいことをリストにしましょう。ダンスを躍らせてくれる、炎の温かさを感じさせてくれる、雪だるまを作らせてくれる、などのように。
3. 椅子の下や机の下のように、狭すぎるスペースに自分の身体をフィットさせようとしてみてください。これは、あなたが過食症であなた自身のために造ってしまった独房のようなものです。

4. タンスの整理をして、合わない服はリサイクル店に持っていきましょう。買い物に出かけて、寄付した服の代わりとなる、ピッタリの服を買い、自分の身体に敬意を表しましょう。

5. 畳んだ毛布を使って首（と壁）を保護し、逆立ちを試してみましょう。

◆宿題：12日目

1. あなたの知っている幸せなカップルのリストを作りましょう。そのカップルは恋愛状態にありますか？　よい関係にあると思いますか？　そのカップルは「理想の」身体の持ち主ですか？

2. にぎわって人が大勢いる地区——例えば、自分に合った服を買いに行くのと同じ場所——に行き、人々を観察してみましょう。誰か一人でも、「理想の」身体を手に入れていますか？　痩せている人の方が大柄な人よりも幸せそうに見えますか？　人々は慌しく食べていますか？　幸せそうに見えますか？　あなたの観察したことと思い浮かんだ考えについて記録してください。

3. 一日中、自分のとる姿勢に注意しましょう。もっと背筋を伸ばして立ち、もっと微笑み、人々の目を見ましょう。あなたの身体のサインは、あなたが自分自身について感じていることに関して、何を語っているでしょうか？

4．262～278ページの「ボディイメージを改善する」をもう一度丁寧に読みましょう。

5．長い時間を旅して、あなたはこれまで何度も違う身体に生まれ変わってきたのだと想像してみてください。明らかに、ある一生と別の一生では見た目も同じではなかったでしょう。この前世のうちの三つで、あなたがどのように見えたであろうか、何をしたであろうかを記述してください。あなたの外見は重要でしたか？

◈瞑想とよい眠り

小学校に通う子どもたちの多くは、すでに自分の体重と外見を気にしていますが、それ以前には自分の身体を喜んでいた時期もあったのです。歩けるようになりつつあって、わくわくしている幼児や、嬉しそうに爪先を舐めている赤ちゃんのことを想像してみましょう。あるいはお風呂に入るのがいかに楽しかったか、思い出してみてください。カロリーについて心配し始める前には、焼き立てのクッキーがどれほど素敵な香りであったか、思い出しましょう。自分の身体を愛していた、あの純真無垢な時代を思い返してみてください。

13日目

今ここにいる

未来や過去について考えすぎると、まさに今発生している人生を生き損ねてしまいます。過食症は現在を避ける一つの方法です。過食の真っただ中でないならば、あなたは次の過食のことを考えているか、前回の過食について罪悪感を覚えているのかのどちらかでしょう。今日はマインドフルネスの日にしましょう。価値判断抜きの静かな日です。できるだけ静けさを観察して、必要でない「外的なおしゃべり」は避けましょう。テレビを見ること（今日の宿題で説明されているものは除く）や、インターネットで検索したり動画を見たりすることは避けましょう。他人との接触を最小限にして、静かに考えつつ、あなたの内なる声に一日、耳を傾けましょう。

◈本日の言葉

私は今この瞬間を生きている！

常に自分がしていることに集中して、この考えを実践してみてください。心がさまよい歩いていることに気づいたら、瞑想のときと同様に、現在の瞬間へと連れ戻しましょう。同時に、あなたが「今この瞬間に生きていて」、あなたの最大の力が出せているという事実に注目しましょう。

◈朝のウォームアップ

マインドフルな気づきをもって、典型的な朝の身仕度を観察してみてください。例えば、顔を洗うときにはお湯、石鹸、フェイスタオルを使って丁寧に洗顔しましょう。毛穴の奥までしっかりきれいにしてください。石鹸のすべてを確実に取り除いて、完全にすすぎ流してください。清潔で柔らかなタオルで優しく拭き取ってください。今やっていることだけに焦点を当てて、これらを行ってみてください。

◆朝の日記を書いてみる

十分ほど目を閉じて、静かに座ってください。後で、気づいたこと——思考、音、匂い、身体感覚など——について書いてください。

◆本日の「過食の代わりにすること」

1. クラシック音楽を一曲聴き、打楽器や弦楽器など、特定の楽器に焦点を当て続けられるように努力してみてください。
2. 公園か浜辺でゴミを拾ってください。
3. コップ一杯の水をゆっくりと飲んでください。口の中にあるときと、喉を下っていくときに、どのような感じであるかに注目してください。
4. あなたの周りの物理的状況を詳しく絵か言葉で描写してみてください。

◆宿題：13日目

1. 頻繁にチャンネルを変えながら、十五分間テレビを見ましょう。どのようなものであれ、身体の細さを美化するようなイメージを見るたびに、声に出して反応しましょう（「オイ」、

「うえ〜〜」、「だめっ！」など）。そして別のチャンネルに変えましょう。

2. 今日経験するであろう多くの感情に注目して、それらが発生したときに名前（怒り、驚嘆、憤慨、喜びなど）をつけるようにしてください。例えば、怒りを感じていたら、「私は怒りを感じている」ことに着目し、そして「怒り」という語を書き留めるのです。感情の他に、身体感覚も経験していないかどうか観察してみましょう。怒りがあると胸が詰まったように感じるかもしれませんし、喜びはあなたの心臓をドキドキさせるかもしれません。後で、思い出せる感情と感覚のすべてを日記に書き出して、一日の終わりにそのリストを読み返してください。

3. 小さな子どものいる誰かを訪問するか、保育所や校庭を観察しましょう。子どもたちがその瞬間の中に存在する様子を見ましょう。過去や未来を案じている子どもはいません。この瞬間を生きる方法について、子どもたちからヒントを得ましょう。

4. 今日は、小説を読む、楽器を演奏する、絵を描く、犬のシャンプーをするなど、何か集中できて、楽しいことをしてみましょう。この活動はどのような種類のものであってもスクリーン（映画、テレビ、コンピューター）とは無関係であるべきです。

◆瞑想とよい眠り

あなたは過去のことを考えることもできますが、まさに今こそが現実です。あなたが経験しているのは今この瞬間なのです。過去は手放しましょう。古い概念はもう役に立ちません。未来についてくよくよ悩まないでください。何が待っているのか、驚くようなことがあるだろうという以外には、私たちには何もわかりません。毎日を最大限に活かしましょう。

14日目

卒業の日！

今日は卒業の日です。あなたは自分自身をかなり誇らしく思っているはずです。一日中、「威風堂々」［訳注：卒業式でよくかけられる、エルガー作の曲］を自分に向けてハミングしましょう。大半の教育事業と同じで、卒業は新たなチャレンジと独立、そして、やや先が見えない感じをも意味します。このプログラムを実行することで、あなたは回復への道のりで大幅な進歩を遂げましたから、今度はさらに前進できるように努力してみましょう。努力を続けるかぎり、過食症はあなたの思考と意識からますます遠ざかっていくでしょう。

◈本日の言葉

私はすごいことをやり遂げた！

このコースであなたが行ったことのいくつかを要約することにしましょう。目標を設定し、それを行動に移し、感情を吟味し、笑い、新しいことを学び、人に対して正直になり、偏見を持たなくなり、リラックスして、望みを明らかにして、承認・断言をし、過食なしでの食生活を練習し、愛を表現しました。プライドを持ちましょう。あなたの地平線を遮るものはありません。

◈朝のウォームアップ

この二週間の朝のウォームアップを読み返し、それらを実行した経験を思い出しましょう。この種の活動を毎朝行ってください。今日は、特に気に入ったものを再度行ってください。

◆朝の日記を書いてみる

二週間プログラムについての感想を書いてみてください。

◆本日の「過食の代わりにすること」

1. 病院の新生児室に、赤ちゃんを見に行きましょう。あなたも新たなスタートを切ったのです。
2. 卒業のお祝いとして、花か植物を買いましょう。
3. 過食をしないために、この二週間にやったことのすべてをリストにしてください。
4. 今まで支えてくれた人々に感謝し、あなたの卒業を知らせましょう。

◆宿題：14日目

卒業の日には宿題を出さないと思いましたか？　ええ、まあ、ちょっとだけ出すことにしましょう。

1. 人生の最高のご褒美の一つは、芸術作品なり親切行為なりの遺産を残すことですし、皆が何らかの形でこれを行います。実際、あなたは相互作用の重大さにさえ気づかずに、出会ったすべての人に影響を与えているのです。他の人たちのためになるように、後に残したいものについて考えましょう。あなたの生きた証とは何であることを希望しますか？

2. この二週間にあなたが日記に書いたことのすべてを見直しましょう。

3. 「卒業後」の回復に向けての前進の仕方に関して、どのように考えているのか書きましょう。

4. 過食症から回復中の人々のクラス全体に話しかけるかのように、卒業の挨拶を書きましょう。何か、心に響くものにしましょう！　声に出して読みましょう。

◆瞑想とよい眠り

私たちはあなたへのこの最後のメッセージを書きながら、郷愁のようなものを感じています。私たちは、あなたが回復に向けてのやる気を起こしてくれることを希望して、私たちの経験をお伝えしてきました。あなたが前進を続けるときにも、私たちが応援し続けていることを思い出してください。心の底から、あなたが愛、幸福、過食症からの解放に喜びを感じられるように願っています。

卒業前の学習

あなたの回復を目指す旅は順調に進んでいますが、まだ努力が必要です。これから何日も、何週間も、何カ月も、さらには何年も、あなたは学習と成長を続けるでしょう。この二週間のプログラムを完了できたのですから、明らかにあなたは、構造化されたプログラムを実行することが得意なのです。瞑想を続け、日記を毎日書き、肯定的な言葉を自分に伝えましょう。あなたの人間関係を、特にあなたを支えてくれる人たちとの関係を深めましょう。専門家の治療を求めましょう。第5章の提案と、二週間プログラムで扱ったテーマを見直しましょう。何よりも、自分自身を信じてください。

文　献

American Psychiatric Association (APA). *Diagnostic and Statistical Manual of Mental Disorders (5th ed.)*. Washington, DC: APA, 2013 (in development).

American Psychiatric Association (APA). *Practice Guidelines for the Treatment of Patients with Eating Disorders.* Washington, DC: APA, 2006.

Andersen, Arnold; Cohn, Leigh; and Holbrook, Thomas. *Making Weight: Healing Men's Conflicts with Food, Weight, Shape, and Appearance*. Gürze Books, 2000.

Anonymous. *Anorexics and Bulimics Anonymous: The Fellowship Details Its Program of Recovery for Anorexia and Bulimia.* Anorexics and Bulimics Anonymous, 2002.

Astrachan-Fletcher, Ellen and Maslar, Michael. *The Dialectical Behavior Therapy Skills Workbook for Bulimia*. New Harbinger, 2009.

Bock, Linda. "Differential Diagnoses, Co-Morbidities, and Complications of Eating Disorders." in Lemberg, 1999.

Boskind-Lodahl and Sirlin, Joyce. "The Gorging-Purging Syndrome." *Psychology Today,* March 1977.

Broft, Allegra, et al. "Pharmacotherapy for Bulimia Nervosa." In Grilo, 2010.

Bulik, Cynthia. "Genetic Risk Factor for Eating Disorders." *Eating Disorders Recovery Today,* 5:4, 2007.

Cavanaugh, Carolyn. and Lemberg, Raymond. "What We Know About Eating Disorders: Facts and Statistics." in

Lemberg, 1999.

Costin, Carolyn. *The Eating Disorder Sourcebook: A Comprehensive Guide to the Causes, Treatments, and Prevention of Eating Disorders–Third Edition*. McGraw-Hill, 2007.

Cutts, Shannon. *Beating Ana: How to Outsmart Your Eating Disorder and Take Your Life Back.* Deerfield Beach, FL: Health Communications, 2009.

Crow, Scott and Brandenburg, Beth. "Diagnosis, Assessment, and Treatment Planning for Bulimia Nervosa." in Grilo, 2010.

Crow, Scott, et al. "Increased Mortality in Bulimia Nervosa and Other Eating Disorders." *American Journal of Psychiatry,* 166:12, December, 2009.

Crowther, Janice, et al. "The Point Prevalence of Bulimic Disorders from 1990 to 2004." *International Journal of Eating Disorders,* 41:6 491-497, 2008.

Fairburn, Christopher. *Cognitive Behavioral Therapy and Eating Disorders.* New York: Guilford Press, 2008.

Fodor, Viola. *Desperately Seeking Self.* Carlsbad, CA: Gürze Books, 1997.

Frankl, Victor. *Man's Search for Meaning.* Boston, MA: Beacon Press, 2006.

Gaesser, Glenn. *Big Fat Lies.* Carlsbad, CA: Gürze Books, 2002.

Garner, David M. and Garfinkel, Paul E., eds. *Handbook of Treatment for Eating Disorders, Second Edition.* New York: Guilford Press, 1997.

Grilo, Carlos and Mitchell, James, eds. *The Treatment of Eating Disorders.* New York: Guilford Press, 2010.

Hall, Lindsey with Cohn, Leigh. *Eat Without Fear: A True Story of the Binge-Purge Syndrome.* Santa Barbara, CA: Gürze Books, 1980.

Hall, Lindsey with Cohn, Leigh. *Self-Esteem: Tools for Recovery.* Carlsbad, CA: Gürze Books, 1990.

Herrin, Marcia and Matsumoto, Nancy. *The Parentis Guide to Eating Disorders, Second Edition.* Carlsbad, CA: Gürze Books, 2007.

Hudson, James, et al. "Prevalence and Correlates of Eating Disorders in the National Comorbidity Survey Replication." *Biological Psychiatry,* 61:348-358, 2007.

Jacobson-Lery, Mindy and Foy-Tornay, Maureen. *Finding Your Voice through Creativity: The Art and Journaling Workbook for Disordered Eating*. Gürze Books, 2009.

Jantz, Gregory. *Hope, Help & Healing for Eating Disorders*. Random House, 2010.

Johnston, Anita. *Eating in the Light of the Moon: How Women can Transform their Relationships with Food through Myths, Metaphors, and Storytelling*. Gürze Books, 2000.

Keddy, Diane. "Nutrition Hotline: Holiday Eating." *Eating Disorders Recovery Today. 5:4, Winter,* 2007.

Koenig, Karen. *Food & Feelings Workbook.* Carlsbad, CA: Gürze Books, 2007.

Koenig, Karen. *Rules of "Normal" Eating.* Carlsbad, CA: Gürze Books, 2005.

Le Grange, Daniel and Lock, James. *Treating Bulimia in Adolescents: A Family-Based Approach.* New York: Guilford Press, 2007.

Lelwica, Michelle. *The Religion of Thinness.* Carlsbad, CA: Gürze Books, 2010.

Lock, James and LeGrange, Daniel. *Help Your Teenager Beat an Eating Disorder*. Guilford Press, 2004.

Maine, Margo. *Father Hunger: Fathers, Daughters, and the Pursuit of Thinness–Second Edition*. Carlsbad, CA: Gürze Books, 2004.

McCabe, Randi E.; McFarlane, Traci L.; and Olmsted, Marion P. *The Overcoming Bulimia Workbook*. New

Harbinger, 2003.

McShane, Johanna Marie. Why She Feels Fat: Understanding Your Loved-One's Eating Disorder and How You Can Help. Gürze Books, 2007.

Mehler, Philip and Andersen, Arnold. *Eating Disorders: A Guide to Medical Care and Complications (second edition).* Baltimore: Johns Hopkins Press, 2010.

Mickley, Diane. "Medical Dangers of Anorexia Nervosa and Bulimia Nervosa." in Lemberg, 1999.

Mitchell, James, Specker, Sheila, and Edmonson, Karen. "Management of Substance Abuse and Dependence." in Garner, 1997.

Pearle, Catherine, Wack, Elizabeth & Tantleff-Dunn, Stacey. "Relapse Prevention: Once is Enough." *Eating Disorders Recovery Today. 5:2, Spring* 2007.

Piran, Niva. "A Feminist Perspective on Risk Factor Research and on the Prevention of Eating Disorders." *Eating Disorders: The Journal of Treatment and Prevention,* 18:3; May/June 2010.

Piran, Niva. "Prevention of Eating Disorders: The Struggle to Chart New Territories." *Eating Disorders: The Journal of Treatment and Prevention,* 6:4; Winter, 1998.

Powers, Pauline and Thompson, Ron. *The Exercise Balance.* Carlsbad, CA: Gürze Books, 2008.

Richards, P. Scott; Hardman, Randy K.; & Berrett, Michael. *Spiritual Approaches in the Treatment of Women with Eating Disorders.* Washington, DC: American Psychological Association, 2007.

Richards, P. Scott, et al. "What Works for Treating Eating Disorders? Conclusions of 28 Outcome Reviews." *Eating Disorders: The Journal of Treatment and Prevention,* 8:3; Fall, 2000.

Russell, Gerald. "The History of Bulimia Nervosa." in Garner, 1997.

Safer, Debra, et al. *Dialectical Behavior Therapy for Binge Eating and Bulimia.* New York: Guilford Press. 2009.

Sánchez-Ortiz, Varinia C. and Schmidt, Ulrike. "Self-Help Approaches for Bulimia Nervosa and Binge-Eating Disorder." In Grilo, 2010.

Schaefer, Jenni. *Goodbye Ed, Hello Me.* McGraw-Hill, 2009.

Schaefer, Jenni. *Life Without Ed: How One Woman Declared Independence from Her Eating Disorder and How You Can Too.* McGraw-Hill, 2004.

Schwartz, Mark and Cohn, Leigh. *Sexual Abuse and Eating Disorders.* New York: Brunner/Mazel, 1996.

Schaefer, Jenni with Rutledge, Thom. *Life Without Ed.* New York: McGraw-Hill, 2004.

Siegel, Michelle; Brisman, Judith; and Weinshel, Margot. *Surviving an Eating Disorder: Strategies for Family and Friends–Third Edition.* HarperCollins, 2009.

Smeltzer, Doris. *Andrea's Voice: Her Story and Her Mother's Journey Through Grief Toward Understanding.* Gürze Books, 2006.

Tanofsky-Kraft and Wilfley, Denise. "Interpersonal Psychotherapy for Bulimia Nervosa and Binge Eating." in Grilo, 2010.

Thompson, Ron and Sherman, Roberta Trattner. *Eating Disorders in Sport.* New York: Routledge, 2010.

Wasson, Diane Hamilton. "A Qualitative Investigation of the Relapse Experiences of Women with Bulimia Nervosa." *Eating Disorders: The Journal of Treatment and Prevention,* 11:2; Summer 2003.

Woolsey, Monika. *Eating Disorders: A Clinical Guide to Counseling and Treatment.* Chicago, IL: American Dietetic Association, 2002.

Yager, Joel, ed. "Bulimia Nervosa: What 25 Years of Research Tells Us." *Eating Disorders Review. 21:1, January/*

February 2010.

Yager, Joel, ed. "Eating Habits and Insulin Misuse among Young Adults with Diabetes." *Eating Disorders Review. 18:5, September/October* 2007a.

Yager, Joel, ed. "Improving Treatment and Awareness of Eating Disorders." *Eating Disorders Review. 19:1, January/February* 2008.

Yager Joel, ed. "Major Adverse Perinatal Outcomes Reported in Women with Eating Disorders." *Eating Disorders Review. 18:4, Jul/August* 2007b.

Zerbe, Kathryn. *The Body Betrayed: A Deeper Understanding of Women, Eating Disorders, and Treatment.* Carlsbad, CA: Gürze Books, 1995.

Zerbe, Kathryn. "The Emerging Sexual Self of the Patient with an Eating Disorder: Implications for treatment." in Schwartz, 1996.

Zerbe, Kathryn. *Integrated Treatment of Eating Disorders: Beyond the Body Betrayed.* New York: Guilford Publications, 2008.

Zerbe, Kathryn. "Psychodynamic Therapy for Eating Disorders." in Grilo, 2010.

Zucker, Nancy. *Off the C.U.F.F. A Parent Skills Book for the Management of Disordered Eating*. Duke University Medical Center, 2006.

訳者あとがき

『過食症：食べても食べても食べたくて』をお読みくださり、どうもありがとうございます。今のみなさんのご感想はどのようなものでしょうか？

この本は、二十五周年記念版ですが、もともとの本は、『私はこうして摂食障害（拒食・過食）から回復した』の著者であるジェニーさんが、摂食障害に苦しみ、もう絶対に治ることなんてないのかも、リンジーさんが回復できたとしても自分には無理なのかも、と思っていたときに読まれたものです。

また、私が、過食症に関する本ではどれがお薦めだろうかと、『摂食障害から回復するための8つの秘訣』を書かれたキャロリンさんに質問したところ、薦めてくださった本でもあります。キャロリンさんは、ご自分が拒食症から回復した経験から、治療者となり、専門治療施設であるモンテニードを開設され、アメリカの摂食障害領域においては第一人者として知られています。

本書の著者であるリンジーさんは、ご自分が過食症であったこと、そして回復されたことを、全米のテレビで最初に告白した方です。当時は、摂食障害という言葉も、過食症という言葉も、まだ認識されておらず、ご自分の力で、そして、その後ご主人となられた共著者であるリーさんとの共同作業で、彼らなりの回復方法を見つけ出し、それを実践し、九年間にもおよぶ過食症から回復することができたのです。

その後は、三十年以上にわたり、ご主人のリーさんと一緒に摂食障害専門の出版社を設立し、全米の摂食障害治療向上のために全力を注いでこられました。回復者、回復を支えたご家族としての経験と、その出版に関わる専門職としての二つの視点から、豊富な知識、最新の情報をこの本の中に収めてくれています。そして、これまでに世界中の方々から届いた、回復に役に立ったという情報も選りすぐって掲載してくれています。

本書には、リンジーさんの個人的な物語「怖がらずに何でも食べる」というオリジナルのお話や、回復するための具体的な方法、すぐにでも実践できるツールなどが豊富に含まれており、またリーさんの支援者としての体験、その彼からの助言も、とても役に立つものとなっています。

そして、最後の章には、「過食をやめるための二週間プログラム」という、長年にわたり改正され続けてきた特別なプログラムが掲載されています。実際に試してみた世界中の方々から、大変役に立ったとの感想が届いているそうです。

このプラグラムをご覧になると、「ええ? こんなことが、どんなふうに過食症の回復と関係しているのだろう?・」「試しても、よくなるとは思えない、関係なさそう」と思われるかもしれません。食べ物と、心のあり方、自分自身に対する考え、とらわれ、人間関係などがどのように関係しているのだろうか、また、摂食障害が生きていくための対処方法というのはどういうことなのだろうか、と思われるかもしれません。

というのも、患者さんたちが、摂食障害からの回復に取り組む初期の頃には、自分の気持ち、感情、思考などが絡み合って過食症という病気を起こしているとは、なかなか把握できず、いや、体重が、いや、食べ物が、痩せさえすれば、と、表面的な症状にとらわれがちだからです。けれども、ぜひみなさんには、騙されたと思って、本書で紹介されていることのほんの一部でも取り組んでみていただけたら、と切に希望します。これはまさに、現在のアメリカの摂食障害治療プログラムに含まれる内容の一部でもあるのです。日本ではまだ馴染みのない摂食障害専門治療というものに触れていただける貴重な機会です。

家族や周りの人との関係という点から見ると、リンジーさんが、恋人であったリーさんに、過食症についての過去九年間のすべてのことをありのままに話した勇気は、尊敬に値することだと思います。同時に、その問題を聞いたリーさんが、一緒になって解決方法を考え、食べることに付き合い、批判せずにリンジーさんの支え役になったこと、そして、「病気を回復させることができるのはリンジーさんであり、自分にはできることしかできない」と認識できたことが、素晴らしいことだと思うのです。リーさんは、リンジーさんの病気以外の魅力的なところに注目することを忘れず、過食症の部分はリンジーさんの中のほんの一部なのだ、ときちんと認めてくれました。とかく、ご本人たちは、過食する自分、ダメな自分、どうしようもない自分、愛される資格のない自分、と否定的な考え方に陥り、どんどん孤立する傾向にあります。ですが、リーさんは、そんなことはない、過食症であっても、リーさんにとってはリンジーさんは素晴らしい存在なのだというメッセージを送り続けました。彼らがお互いに自分の気持ちに正直になり、それを表現し、批判することをせずに、受け入れたということを、ぜひ一人でも多くの方に知っていただきたいと思います。

当時、リーさんがなぜ、ご自分の時間、人生のすべてをリンジーさんに捧げる意味があると思えたのか、九年間も回復することなく患っている問題を、彼女なら克服できると確信することができたのかは、私にはよくわかりませんが、お二人は決して希望を失わず、忍耐強く、できることはやる、できないことはできないと認め、そういうことの繰り返しで、お二人の共同作業で、完全なる回復までたどり着くことができたのです。

いずれ、みなさんも振り返ってみたときに、ああ、私の過食症は、私がこれまで生きてくるなかで、こんなふうに、私の役に立っていたのか、と気づくことができると思います。そしてもうこれからは、過食症を使わなくても生きていける！という自信がわいてくると思うのです。

まずは、読者のみなさんにも、摂食障害というのは本当に病気であり、治療が必要であるということ、そして何よりも、理解してくれる人、話を聞いてくれる人、ありのままの自分を受け入れてくれる人が必要なんだということをおわかりいただければと思います。

患者さんが悪いわけでもない。ご家族が悪いわけでもない。そして、日本でもアメリカでも、摂食障害は食べ物の問題ではない、と言い切る医療従事者もいますが、それでも、食べ物、食事、体重、体型などの問題にかかわらないかぎりは、いくら「なぜ」を探っていっても、完全に回復することはできないでしょう。

もちろん「なぜ」がわかることは、患者さんにとっても、ご家族にとっても、回復への動機づけを高めるとは思いますが、それでも、「どのように」回復していくのかということに具体的に取り組まないかぎり、摂食障害から回復するということは難しいのです。

この本の中にも何度か出てきましたが、アメリカでは、摂食障害治療に段階があります。身体的危機に対処する内科的入院、摂食障害専門内科病棟、摂食障害専門小児病棟、精神科病棟内の摂食障害専門病棟（多くが閉鎖病棟です）、二十四時間滞在型施設（看護師が常駐。医師は常駐していない）、摂食障害専門デイプログラム、摂食障害集中外来、そして、摂食障害専門心理士による週一〜二時間の外来、栄養士による外来、などです。詳細につきましては、安田真佐枝「アメリカ・ロサンゼルス近郊においてどのような摂食障害治療が行われているか」（精神科臨床サービス第15巻第3号373‐381頁、2015）をご覧ください。

残念ながら、まだまだ今後も摂食障害、過食、過食嘔吐に苦しむ人は増加傾向をたどるでしょう。特に日本では、水面下で苦しんでいる方々がどれほどいらっしゃるかと思うと、医療関係者の一人として、本当に申し訳ない気持ちでいっぱいになります。

日本でも、摂食障害治療がさらに充実したものとなりますよう、これからも摂食障害ホープジャパンの活動を継続していきたいと思います。日本だけが摂食障害治療の領域で、世界から遅れをとらないよう、せめて偏見なく患者さんもご家族も堂々と治療が受けられるような仕組みを作っていけたらと思っております。

二〇一八年八月

摂食障害ホープジャパン代表

安田（山村）真佐枝

●訳者紹介

安田（山村）真佐枝（やすだ やまむら まさえ）

聖路加看護大学卒業後、精神科、小児科、養護教諭を経て、アメリカの大学院へ留学。オレゴンヘルスサイエンス大学看護学部修士課程修了。

オレゴン州立病院精神科勤務後、帰国。

兵庫県立大学看護学部精神看護学助教として勤務。

2001年より再渡米。カリフォルニアロサンゼルスメディカルセンター（UCLA）思春期精神摂食障害病棟勤務。

2004年、摂食障害ホープジャパンを設立し、2020年までに摂食障害専門施設を日本にも開設しようプロジェクト展開中。

ロサンゼルス在住。

訳書：『私はこうして摂食障害（拒食・過食）から回復した─摂食障害エドと別れる日』『摂食障害から回復するための8つの秘訣』（ともに星和書店）

摂食障害ホープジャパン

HP：www.edrecoveryjapan.com
FB：www.facebook.com/EatingDisorderLosAngeles
Twitter：@edhopejapan
Email：info@edrecoveryjapan.com

●著者紹介

リンジー・ホール（Lindsey Hall）

1971年にスタンフォード大学を卒業し、心理学の学士号を取得。

過食症を克服した人物として初めて全国放送のテレビ番組に出演した。

70年代後半、摂食障害からの回復中にソフトスカルプチャー（布や糸のような繊維素材とゴムなどの柔らかい素材で作る彫刻作品）と呼ばれる芸術形態の先駆者としてギュルツェ・ドールを製作し、世界中で50万体以上を販売。リンジーは摂食障害について多数の本や記事を執筆・編集しており、自尊心や回復をテーマとした講演を全米各地で行っている。1990〜1992年には、アメリカ摂食障害協会（現在のNEDA：National Eating Disorders Association）の執行部長を務めた。

リー・コーン（Leigh Cohn）

1975年にノースウェスタン大学で教育学の修士号を取得。

摂食障害に関する多数の本の著者・共著者で、*Eating Disorders: The Journal of Treatment and Prevention*の編集長。全米3千の出版社から成る非営利取引協会、アメリカ独立出版社協会の元会長でもある。リーは、全米各地の大学や専門家会議で主賓講演者を務めてきた。最近の演題は「男性と摂食障害」。

リンジーと**リー**は夫婦であり、成人した息子が二人いて、1977年に出会って以来、共同で執筆活動をしている。ギュルツェ・ブックス（Gürze Books）の創業者であり、経営者でもある。

過食症：食べても食べても食べたくて
—回復の秘訣がつまった２週間回復プログラム付き—

2018年8月27日　初版第1刷発行

著　者　リンジー・ホール　リー・コーン
訳　者　安田（山村）真佐枝
発行者　石澤雄司
発行所　株式会社星和書店
〒168-0074　東京都杉並区上高井戸1-2-5
電話　03（3329）0031（営業部）／03（3329）0033（編集部）
FAX　03（5374）7186（営業部）／03（5374）7185（編集部）
URL　http://www.seiwa-pb.co.jp

印刷・製本　中央精版印刷株式会社

Printed in Japan　ISBN978-4-7911-0986-9

摂食障害の謎を解き明かす素敵な物語

乱れた食行動を克服するために

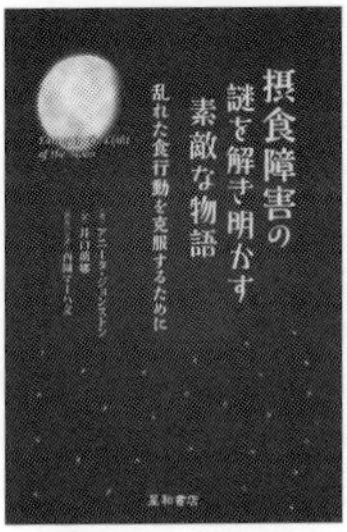

アニータ・ジョンストン 著
井口萌娜 訳
西園マーハ文〈推薦の言葉〉

四六判　356p　定価：本体1,800円+税

物語には秘められた力があり、摂食障害を克服する示唆を与えてくれる。食や体型への執着から解放され、内なる自己の叡智に出会い、本当の自分自身を取り戻したいと願うすべて女性たちのために。

私はこうして摂食障害（拒食・過食）から回復した

摂食障害エドと別れる日

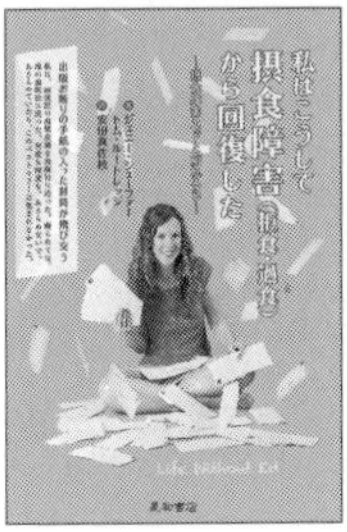

ジェニー・シェーファー，
トム・ルートレッジ 著
安田真佐枝 訳

四六判　400p　定価：本体1,700円+税

自分の中の摂食障害を「エド」と名づけ、本来の健康な自分と区別していくことで、摂食障害との別れを成し遂げた著者ジェニーの体験談。回復に向けての明るく実践的なアドバイスに満ちている。

発行：星和書店　http://www.seiwa-pb.co.jp